Dr. med. Robert C. Atkins

Dr. Atkins' Gesundheitsrevolution

Länger und gesünder leben mit der komplementären Medizin

Aus dem Amerikanischen übersetzt von Ulla Schuler

Mit einer Einleitung von Dr. med. Hans A. Nieper

Ariston Verlag · Genf/München

CIP-Titelaufnahme der Deutschen Bibliothek

Atkins, Robert C.:
[Gesundheitsrevolution]
D[okto]r Atkins' Gesundheitsrevolution : länger und gesünder leben / Robert C. Atkins. Eingel. von Hans A. Nieper. Aus d. Amerikan. übers. von Ulla Schuler. – Erstaufl. – Genf ; München : Ariston Verlag, 1989
Einheitssacht.: Health revolution ‹dt.›
ISBN 3-7205-1571-0

Die amerikanische Originalausgabe erschien unter dem Titel
»DR. ATKINS' HEALTH REVOLUTION«
bei dem Verlag Houghton Mifflin Company, Boston

Gestaltung des Schutzumschlages:
H. + C. Waldvogel, Grafik Design, Zürich
(Umschlagphoto: © Tom Eckerle)
Satz: FotoSatz Pfeifer, Gräfelfing/München
Druck und Bindung: Wiener Verlag, Himberg bei Wien
Erstauflage: August 1989
Printed in Austria 1989

ISBN 3-7205-1571-0

Inhalt

Einleitung

Dieses neue Buch von Robert C. Atkins trifft wie maßgeschneidert in eine neue, dramatisch veränderte Situation, die sich zunehmend auch bei uns im Gesundheitswesen abzeichnet. Die orthodoxe Medizin, in deutschsprachigen Ländern auch Schulmedizin genannt, ist in weiten Bereichen kaum mehr entwicklungsfähig, auf anderen Gebieten, beispielsweise in der Krebsbehandlung, nahezu gescheitert. Diese Feststellung ist im übrigen ein Verdikt des Senats der Vereinigten Staaten von Amerika – und nicht etwa eine mutwillig aufgestellte Behauptung! Besonders offensichtlich wird die Unzulänglichkeit der Struktur des bisherigen Therapiewesens durch die Kostenkrise, die nicht nur in Deutschland, sondern überall in der Welt zu beobachten ist: Trotz eines erheblichen Anstiegs der Finanzaufwendungen gelingt es nicht, dafür entsprechend mehr Gesundheit zu erlangen. So hat denn der Verband der schweizerischen Krankenversicherer zu Recht gefordert, daß die Menschen allenthalben auf die durchaus vorhandenen Möglichkeiten kostengünstigerer »Selbstbehandlung« zurückgreifen sollten, um mehr und beständigere Gesundheit für nicht mehr Geld zu erlangen.

Ein solches aktives Arbeiten an der eigenen Gesundheitserhaltung setzt die Anwendung ungiftiger, biologischer oder – wie wir heute sagen – »eumetabolischer« Behandlungsmethoden voraus, diese wiederum erfordern grundlegende Kenntnisse der Wirkungsweise biologischer Vorbeugungs- und Behandlungsmöglichkeiten. Diese Aspekte moderner Gesundheitserhaltung werden neuerdings durch ein sehr beachtliches Urteil des deutschen Bundessozialgerichts vom März 1988 und durch Freizügigkeitserklärungen für therapeutische Anwendungen, die von der kanadischen Regierung erlassen wurden, in ungeahnter Weise gefördert. Dadurch wurde eine moderne eumetabolische, biologische Behandlungsweise, auch in weitgehender Selbstanwendung, versicherungsfähig gemacht.

Das neue Buch von Robert C. Atkins, die *»Gesundheitsrevolution«*, gibt dem Leser ein ausgezeichnetes Instrument in die Hand, um in Fragen der eigenen Gesundheitserhaltung und Gesundheitsgewinnung richtige und moderne biologische Wege zu finden. Schließlich ist die eigene Gesundheit eines der kostbarsten Güter – eine Tatsache, die einem meistens erst dann voll bewußt wird, wenn man die Gesundheit verloren hat!

Nach dem Erscheinen des ersten Buches von ROBERT C. ATKINS, der »*Diätrevolution*«, – weltweit in Bestsellerauflagen – hörte man gelegentlich die Meinung, hier sei mehr ein diätetisches Modebuch geschrieben worden, dessen wissenschaftlicher Hintergrund nicht unbedingt verläßlich sei. Wer Atkins wie ich seit längerem persönlich kennt, weiß, daß er ein erstklassiger Kenner physiologisch-chemischer Prozesse, krankheitsphysiologischer Vorgänge und biologisch-therapeutischer Möglichkeiten ist. Er verfügt nicht nur über den sicheren Instinkt, neue Methoden aufzugreifen, die wesentlich und richtungweisend sind, sondern über ein ungemein breites Fundamentalwissen. Dies ist nicht zuletzt seiner langjährigen Freundschaft mit Dr. Dr. CARLTON FREDERICKS zu verdanken, der 1987 verstorben ist. Fredericks wiederum war Schüler von CASIMIR FUNK, der vor über sechzig Jahren den Begriff und das Wort *Vitamin* geprägt hat.

Eine biologische, »eumetabolische« Behandlung basiert auf Substanzen und Wirkstoffen, die ihrerseits mit ihren Komponenten oder Unterkomponenten normale Partner des Stoffwechsels im Menschen sind – ganz im Gegensatz zu einer Vielzahl von körperfremden chemischen Wirkstoffen, die üblicherweise in der bisherigen orthodoxen Medizin verwendet werden. Die bekannten Elemente der konventionellen »Schulmedizin« sind auch weiterhin oft unverzichtbar, genügen jedoch nicht, um höhere Zielsetzungen der Gesundheitserhaltung zu erreichen.

Aus diesem Grund nennt Atkins die Elemente der *zusätzlichen* biologischen Medizin auch »komplementäre Medizin«. Der zweifache Nobelpreisträger Prof. Dr. LINUS PAULING, mit dem Atkins und ich gleicherweise befreundet sind, hat definiert, daß nur durch eine *eumetabolische,* also *orthomolekulare Medizin* die Summe aller Gesundheitszustände vermehrbar sei, während dies auf der Basis einer unbiologischen Medizin eher fraglich ist. In diesem Zusammenhang muß man wissen, daß sich die noch verbleibende Lebenserwartung eines Fünfundfünfzig- bis Sechzigjährigen in den letzten fünfzig Jahren kaum mehr verändert hat. Die bisherige konventionelle Medizin war also erfolgreich in der Verminderung der Säuglingssterblichkeit, in der Überwindung von Tuberkulose, Lungenentzündungen, Unfallschäden, hat jedoch in der Erhaltung der uns von der Natur gegebenen Gesundheitsstruktur weitgehend versagt. Hier kann nur durch Einführung einer biologischen, eumetabolischen, orthomolekularen *Komplementär-* oder Zusatzbehandlung Abhilfe geschaffen werden.

Der besondere Wert des vorliegenden Buches von Robert C. Atkins liegt darin, daß er kein Theoretiker ist, sondern daß er zwei große Praxen mit angeschlossenen Therapie- und Laboreinrichtungen in New York betreibt und leitet. Er schöpft folglich nicht aus blutleerer, rein wissenschaftlicher Theorie, sondern aus täglicher, hart erarbeiteter Erfahrung in der medizinischen Praxis.

Ich bin zuversichtlich, daß dieses neue Buch die Entwicklung weg von der orthodoxen Medizin und hin zu einer modernen biologischen, eumetabolischen Therapie auch in der Bundesrepublik Deutschland, in Österreich und in der Schweiz weiter beschleunigen wird.

Dr. med. Hans A. Nieper
Hannover

Vorwort

Das vorliegende Buch beschreibt zwar ausführlich hochwirksame Nährstofftherapien und andere alternative Behandlungen für eine Reihe schwerer Erkrankungen, sollte aber nicht einfach als Nachschlagewerk für Eigendiagnose und Selbstmedikation benutzt werden. Derartige Behandlungen können stets gewisse Gefahren in sich bergen – auch wenn die vorgeschlagenen Therapeutika unbedenklich sind –, sofern sie nicht von einem komplementärmedizinisch erfahrenen Arzt verordnet werden.

Verfasser und Verleger können daher nicht die Verantwortung übernehmen, wenn Sie ohne Rücksprache mit Ihrem behandelnden Arzt medizinische Verordnungen eigenmächtig ändern oder therapeutische Experimente machen.

Es liegt also in Ihrem ureigenen Interesse, einen verantwortungsbewußten und fürsorglichen Arzt zu suchen, der Sie kompetent berät und therapeutisch leitet.

Ich rate Ihnen nachdrücklich, sich einem Arzt anzuvertrauen, der sich in der Nährstofftherapie auskennt und die Verfahren der komplementären Medizin anwendet, bevor er die klassische Pharmakotherapie einsetzt. Lassen Sie sich erst sehr gründlich durchuntersuchen, damit Ihre Ärztin oder Ihr Arzt die richtigen therapeutischen Entscheidungen für Sie und mit Ihnen treffen kann!

Dr. med. Robert C. Atkins
New York

Erstes Buch
Die Philosophie einer neuen Medizin

Einführung

Vielleicht – verehrte Leserin, lieber Leser – kennen Sie meinen Namen oder glauben mich zu kennen; doch gestatten Sie mir, daß ich mich Ihnen trotzdem vorstelle.

Ich bin kein Schriftsteller, der zufällig Arzt ist, sondern ein praktizierender Arzt, der sich glücklich schätzt, eine einzigartige Form der Patientenbetreuung realisieren und ein riesiges, sehr betriebsames ambulantes Zentrum unterhalten zu können, das sich einem neuen medizinischen Konzept verschrieben hat. Schriftsteller bin ich nur in den knapp bemessenen Stunden meiner Freizeit, die jeder vernünftige Mensch seiner Familie und der Muße widmet.

Ich würde meine spärliche Freizeit nicht opfern, um dieses Buch zu schreiben, wenn ich nicht aufgrund meiner alltäglichen Erfahrung bei der ärztlichen Versorgung von Kranken wüßte, daß auf diesem Gebiet umfassende Veränderungen dringend notwendig sind, die der Öffentlichkeit bekanntgemacht werden müssen.

Das bestehende System der Medizin muß unbedingt geändert werden, denn es droht allmählich an seinen eigenen Fehlern zugrunde zu gehen. Die Lösung des Problems ist eine *neue Medizin,* die am ehesten als *komplementäre* oder *eumetabolische Medizin* definiert werden kann.

Deshalb schreibe ich hier in meiner Eigenschaft als Arzt. Ich artikuliere in diesem Buch die Grundgedanken meiner Philosophie, die mich auf meinen täglichen Runden begleitet, während ich an den medizinischen und gesundheitlichen Entscheidungen meiner Patienten teilhabe, die wahrhaftig einen bunten Querschnitt durch alle Fachgebiete darstellen. Auch im Umgang mit meinen Kollegen – mit denen ich arbeite, gerne zusammenarbeiten würde oder dies niemals könnte – wende ich dieselbe Philosophie an.

Meine Philosophie

Dieses Buch beschreibt das Grundprinzip, auf dem das medizinische System beruht, das ich um mich herum entstehen sehe. Es wird erklären, warum ich einem Herrn Schmidt, wenn er mich fragt, was ich ihm gegen seine Kopfschmerzen geben kann, antworte: »Therapeutische Hilfen, die gewährleisten, daß Sie nie wieder welche bekommen.« Und es erklärt auch, warum ich Herrn Müller, der sich nach seiner Diagnose erkundigt, sage: »Sie heißen Frank Müller, und Sie sind eine ganz unverwechselbare Persönlichkeit. Ich kann Ihnen beschreiben, was Ihr körperliches und seelisches Gleichgewicht stört, aber ich will Ihnen kein diagnostisches Etikett aufkleben. Ich bin sicher, Sie wollen nicht in einer Diagnose-Schublade abgelegt werden.«

Dieses Buch beantwortet auch die Fragen meiner Berufskollegen, die zu mir kamen, um am *Atkins Center for Complementary Medicine* in New York zu arbeiten. Nicht selten sah ich mich gezwungen, die akademisch ausgebildeten Ärzte zu überzeugen, daß zur Medizin etwas mehr gehört, als uns an der Universität beigebracht wurde.

Nicht zuletzt ist dieses Buch auch ein Meilenstein auf der endlosen Odyssee, die mich von ehedem vertrauten Pfaden in Regionen führte, wo ein bemerkenswertes System der Heilkunst, das noch zu definieren sein wird, allmählich in die Tat umgesetzt werden kann.

Meine Odyssee

Mein abenteuerlicher Weg begann 1963, als ich entdeckte, wie günstig sich eine durch kohlenhydratarme Diät erzielte Gewichtsabnahme auf die Gesundheit auswirkt. Damals erkannte ich, daß die Theorie, derzufolge Gewichtsveränderungen immer mit der Kalorienzufuhr erklärt werden können, offensichtlich nicht zutrifft, was auch bereits klar aus der einschlägigen wissenschaftlichen Literatur hervorging. Freilich wurde keines der Argumente akzeptiert, da diese Vorstellung der herrschenden Lehrmeinung widersprach.

Daraus lernte ich meine persönliche Lektion Nummer eins: *Die herrschende medizinische Lehrmeinung wird nicht zwangsläufig durch wissenschaftliche Erkenntnisse revidiert.*

1972 tat ich zum erstenmal, was ich auch jetzt tue: Neben meiner ärztlichen Tätigkeit begann ich, über meine verblüffenden therapeutischen Ergebnisse ein Buch zu schreiben, weil kein anderer sich des Themas annahm und weil die Sache publik gemacht werden mußte. Auf diese Weise entstand das Buch *»Dr. Atkins' Diät-Revolution«*. Die meisten Leute kennen mich wegen dieses Titels, denn das Buch wurde in alle wichtigen Sprachen übersetzt und erreichte weltweit eine Auflage von zehn Millionen Exemplaren.

Da dieses Buch auf meinen Erfahrungen mit rund zehntausend Patienten beruhte, die ich zwischen 1965 und 1972 behandelt hatte, mußten die darin enthaltenen wissenschaftlichen Erkenntnisse die Prüfung durch die Zeit bestehen, und ich habe nicht erlebt, daß auch nur eine einzige meiner Thesen wissenschaftlich widerlegt worden wäre. Das hinderte allerdings den Amerikanischen Ärzteverband (*American Medical Association,* AMA) nicht, eine ätzende Kritik mit völlig unzutreffenden Behauptungen und entstellten Zitaten gegen mein Buch vorzubringen. So entmutigend dies auch war, lehrte es mich doch einige der wichtigsten Lektionen meines Berufslebens.

Weitere Lektionen, die ich gelernt habe

Aus der Erfahrung mit dem Amerikanischen Ärzteverband lernte ich meine zweite Lektion: *Die organisierte Medizin handelt mehr aus wirtschaftlichen als aus wissenschaftlichen Beweggründen.*

Dritte Lektion: *Die etablierte Medizin leugnet oft Wahrheiten, die sich nur aus empirischen Beobachtungen ergeben.*

Vierte Lektion: *Was wahr ist, muß nicht unbedingt das sein, was anerkannt ist.*

Ich war nun also aus meiner schulmedizinischen Verankerung herausgelöst und fing an, als Arzt meine eigene Wahrheit zu suchen, während ich in meiner sehr erfolgreichen Privatpraxis arbeitete. Durch irgendeinen Prozeß der natürlichen Auslese suchten mich in den siebziger Jahren meist Patienten auf, die an Störungen des Kohlenhydratstoffwechsels litten. Tausende von ihnen waren schlicht übergewichtig, aber noch mehr hatten einen Diabetes, eine Hypoglykämie, Herz-Kreislauf-Erkrankungen oder einen Bluthochdruck – und bei all diesen Krankheiten ist eine kohlenhydratarme Ernährung die richtige Behandlung. Als ich untersuchte, wie der Blutzucker- und Insulinspiegel dieser Patienten auf den mit der Nahrung zugeführten Zucker reagiert, erkannte ich allmählich unseren zivilisatorisch bedingten übermäßigen Zuckerkonsum (und auch den Konsum anderer raffinierter Kohlenhydrate) als Ursache, Hyperinsulinismus als Mittler sowie Fettsucht, Diabetes, Atherosklerose und Bluthochdruck als die Folgen einer neuen Epidemie des zwanzigsten Jahrhunderts, die den Löwenanteil unserer medizinischen Probleme hervorbringt. Nachdem ich diese Botschaft 1977 in meinem neuen Buch *»Dr. Atkins' Superenergy Diet«* veröffentlicht hatte, lernte ich meine fünfte Lektion: *Praktisch alle Patienten profitieren, und viele werden vollständig geheilt, wenn man ihren Blutzuckerspiegel diätetisch stabilisiert.*

Und die sechste Lektion lautete: *Die Ursache einer Erkrankung zu begreifen kann mehr bringen, als die Diagnose zu kennen.*

Als mein zweites Buch veröffentlicht wurde, war ich noch immer nicht am Ende meiner Suche nach einem wesentlich erweiterten Medizinbegriff angelangt. Ich mußte mittlerweile mehr Patienten mit anderen Krankheiten behandeln und eignete mir zunehmend nährstoffwissenschaftliche Behandlungsmethoden an; man könnte auch von einer Nährstoffpharmakologie sprechen. Vor allem aber stellte ich fest, daß meine Patienten gleichermaßen davon profitierten, daß die herkömmliche Arzneimitteltherapie abgesetzt und durch eine Nährstofftherapie ersetzt wurde.

Die beiden wichtigen Lektionen, die ich inzwischen hinzugelernt hatte, sind in meinem Buch *»Dr. Atkins' Ernährungs-Wende«* ausführlich niedergelegt:

Lektion Nummer sieben: *Nährstoffe, die den Stoffwechsel aktivieren, stellen eine bessere Therapie dar als Medikamente, die Stoffwechselprozesse blockieren.*

Achte Lektion: *Mit der Natur zu arbeiten ist eine bessere Medizin, als gegen sie zu arbeiten. Der Körper kann sich selbst heilen, wenn man ihm die richtigen Hilfen anbietet.*

Falls Sie nicht auf dem laufenden sind

Meine regelmäßigen Leser mögen an diesem Punkt den Kontakt zu mir verloren und angenommen haben, daß ich der Diätetik treu geblieben bin.

Das wäre auch eine logische Entwicklung gewesen. Tatsächlich aber haben meine Interessen eine etwas andere Wendung genommen. Ich fing an, mich mit Chelattherapie, Heilkräutertherapie, Akupunktur, Homöopathie, biologischer Medizin, Immunologie, Bioenergetik, Therapie am Bewegungsapparat auseinanderzusetzen – einer bunten, nicht unbedingt nährstoffwissenschaftlichen Mischung der Heilverfahren, die aber einen gemeinsamen Nenner hatten: All diese Behandlungsmöglichkeiten waren *sicherer* als die sonst in der Medizin angewandten.

Etwa um diese Zeit entschloß ich mich, meine Praxis von einem Ein-Mann-Unternehmen zu einem großen medizinischen Zentrum auszubauen, an dem erfahrene Ärzte für Naturheilkunde, Chirotherapie, orientalische Medizin und Neurolinguistik ebenso arbeiten sollten wie Kollegen, die eine Spezialausbildung als Immunologen, Biochemiker und in anderen wichtigen medizinischen Fachrichtungen haben. Ich freute mich über die Heilerfolge bei meinen Patienten, während sich die *interdisziplinäre* Zusammenarbeit sichtlich zum Wohle der Patienten gestaltete. Ich war schließlich vollkommen überzeugt, daß ein immer größerer Prozentsatz der Patienten von unserer *kombinierten* Behandlungsstrategie deutlich profitierte. Während ich diese aufregende Erfahrung machte, lernte ich viele weitere Lektionen dazu.

Mit die wichtigste ist die neunte Lektion. Sie lautet: *Jede erfolgreiche Therapiemethode, die zum Nutzen eines Kranken angewandt wird, kann zusätzliche positive Wirkungen entfalten, wenn man sie mit anderen wirksamen Heilverfahren kombiniert.*

Die Folgerung daraus lautet: *Je mehr bewährte therapeutische Verfahren eingesetzt werden, desto größer ist die Wahrscheinlichkeit eines Heilerfolges.*

Die neue Medizin

Für mich bedeutete diese Lektion über *komplementäre Medizin* den Durchbruch. Sie führte mich auf eine immer noch andauernde prüfende Suche unter den unzähligen Verfahren der alternativen Medizin. Behandlungen, die wirksam waren, erhielten ihren Platz innerhalb der Synthese von Schulmedizin und Nährstofftherapie, die mir therapeutisches Fundament sein sollte. Je mehr alternative Behandlungen ich und meine Mitarbeiter uns aneigneten, desto größer waren unsere Therapieerfolge bei den

Patienten. Nicht nur ging es den meisten unserer Patienten besser, sondern sogar jene, die an scheinbar unheilbaren Krankheiten litten wie Krebs, verkrüppelnder Arthritis oder multipler Sklerose, fühlten sich wohler.

Nie wieder werde ich reine Schulmedizin praktizieren können. Ich weiß, daß sie zu enge Grenzen hat. Es gibt zu viele Bereiche, die sie nicht zu erfassen, zu viele Kranke, denen sie nicht zu helfen vermag. *Die orthodoxe Medizin soll nicht abgeschafft werden; sie soll einfach ergänzt werden.* Wenn ein Arzt erkannt hat, was diese Ergänzungen bewirken können, wird sein ärztliches Gewissen ihm nicht erlauben, darauf zu verzichten.

Der Kampf

Warum rede ich hier von wirksamen Behandlungen, die Patienten vorenthalten werden? Falls Sie es noch nicht gemerkt haben sollen: Es tobt nämlich ein erbitterter ideologischer Kampf, und einer der Kontrahenten, die Schulmedizin, hat darin eindeutig die Oberhand. Den anderen Ausübenden der Heilkunst, von denen viele kaum wahrnehmen, daß sie in einen gnadenlosen Kampf verwickelt sind, droht möglicherweise die Schließung ihrer Praxis oder gar der Entzug der ärztlichen Approbation, sobald sie den Wert einer Behandlungsmethode entdecken, die sich nicht in das Weltbild der orthodoxen Medizin fügt, und sie anwenden, um ihren Patienten zu helfen.

Bevor ich Ihnen mehr über die denkwürdigen Entdeckungen erzähle, die meine Odyssee begleitet haben, sollen Sie etwas über diesen Kampf erfahren – wer gegen wen, wie es dazu kam, welche Weiterungen er bis heute erfuhr und wie Sie und ich in ihn eingreifen können.

Drei Arten der Heilkunst

Definieren wir zunächst die Begriffe, die wir im folgenden gebrauchen. Ich werde mich auf drei Arten der Heilkunst berufen – die *orthodoxe* (Schulmedizin), die *alternative* und die *komplementäre* (eumetabolische im Sinne von HANS A. NIEPER) Medizin.

Unter *orthodoxer Heilkunst* verstehen wir jene Form der Medizin, die an den Universitäten gelehrt, in den Krankenhäusern praktiziert und von den konventionellen Ärzteverbänden, der Regierung und den gesetzlichen Versicherungen anerkannt ist. Sie wird als allopathische, traditionelle, akademische, konventionelle, etablierte, herrschende oder wissenschaftliche Medizin oder kurz als Schulmedizin bezeichnet. (Die traditionelle chinesische Medizin wird im Westen der alternativen Medizin zugeordnet, da die orientalische Tradition dem westlichen Denken ziemlich fremd ist.)

Nur selten fragen mich Patienten, was unter orthodoxer Medizin zu verstehen ist. Das liegt wahrscheinlich daran, daß diese Art von Medizin den meisten Menschen vertraut ist. Dagegen wollen viele wissen, was eigentlich *alternative Medizin* sei. Dieser Ausdruck ist ihnen weniger geläufig. Ich definiere ihn vereinfacht so: *Alternative Medizin ist alles, was außerhalb der Schulmedizin steht.* Merken Sie sich, daß beide Arten der Medizin nach dieser Definition einander ausschließen. Dies dient dazu, jeweils klare Grenzen zu ziehen, entspricht aber eigentlich nicht der Wirklichkeit. Tatsächlich praktiziert nämlich fast jeder Schulmediziner ein Stück alternative Medizin, und die meisten alternativen Ärzte praktizieren ein Stück Schulmedizin.

Und was, bitte, ist *komplementäre Medizin?* Sie ist die *Synthese,* bei der jeweils das Beste beider Formen miteinander verbunden wird. Wenn wir bei unserem Streben nach Gesundheit überhaupt weiterkommen wollen, muß die komplementäre Medizin aus dem Kampf zwischen orthodoxer und alternativer Medizin als Sieger hervorgehen.

Übrigens muß noch ein weiterer, sehr gebräuchlicher Begriff definiert werden, nämlich die *holistische Medizin.* Er deckt sich weitestgehend mit dem der alternativen Medizin. Holistische Medizin bedeutet *Ganzheitsmedizin,* das heißt, der ganze Mensch oder der Mensch als unteilbare Einheit wird behandelt. In der alternativen Medizin wird überwiegend nach dieser Auffassung gearbeitet, und sie bildet auch einen Grundpfeiler meines komplementärmedizinischen Wirkens. Ganzheitsmedizin im Sinn des Wortes steht natürlich im Widerspruch zur Spezialisierung. Das wiedererwachende Interesse an dem orthodoxen Spezialfach des Haus- oder Familienarztes ist ein gutes Beispiel für Ganzheitsmedizin im Rahmen der Schulmedizin. Diese aufgeklärte Gegenbewegung liefert einen der Gründe, warum der Begriff ungeeignet ist, um eine scharfe Trennung zwischen beiden Denkschulen zu beschreiben.

Der Kampf der Schulmedizin gegen die alternative Medizin

Aus dem Umgang mit Tausenden von Patienten und anderen Menschen habe ich gelernt, daß viele überhaupt nicht ahnen, was für ein Kampf derzeit, vor allem in den Vereinigten Staaten von Amerika, zwischen der Schulmedizin und der alternativen Medizin ausgefochten wird, und daß nur wenigen, die etwas von diesem Kampf wissen, wirklich klar wird, wie groß das Schlachtfeld inzwischen geworden ist.

Wahrscheinlich werden Sie gar nichts von diesem Krieg bemerken; denn er wird so einseitig geführt, wie es bei einem Konflikt beispielsweise zwischen der Sowjetunion und dem Fürstentum Liechtenstein der Fall wäre. Diese erschreckende Analogie vermittelt ein recht deutliches Bild von der größen- und kräftemäßigen Überlegenheit, deren sich die Schulmedizin derzeit gegenüber der alternativen Heilkunst erfreut. Und da eine der Methoden in diesem kalten Krieg in der Manipulation der Medien und der öffentlichen Meinung besteht, erfahren Sie davon vielleicht nur durch tendenziöse Schlagzeilen wie »Ärzteverband gegen fachliche Inkompetenz – erfolgreicher Kampf gegen Quacksalberei«. Oft bedeutet eine solche Nachricht, daß irgendeinem medizinischen Außenseiter, der seinen Kollegen so weit voraus war, daß sie sein ärztliches Können nicht begriffen, die Approbation entzogen wurde oder daß ihn seine örtliche Standesvertretung verwarnte.

Wir alle hassen die Quacksalberei

Es ist ein hohes Ideal, das Böse zu bekämpfen, und nichts könnte edelmütiger klingen als der Kampf gegen Quacksalberei. Kann es ein höheres Ziel geben als das, unseren Berufsstand von Scharlatanen zu befreien, jenen Betrügern, die medizinisches Wissen vorgeben und gutgläubige Patienten auf Kosten ihrer Gesundheit um ihre Ersparnisse bringen und sie hindern, die Möglichkeit einer wirksamen Behandlung wahrzunehmen? Ich kann mir wahrlich kein besseres Ziel denken – abgesehen vielleicht von dem einen, unseren Berufsstand von jenen zu befreien, welche die Kampagne gegen die Quacksalberei dazu mißbrauchen, hochqualifizierte, innovativ denkende Ärzte zu verfolgen, deren Erfolg das Einkommen der Mittelmäßigen zu schmälern droht.

Der Kampf gegen die Quacksalberei ist eine sorgfältig instrumentalisierte, äußerst finanzkräftige Kampagne. Sie wird von Extremisten gefördert, die Machtpositionen innerhalb der orthodoxen Hierarchie besetzt halten. Diese agieren über Organisationen, deren Mitglieder und Förderer sich oft aus Managern und Aktionären der pharmazeutischen Industrie rekrutieren, was diesen steuerliche Vorteile einbringt, ganz im Gegensatz zu hart arbeitenden armen Schluckern wie Sie und ich.

Diese Leute verfügen über genügend Gelder, um einen stetigen Strom von Pressekonferenzen und Presseverlautbarungen auf Zeitungen und Zeitschriften, Nachrichtendienste, Funk und Fernsehen sowie auf die medizinische Fachpresse loslassen zu können. Man braucht kein Geistesriese zu sein, um hier einen Konflikt von gewaltigen Ausmaßen zu erkennen.

In den Vereinigten Staaten hätten es diese reaktionären Kräfte sogar beinahe geschafft, eine Gesetzesvorlage durchzubringen, für die sich CLAUDE PEPPER, der Kongreßabgeordnete Floridas, seinerzeit stark machte: Diese hätte ermöglicht, sogenannten Quacksalbern ohne ordentliches Gerichtsverfahren die Praxis zu schließen und ihnen die Berufsausübung zu verbieten. Glücklicherweise bewirkte eine Flut von Protestbriefen seitens der spät aufgerüttelten, aber empörten Öffentlichkeit, daß diese infame Gesetzesvorlage zurückgezogen wurde.

Die Ziele der Extremisten

Verblüffend ist, daß diese kostspieligen Kampagnen gegen Quacksalberei niemals darauf abzielten, unfähigen Ärzten das Handwerk zu legen. *Sie waren und sind vielmehr bestimmt, speziell der alternativen Medizin das Wasser abzugraben!* Schon immer haben die Ärzte erfreulicherweise dafür gesorgt, daß schwarze Schafe aus ihrer Mitte ausgestoßen wurden, und sie können dies nach wie vor, ohne den Betroffenen ein ordentliches Gerichtsverfahren verwehren zu müssen. In die Kampagnen wurde wohl eher investiert, weil die orthodoxe Medizin in der alternativen *medikamentfreien* Medizin eine echte Bedrohung ihrer wirtschaftlichen Macht sieht.

Und da hat sie ganz recht! Wenn es mir gelungen ist, durch Praktizieren einer nährstofforientierten, nichttoxischen, biologischen Medizin meine Arzneimittelverordnungen um neunzig Prozent zu reduzieren, und wenn ich damit auch noch offensichtlich weit bessere therapeutische Ergebnisse erziele als mit der Schulmedizin, warum sollte das nicht auch bei jedem anderen Arzt funktionieren, sobald ihm ein Licht aufgegangen ist? Wenn es soweit kommt, und das wird unweigerlich der Fall sein, weil die Wahrheit immer ans Licht kommt, dann wird die Mehrzahl der pharmazeutischen Betriebe künftig schwer um ihr Überleben kämpfen müssen.

Falls ich Sie bis jetzt noch nicht überzeugt habe, daß der Kampf gegen die Quacksalberei in Wirklichkeit eine Kampagne gegen die alternative Medizin ist, dann lassen Sie mich zum Beweis die amerikanische Definition der Quacksalberei zitieren, die darunter »unbewiesene therapeutische Methoden« versteht. Wenn Sie sich klarmachen, daß das meiste in der Medizin und ganz bestimmt die neuesten Hypothesen oder Therapien noch nicht bewiesen sind, dann werden Sie erkennen, daß die gesamte alternative Medizin, deren Grundregel ja ist, in vorderster Linie zu stehen, nach *dieser* Definition Quacksalberei bedeutet.

Hemmungslose Willkür

Als erstes müssen Sie begreifen, daß vieles, was die Schulmedizin als unbewiesen wertet, durch zahlreiche sorgfältig angelegte Fallstudien und die davon aufgezeichneten Ergebnisse nachgewiesen ist. Das Etikett »unbewiesen« paßt nur insoweit, als der Beweis nicht in Form von Doppelblindstudien geführt wurde, die bei der Entwicklung neuer Medikamente zum Standard gehören. (Die Doppelblindprüfung erkläre ich im 3. Kapitel.)

Zweitens müssen Sie sich klarmachen, daß die Vertreter der Schulmedizin, wann immer sie ihren Standpunkt verlautbaren lassen, dies aus einer einzigartigen Machtposition tun. Sie müssen schließlich nie irgend jemandem Rede und Antwort stehen. Wenn sie ihre Rivalen herabsetzen und niedermachen wollen, können sie das tun, ohne Sanktionen fürchten zu müssen, denn außer den Standesorganisationen gibt es kaum eine Interessenvertretung.

Das Gesundheitswesen ist der einzige Bereich, in dem Ungerechtigkeit, Interessenkonflikte und eine massive Täuschung der Öffentlichkeit unkontrolliert wuchern können. Schließlich kommen die maßgeblichen und einflußreichen Personen im Bereich des Gesundheitswesens alle aus derselben orthodoxen Denkschule. Das orthodoxe Establishment genießt seine Machtstellung. Selbst die Medien fühlen sich oft außerstande, die Medizin kritisch zu betrachten. Die Folge ist, daß alle Kräfte der Gesellschaft, die meinungsbildend wirken und Inkompetenz verurteilen, auf dem riesigen Sektor des Gesundheitswesens ihre Verantwortung kaum wahrnehmen.

Dieses Buch habe ich auch geschrieben, um diesen unhaltbaren Zustand öffentlich zu machen und zu verhindern, daß die orthodoxen Extremisten das Wort *Quacksalberei* als Mittel für die Verfolgung medizinischer Außenseiter mißbrauchen.

Mehr über diesen Kampf

Der mörderische Kampf um die zulässige Art der Gesundheitsfürsorge wird nicht nur über die Kampagne gegen Quacksalberei geführt. Ständig wird auf die Ärzte ein subtiler oder mitunter auch massiver Druck ausgeübt, anerkannte Methoden zu praktizieren. Verlust von Überweisungen, von Belegbetten im Krankenhaus oder ganz einfach völlige gesellschaftliche Ächtung sind eine ausreichende Drohung, die in fast allen Ärzten die Angst weckt, es könnte ihren Ruf schädigen, wenn man ihnen alternative Praktiken unterstellt.

Ich möchte nur ein Beispiel anführen: Es gibt eine wirksame, ungiftige Nährstofftherapie für die nahezu unbehandelbare multiple Sklerose (MS), eine degenerative Erkrankung des Nervensystems. Und zwar handelt es sich um das Kalziumsalz des Neurotransmitters Colaminphosphat, abgekürzt Kalzium-EAP (EAP steht für Äthanolaminphosphat). Ich habe mehr als hundert MS-Patienten mit dieser Substanz behandelt. Da die meisten meiner Patienten nicht in Manhattan wohnen, wo sich mein Behandlungszentrum befindet, und dieser Nährstoff dreimal wöchentlich als Injektion verabreicht werden muß, ist es in der Regel notwendig, den Hausarzt des Patienten zu bitten, daß er die Spritzen gibt. Das ist eine Affäre von zwei Minuten, für die der Arzt bezahlt würde. Ich habe über die Antworten meiner Kollegen ziemlich genau Buch geführt. Von den ersten sechzig Ärzten, an die sich die Patienten wandten, weigerten sich 51 zu helfen. Diese Zahlen mögen Ihnen einen Eindruck vermitteln von dem Ausmaß, in dem die Linientreue über das ärztliche Ideal des Helfen- und Heilenwollens triumphiert.

Vom Standpunkt des Selbstschutzes haben diese scheinbar nicht hilfsbereiten Ärzte vollkommen recht. Die Sanktionen, mit denen ein Arzt in den

Vereinigten Staaten rechnen muß, wenn er es wagt, seinem inneren Ruf zu folgen, können wirklich erschreckend sein. In den vergangenen zehn Jahren wurde mehr als hundert alternativ orientierten amerikanischen Ärzten regierungsamtlich oder von ihrer Kammer auf Dauer oder vorübergehend die Erlaubnis zur Berufsausübung entzogen. Diese Berufsgerichte, die sich ausschließlich aus orthodoxen Medizinern rekrutieren, erklärten die betreffenden Ärzte für »inkompetent«. Doch jede auch nur oberflächliche Prüfung der Leistung dieser Ärzte würde das Urteil als Lüge entlarven. Diese »Kriegsopfer«, von denen sich viele in alternativen Bewegungen engagiert hatten, wurden schikaniert oder strafrechtlich verfolgt, weil sie es wagten, alternative Medizin zu praktizieren. Viele dieser Ärzte kenne ich persönlich, ich nenne unter vielen Namen wie Alan Nittler, Michael Gerber, Robert Vance, James Privitera, Emanuel Revici, und ich kann beschwören, daß sie über ein breites Wissen und reiche Erfahrung verfügten und sich sehr für ihre Patienten engagierten.

Der Fall Dr. Halstead

Stellvertretend für viele möchte ich den Fall von Dr. BRUCE HALSTEAD erwähnen, einem renommierten Arzt mit hohem wissenschaftlichem Niveau. Er hat über 160 medizinische Artikel publiziert und mehrere Fachbücher geschrieben. Sein Hauptarbeitsgebiet ist die Grundlagenforschung auf medizinisch so unpopulären Gebieten wie der Chelattherapie und der nichttoxischen biologischen Krebstherapie. Er wurde nicht nur zu fünf Jahren Gefängnis verurteilt, sondern man entzog ihm die Approbation, verbot ihm, über medizinische Themen zu publizieren oder Vorträge zu halten, seinen verdienten Doktortitel zu benutzen und öffentlich kundzutun, daß er studierter Mediziner ist. Man untersagte ihm sogar, seine nichtmedizinische gemeinnützige Stiftung für Ozeanographie zu leiten. Dr. Halstead wurde nämlich eines Verbrechens überführt, das nach Auffassung von MARVIN D. ROWEN, Richter am Obersten Gerichtshof des Staates Kalifornien, offensichtlich eine derartige Bestrafung verdiente: Halstead hatte mehreren seiner Krebspatienten Heilpflanzenpräparate verordnet und verkauft, von deren günstiger Wirkung auf das Immunsystem er sich während eines Aufenthalts in Japan hatte überzeugen können.

Obwohl keinem der Patienten durch die Heilpflanzenpräparate ein

Schaden zugefügt wurde und kein einziger sich beschwerte und obwohl Halstead seine Patienten eigens informierte, daß die Präparate der Steigerung der Immunabwehr dienten und keine Krebstherapie darstellten, verstieß er gegen ein hartes kalifornisches Gesetz, das einem Arzt verbietet, bei einem Krebskranken andere therapeutische Methoden anzuwenden als Chemotherapie, Bestrahlung oder Chirurgie.

Sicher werden einige meiner aufmerksamen Leser finden, daß die Strafe für das »Verbrechen« unverhältnismäßig hart ausgefallen ist, und manche mögen sich fragen: »Wer hat es hier auf wen abgesehen?« – oder spitzfindiger: »Wer schützt hier wen?«

Alles auf dem Rücken der Patienten?

Denken Sie bloß nicht, daß allein die Ärzte die Leidtragenden in diesem Krieg wären! Auch die Patienten haben darunter zu leiden. Dank den Bemühungen einer dritten interessierten Gruppe, der Krankenversicherungen, auf deren Kostenübernahme die meisten Ärzte angewiesen sind, werden alternative medizinische Behandlungen im allgemeinen nicht erstattet. Alle Versicherungen haben Prüfungskommissionen, in denen ausschließlich Schulmediziner sitzen, die den Trick anwenden, die meisten bewährten Methoden der alternativen Mediziner für »experimentell« oder »nicht üblich und nicht gebräuchlich« und somit nicht erstattungsfähig zu deklarieren. Dies kann den Patienten in schwere finanzielle Bedrängnis bringen. Ich selbst habe Dutzende von Krebskranken behandelt, um nur ein Beispiel zu geben, die entscheiden mußten, ob sie sich einer Chemotherapie unterziehen wollten, die zugegebenermaßen keine Aussicht auf Heilung bot und mit Sicherheit von Anfang an schwerste und deprimierende Nebenwirkungen erzeugen würde – deren Erstattung aber sicher war –, oder ob sie sich einem ungiftigen alternativen Therapieprogramm anvertrauen sollten, das sich vielfach bewährt hatte, dessen Erstattung aber die fürsorglichen Versicherungsträger mit dem Argument ablehnen würden, die Behandlung sei »nicht üblich und nicht gebräuchlich«.

Nachdem Sie nun einiges über den kalten Krieg in der Medizin gelesen haben, sollen Sie erfahren, wie es überhaupt dazu kam.

1. Kapitel

Zwei konkurrierende Richtungen: rationale und empirische Medizin

Vor einiger Zeit hatte ich in einer Sendereihe des amerikanischen Fernsehens die Gelegenheit, im Rahmen einer Talk-Show mit stramm orthodoxen Ärzten zu diskutieren. Die meisten benahmen sich, als wäre ich ein Emporkömmling und als hätten sie die traditionelle Medizin für sich gepachtet. Ich konterte damit, daß ich ihnen klarmachte, sie wüßten wenig über die Geschichte der Medizin.

Die wahre Tradition der Medizin, die bis auf vorhippokratische Zeiten zurückgeht, entwickelte sich aus zwei konträren Denkschulen – dem Rationalismus und dem Empirismus –, die im Laufe der Jahrhunderte um die Vorrangstellung wetteiferten, wobei das Pendel der Geschichte erst nach der einen, dann nach der anderen Seite ausschlug.

Die moderne Schulmedizin entstand aus dem Rationalismus, die moderne alternative Medizin aus dem Empirismus.

Wie unterscheiden sich Rationalismus und Empirismus?

Manche von Ihnen mögen philosophisch nicht geschult sein, aber lassen Sie mich die Frage nach der idealen Quelle der Wahrheit und des Wissens stellen – ist es der Verstand oder die Erfahrung? Oder, bezogen auf unser Thema: Welches ist der bessere Weg, Sachkompetenz auf dem Gebiet der Gesundheit und der Medizin zu erlangen – der über die Ratio oder der über die Erfahrung?

Wenn Sie nun für die »Ratio« plädieren, sind Sie ein Rationalist. Wenn Sie für »Erfahrung« stimmen, sind Sie Empiriker. Wenn Sie sich aber weder für das eine noch für das andere entscheiden mögen und eigentlich »beide« antworten möchten, dann befinden Sie sich in der Ausgangsposition für den Weg, den ich bereits gegangen bin, nämlich den zur komplementären Medizin, das heißt rationale Empirie oder empirischer Rationalismus.

Versucht man, die beiden entgegengesetzten Pole medizinischen Denkens gegeneinander abzugrenzen, dann ergeben sich aus der einfachen Gegenüberstellung von Verstand und Erfahrung viele spezifische Unterscheidungsmerkmale.

Empirismus

Der Empiriker kann den menschlichen Körper als System von Subsystemen betrachten, in Wirklichkeit begreift er ihn aber als integrierte Gesamtheit. Die frühen Empiriker sahen den menschlichen Organismus als Einheit an, die mit der Außenwelt vielfältig interagiert. Für den empirisch orientierten Arzt waren Symptome das Ergebnis einer Reaktion des Körpers auf bestimmte Stressoren der Umgebung, zum Beispiel Nahrung, Umweltverschmutzung, Klima, Arzneimittel und dergleichen. Bei der Behandlung mußten grundsätzlich *alle* Symptome des Patienten berücksichtigt werden. Häufig traten Symptome auf, die für den einzelnen Patienten charakteristisch waren und andere Patienten mit demselben Leiden nicht heimsuchten. Deswegen sortierte der Empiriker die Patienten nicht nach Krankheiten, sondern betrachtete jeden einzelnen als einmaligen Fall in seiner unverwechselbaren Beziehung zur Umwelt.

Ich bin sicher, daß Sie erkennen, welche Schwächen ein solches System hat, falls man wissenschaftlich arbeiten oder etwas mehr tun will, als bloß dem Patienten akut zu helfen. Wie soll man beispielsweise Krankheiten erklären? Wie eine erfolgreiche Behandlung wiederholen? Die Unfähigkeit des Empirikers, seine Methoden rational zu begründen und zu untermauern, bedeutete, daß seine Methode ungeeignet war, systematische wissenschaftliche Erkenntnis zu entwickeln. Daher sollte sich später zeigen, daß die empirische Behandlung nicht zu Kulturen paßt, die den wissenschaftlichen Fortschritt sehr hoch bewerten.

Rationalismus

Den anderen Weg der Medizin beschritten die Rationalisten, die »größere Genauigkeit« suchten. Sie fanden den empirischen Ansatz zu ungenau, da er die Beziehung zwischen Umwelteinflüssen und den subjektiven und objektiven Symptomen des Kranken nicht explizit beschrieb. Ihre Überlegungen führten zur Suche nach gemeinsamen Nennern und einer Standardbehandlung der Symptome, die bei allen Patienten mit der gleichen Krankheit auftraten.

Die rationalistische Zielsetzung war von Anfang an gegen die Krankheit gerichtet. Diese kämpferische Einstellung gegen Krankheit machte die Bahn frei für heroische Therapien, das sind rabiate Maßnahmen, um den Feind zu töten oder zu zerstören. Im Denken der Rationalisten rückte das Gleichgewicht der körpereigenen Kräfte hinter der direkten Bekämpfung einer bestimmten Krankheit an die zweite Stelle. Drakonische Maßnahmen wie der Aderlaß machten beim rationalistischen Ansatz einen Sinn; denn man ging davon aus, daß mit dem Blut auch die Krankheit aus dem Leibe wich. So sehr war man darauf bedacht, die Krankheit auszumerzen, das als unerwünschte, aber unvermeidliche Folge eine Schwächung des gesamten Organismus eintrat. Man hoffte, wenn der Körper ein schlechter Gastgeber würde, müßte der Feind, der darin hauste, ihn verlassen oder zugrundegehen. Dies war wirklich ein radikaler oder heroischer Ansatz. Die Kontinuität des rationalistischen Denkens machte aus dieser ursprünglichen Orientierung eine Tradition, in deren Umfeld alle künftigen orthodoxen Postulate und Handlungsweisen entstanden sind. Das treffendste moderne Beispiel dafür ist die entkräftende Chemotherapie, die routinemäßig bei Opfern der Krebskrankheit angewandt wird.

Im Laufe der Zeit drifteten der empirische und der rationalistische Weg immer weiter auseinander. Der Empiriker sah die heilenden Kräfte im Körper selbst und die Aufgabe des Arztes als die eines Lehrers, Helfers und Mittlers. Der Rationalist betrachtete die Krankheit als sein Hauptanliegen und ging davon aus, daß er in dem Maße, wie die Natur »fehlgesteuert« war, eine Heilung werde bewirken können.

Was uns die Geschichte der Medizin lehrt

Lassen Sie uns vor diesem Hintergrund einen kurzen Blick auf die Geschichte der Medizin werfen, um zu sehen, wie die heutige Situation entstanden ist.

Wenn Sie Ihren Arzt, der die Schulmedizin vertritt, fragen, wo er den

Ursprung seiner medizinischen Tradition sieht, dann wird er höchstwahrscheinlich antworten: »Natürlich bei Hippokrates«. Warum auch nicht. Den Eid des HIPPOKRATES, dieses großen Heilers und Lehrers, leisten alle Ärzte, wenn sie ihr Medizinstudium abgeschlossen haben, und von den Geboten des Hippokrates lassen sie sich während ihres beruflichen Daseins leiten. Die hippokratischen Lehren übten etwa zwei Jahrtausende lang ihren Einfluß aus.

Hippokrates: ein Rationalist oder ein Empiriker?

HIPPOKRATES war ein griechischer Arzt, der von 460 bis 377 vor Christus lebte, und seine Tradition ist eindeutig empirisch. Er lehrte die Ärzte, mit der Natur zu arbeiten, und betonte, daß die Natur der beste Arzt sei. Seine Behandlungen waren nicht rational, sondern beruhten auf Erfahrung. Und sein wichtigster Leitsatz liest sich wie eine ernste Warnung gegenüber der Neigung der rationalistischen Medizin zu einschneidenden Eingriffen: *Primum, nil nocere,* das heißt: »Vor allem aber sollst du Schaden vermeiden.« Im weiteren werden Sie erkennen, daß ich diesen Leitsatz besonders ernst nehme. Er muß den Grundstein einer neuen Medizin bilden.

Das unmittelbare Gegengewicht zu Hippokrates war ARISTOTELES, der ein Jahrhundert später lebte und die Philosophie des Rationalismus entwickelte. Es dauerte aber einige hundert Jahre, bis es einem rationalistischen Arzt, GALENUS (129 bis etwa 199 nach Christus) gelang, eine rationalistische Medizin zu schaffen. In den folgenden vierzehnhundert Jahren gewann das medizinische Modell des Galenus viel stärker an Boden als das hippokratische. Bei einem Rückblick aus unserer heutigen Warte sind wir natürlich beeindruckt, wie schwierig es war, durch logische Folgerungen aus einer nach heutigen Maßstäben weitgehend ungenauen Wissenschaft eine funktionierende Medizin zu schaffen. Es ist klar, daß die meisten praktikablen medizinischen Lehren nach der Römerzeit aus empirischen Beobachtungen, wenn nicht aus empirischen Lehren, abgeleitet werden mußten.

Paracelsus

Mit der posthumen Drucklegung der Werke des deutschen Mathematikers, Theologen und Arztes THEOPHRASTUS BOMBASTUS VON HOHENHEIM, genannt PARACELSUS, erfuhr der Empirismus einen enormen Auftrieb. Paracelsus, er lebte von 1493 bis 1541, formulierte weitgehend die Grundregeln des Empirismus, wie wir sie dem Inhalt nach heute kennen. Wenn ich in seinen Schriften lese, sehe ich ihn immer vor meinem geistigen Auge in weißem Kittel und Ärzteschuhen in einer ganzheitsmedizinischen Klinik in Kalifornien. Er könnte von heute auf morgen in die Arbeit an einer solchen Klinik einsteigen. Sein wichtigster Beitrag wäre dieser: In der Medizin hält nicht die Theorie, sondern die Erfahrung die Antworten bereit.

Das wissenschaftliche Zeitalter beginnt

Unter dem Einfluß des Philosophen RENÉ DESCARTES (1596 bis 1650) und des Begründers der modernen Physik, ISAAC NEWTON (1642 bis 1727), schwang das Pendel wieder herum. Beide Männer gingen von ihren persönlichen wissenschaftlichen Interessen aus und forderten, daß der Mensch als denkendes Geschöpf die Welt um ihn herum zu analysieren beginnen müsse. Die physikalische Forschung sollte die *Mechanismen* entdecken, die der Funktion der Dinge zugrundeliegen. Die Medizin sollte dieses mechanistische Konzept anwenden, um den menschlichen Körper und seine Krankheiten zu verstehen. Die ärztliche Behandlung bestand folgerichtig darin, dem mutmaßlichen Mechanismus der Krankheit entgegenzuwirken.

Die heutige weite Verbreitung der Begriffe *kartesianisches Denken* und *Newtonsche Physik* bezeugt den enormen Einfluß, den diese beiden Denker auf die Entwicklung der modernen wissenschaftlichen Medizin ausübten.

Mit der Entwicklung von Physik und Chemie und mit der Entdeckung des Blutkreislaufs durch WILLIAM HARVEY (1578 bis 1657) wurden bedeutsame Erklärungen der Körpermechanik und -physiologie gesucht und gefunden (nebenbei bemerkt: überlegen Sie mal, wie erfolgreich die rationalistischen Folgerungen gewesen sein müssen, bevor man überhaupt wußte, daß das Blut durch den Körper strömt!).

Das kartesianische Denken leitete einen Wandel in der vorherrschenden Philosophie des Wissens ein. Entscheidender wissenschaftlicher Prozeß wurde nun die *Analyse* – das Ganze erkennen, indem man es in seine kleinsten Teile zerlegt. Der philosophische Leitgedanke war, daß das Ganze die Summe seiner Teile sei. In der Medizin führte dies zum Studium des menschlichen Körpers anhand seiner einzelnen Organe, dann seiner Gewebe, seiner Zellen und schließlich der biochemischen Prozesse. Und es führte uns weg von der Betrachtung der Kräfte, die uns als Ganzheit zusammenhalten. Es brachte uns vom empirischen Prinzip der Ganzheit zum mechanistischen Prinzip der Analyse.

Theorie stört Therapie: Gegensätzliche und Ähnliche

Wie zu erwarten war, benutzten beide Ansätze verschiedene Methoden der Therapie. Etwa mit Beginn des achtzehnten Jahrhunderts (»wissenschaftlich bewiesen« allerdings erst gegen Ende des neunzehnten Jahrhunderts) betrachteten die europäischen Rationalisten Krankheit als Folge pathogener, also krankmachender, Mikroorganismen. Sie bemühten sich gezielt, Substanzen zu entwickeln, welche diese Erreger *in vitro* (in einer künstlichen Umgebung, zum Beispiel einer Kulturplatte oder einem Reagenzglas, außerhalb des menschlichen Körpers) abtöteten, und wandten sie dann *in vivo* (das heißt am lebenden Organismus) an. Hier sehen wir den Ursprung dessen, was einmal der Eckpfeiler der modernen Medizin werden sollte – die Wirkung von Krankheiten und Medikamenten an Tieren zu untersuchen und die Ergebnisse auf den Menschen zu übertragen. Die geprüften und verwendeten Therapeutika beruhten auf dem Prinzip der Krankheitszerstörung. Dies bedeutete oft das Gegenteil dessen, was erforderlich war, um den Körper gesund zu erhalten.

Damit kommen wir zu dem wahrscheinlich wichtigsten Unterschied bei den Behandlungsansätzen, nämlich dem gegen die Krankheit gerichteten Prinzip und dem Ähnlichkeitsprinzip. In der modernen Medizin konzentriert sich die Therapie meist so stark auf den *Kampf gegen* Symptome, daß wir ganz selbstverständlich meinen, es müsse schon immer so gewesen sein. Zu hoher Blutdruck? Muß man senken. Durchfall? Stopfende Mittel geben. Die Nase läuft? Schleimhaut austrocknen. Kopfweh? Schmerzkiller her. Erbrechen? Antiemetika nehmen. Hautausschlag? Unterdrücken.

Doch dürfen wir andererseits ignorieren, daß Symptome im allgemeinen die Reaktion des Körpers auf irgendeine Fehlsteuerung darstellen? Wenn wir ein leichtes Klistier empfehlen, um jemanden mit Durchfall »durchzuputzen«, oder ein Brechmittel, um bei einer Lebensmittelvergiftung das Erbrechen zu fördern, dann arbeiten wir *mit* den Symptomen und behandeln nach dem Ähnlichkeitsprinzip.

Grundlage der rationalistischen Medizin war und ist fast ausschließlich das Prinzip des Gegensätzlichen. Die meisten in der Tradition des Hippokrates und des Paracelsus stehenden Empiriker behandelten nach dem Ähnlichkeitsprinzip.

Während ich in meiner modernen Praxis beide therapeutischen Prinzipien anwende, beobachte ich den ideologischen Streit mit großem Interesse. Ich glaube, das eigentliche Problem war nicht so sehr die *Richtung* der Therapie, sondern ihre *Intensität.* Der Arzt, der gegen eine Krankheit kämpfte und erlebte, daß seine Behandlung erfolglos war, mochte versucht sein, die Krankheit schärfer anzugehen, und daher Dosierungen verabreichen, die sowohl die Krankheit als auch den Patienten umbrachten. Wer hingegen nach dem Ähnlichkeitsprinzip behandelt, wird es stets unangebracht finden, mehr zu tun, als den Heilungsprozeß im Patienten zu stimulieren, so daß er nur selten Gefahr läuft, das Gleichgewicht der Natur zu stören.

Hahnemann und die Homöopathie: Empirismus pur

Vor weniger als zweihundert Jahren entwickelte SAMUEL HAHNEMANN (1755 bis 1843), ein wissenschaftlich orientierter Empiriker, das Ähnlichkeitsprinzip sowie einige recht denkwürdige, noch immer nicht vollständig erklärbare Dosierungsideen in der Wissenschaft oder Kunst der Homöopathie. Die Hahnemannsche Medizin war das überlegenste Beispiel für den empirischen Ansatz und gleichzeitig sein letzter Atemzug, bevor er durch die moderne Schulmedizin völlig ins Abseits gedrängt wurde. Auch wenn die Homöopathie nicht zu meinen Spezialgebieten gehört, habe ich die Erfahrung gemacht, daß sie wirkt, und schätze sie darum sehr. Nicht um die Homöopathie an sich ausführlich zu erläutern, sondern vielmehr wegen des übergeordneten Prinzips der empirischen Medizin müssen wir uns näher mit Hahnemanns Beitrag auseinandersetzen.

Über das Ähnlichkeitsprinzip schrieb Hahnemann selbst folgendes:

»Jeder einzelne Fall einer Erkrankung wird am sichersten, gründlichsten, schnellsten und dauerhaftesten zunichte gemacht und beseitigt allein durch ein Heilmittel, das im gesunden menschlichen Organismus am ähnlichsten und vollständigsten die Gesamtheit der Krankheitssymptome zu erzeugen vermag, die gleichzeitig stärker sind als die Krankheit.«

Das homöopathische Behandlungssystem verabreicht somit dem Patienten winzige Mengen eines Heilmittels, das in hohen Dosen die Symptome erzeugen würde, die behandelt werden. Hahnemann selbst bestimmte sehr sorgfältig die Wirkung von Hunderten pflanzlicher Arzneien, indem er sie Gesunden verabreichte und die erzeugten Symptome dokumentierte. Diese Methode führte dazu, daß die betreffenden Substanzen bei Kranken, die solche Symptome hatten, angewandt wurden.

Der empirische Aspekt der Hahnemannschen Lehren war die ständige Suche nach dem vollkommenen »konstitutionellen Heilmittel«, das heißt jener Substanz, die wegen ihrer einzigartigen individuellen Merkmale beim Einzelnen eine Umstimmung einleitet, und nicht, weil dieser einer bestimmten Krankheitskategorie zuzuordnen ist.

Die Infinitesimalpotenz

Am verblüffendsten war beim Hahnemannschen Modell das Dosierungskonzept. Für das homöopathische System gilt, daß eine Arznei um so stärker wirkt, je verdünnter sie ist. Die Hochpotenzen der Homöopathika sind durch einen Zerreibungsprozeß sogar so sehr verdünnt, daß sie kein einziges Molekül der auf dem Etikett angegebenen Substanz mehr enthalten! Die *allopathischen* Ärzte (die griechische Wortsilbe *allo-,* d.h. anders, bezieht sich hier auf das der Homöopathie entgegengesetzte Konzept der Schulmedizin) neigten dazu, die Homöopathie als »Quacksalberei« zu verunglimpfen, weil sie außerstande waren, eine schlüssige rationale Erklärung dafür zu finden.

Ein typischer Homöopathentrick, um Zweifler zu überzeugen, ist es, den Skeptiker eine D 60 Ipecacuanhawurzel nehmen zu lassen. In dieser Potenz ist kein einziges Molekül dieses Brechmittels mehr enthalten. Wenn der Skeptiker geringschätzig genug ist, daß er sich ködern läßt, dann wird er unweigerlich seine letzte Mahlzeit wieder ausspucken.

Ganz recht, es sollte eine rationale Erklärung für die empirisch beobachteten Wirkungen homöopathischer Verdünnungen geben. Meines Erachtens liegt dem Phänomen ein bioenergetisches System zugrunde, in dem ein Energieabdruck, eine Art Echo, an der Stelle der molekularen Substanz entstand.

Der große Affront

Eine wichtige Lektion ist, daß die rational schwer erklärbare Homöopathie, die nur wirkt, weil sie zu wirken scheint, für ein rein deduktiv denkendes Gehirn eine schwere Beleidigung darstellt. Ein Rationalist mag sich schon über Empirie ärgern, die Homöopathie aber wird er von Herzen verabscheuen.

Kann es da überraschen, daß derartige Unterschiede der Denkweisen unvereinbar sind? Ideen verhärten sich zu Standpunkten, und die verhärteten Standpunkte werden zum Schlachtfeld. So geschah es auch zwischen den Rationalisten, deren Traditionen die Schulmedizin hervorbrachten, und den Empirikern, deren Traditionen das Gerüst der alternativen Medizin bilden. Nachdem die Positionen einmal festgelegt waren, beging jeder, der die Tradition seines jeweiligen Lagers in Frage stellte, Verrat an der Sache. Diese Traditionen waren bereits eingewurzelt um die Zeit, als die europäische Medizin nach Amerika gelangte.

Heroische Maßnahmen in den Vereinigten Staaten

Es darf nicht überraschen, daß im frühen neunzehnten Jahrhundert in den Vereinigten Staaten zwei tonangebende medizinische Denkweisen um die Vorrangstellung rangen. Es waren dies die Allopathie, also die rationale Schulmedizin, und die Homöopathie, d.h. die empirische Tradition (mit anderen alternativen Therapien, wie etwa indianische Medizin und Behandlung mit Heilkräutern).

Sie werden es sich schon gedacht haben, daß die amerikanische Spaltung nicht viel anders war als der jahrhundertealte europäische Streit zwischen Rationalisten und Empirikern. Im allgemeinen studierten die Rationalisten an den Medizinischen Fakultäten europäischer Universitäten oder zuhause bei Professoren, die an diesen Hochschulen ausgebildet worden waren. Die empirisch gebildeten Homöopathen und Naturheilkundigen hatten nicht die typische Bindung an die städtischen Krankenhäuser, die damals in ihren Kinderschuhen steckten. Sie waren Praktiker ohne die besondere systematische medizinische Ausbildung, die heute üblich ist. Allerdings betreuten sie einen großen Teil der Bevölkerung. Sie waren es, die eher konservativ behandelten: mit Heilkräutern, pflanzlichen Mitteln, niedrig dosierten Arzneien.

Die allopathischen Ärzte lernten eine rationalistische Medizin, deren Traditionen sie sich in Europa aneigneten und die sie erfolgreich in eine amerikanische akademische Hierarchie verpflanzten. Diese rationalistische Medizin war äußerst heroisch und interventionsfreudig. Sie wandte den Aderlaß an sowie Kombinationen starker Arzneien, die Krankheitsprozessen entgegenwirken sollten. Die frühe amerikanische orthodox-medizinische Haltung läßt sich besonders gut am Beispiel von Dr. Benjamin Rush veranschaulichen, der von 1769 bis 1813 als Professor der Medizin an der Universität von Pennsylvanien lehrte.

Rushs ärztliches Handeln umfaßte die Anwendung extrem hoher Dosen stark wirkender Mineralstoffe, wie zum Beispiel Kalomel (Quecksilberchlorid), sowie Brechmittel, Abführmittel, Zugpflaster, kalter Bäder und Aderlasse. In seinen Schriften betete er die Regeln der heroischen Maßnahmen, der radikalen Eingriffe und Krankheitsbekämpfung nach: »Kühn muß der Arzt sein ... und die Anwendung drastischer und peinvoller Mittel bei schweren Krankheiten befehlen«, forderte er.

Ein einschlägiger Fall: George Washington

Amerikanische Präsidenten erhalten die jeweils bestmögliche schulmedizinische Betreuung. Begeben wir uns im Geiste ins Jahr 1799 an das Sterbelager George Washingtons und beobachten wir unsere medizinische Tradition in Aktion. Die folgende Beschreibung stammt von Dr. Wooster Beach, der 1832 schrieb:

»Man denke sich einen Mann, dem in der kurzen Zeit von etwas mehr als zwölf Stunden fast ein halber Liter Blut abgezapft worden war. Danach schluckte er zwei ›mäßige‹ amerikanische Dosen Kalomel und bekam zusätzlich eine Injektion; später gab man ihm ein halbes Gramm Kalomel und

mehr als ein halbes Gramm Brechweinstein; ließ ihn Wasser- und Essigdämpfe inhalieren, traktierte seine Glieder mit Zugpflastern, legte ihm ein Kataplasma aus Kleie und Essig auf die Kehle, über der man bereits ein Pflaster angebracht hatte. Nimmt es da Wunder, daß der angeschlagene General nach verschiedenen erfolglosen Versuchen, etwas zu sagen, endlich den Wunsch äußerte, man möge ihn ohne weitere Unterbrechungen sterben lassen!«

Gefährliche Rationalität

Nun lassen Sie uns das Rationale bei der im Amerika des neunzehnten Jahrhunderts am meisten verwendeten Arznei betrachten, dem starken, quecksilberhaltigen Abführmittel Kalomel. In der Zeitschrift der Massachusetts Medical Society von 1836 heißt es, Quecksilber wirke als *Alterativum* (veränderndes Mittel), indem es die Krankheit des Patienten in eine »Quecksilber-Krankheit« verwandle. Vom Merkurialismus (der Quecksilbervergiftung) glaubte man, er heile von allein. Das bedeutete für die rationalistische Auffassung jener Zeit, daß die ursprüngliche Krankheit durch die Rückwirkung der sich selbst heilenden Quecksilbervergiftung beseitigt würde.

Wenn einige Figuren des amerikanischen Ärzteverbandes sich immer noch stolz auf die »Traditionen« von ehedem berufen, sollten sie sich doch lieber mal mit der amerikanischen Medizin des neunzehnten Jahrhunderts vertraut machen.

Dennoch wurde die Tradition fortgesetzt, und auch die amerikanische Schulmedizin, die im Vergleich zum heutigen ärztlichen Wissen mit nur spärlichen Kenntnissen aufwarten konnte, hatte in der festen Überzeugung, sie wisse mehr über die Heilung des Körpers als die Natur, schon den Kreuzzug der Krankheitsbekämpfung begonnen. Der Mensch gegen die Natur galt ihnen als Ziel ihres ärztlichen Bemühens und nicht, wie bei der Erfahrungsheilkunde, der Mensch im Einklang mit der Natur.

Furcht zementiert die Tradition der heroischen Medizin

Die Konflikte zwischen der Schulmedizin und den alternativen Heilern verschärften sich, als den Homöopathen größere Einbrüche in die Machtbasis der Schulmedizin gelangen, indem sie einen zunehmenden Prozentsatz der Kranken innerhalb der Bevölkerung behandelten. Ihr wirtschaftlicher Erfolg ließ den Konflikt zwischen den beiden Lagern offen ausbrechen. Die Schulmediziner beanstandeten nun nicht nur die dürftige, nahezu fehlende Ausbildung der alternativen Therapeuten, sondern sahen durch die Homöopathen ihre persönlichen Interessen bedroht. In diese Situation fand sich die Schulmedizin 1849 gestellt, und sie gründete den Amerikanischen Ärzteverband eigens zu dem Zweck, den »Feind« zu bekämpfen, wie sie die erfolgreichen alternativen Ärzte unverblümt zu nennen beliebte.

So begann der amerikanische Ärzteverband seine glorreiche, fast 140 Jahre überspannende Tradition ungebrochenen Engagements für dieselben hohen Ideale – ökonomisches Eigeninteresse und Verunglimpfung jeglichen intellektuellen Widerstandes.

Die Zerstörung der Homöopathie durch den amerikanischen Ärzteverband

Der neu gegründete amerikanische Ärzteverband machte nicht nur den homöopathischen Ärzten ihren Rang streitig, sondern er untersagte auch seinen Mitgliedern grundsätzlich, homöopathische Verfahren zu praktizieren. Er maßregelte sogar Ärzte, die Patienten an Homöopathen *überwiesen* oder die an Kliniken arbeiteten, in denen Homöopathen ihren Beruf ausüben durften. Mit diesen strengen Maßnahmen ging der Ärzteverband schließlich als Sieger aus dem Streit hervor, und innerhalb von sechzig Jahren erreichte er praktisch eine totale Gleichschaltung der amerikanischen Medizin, ohne daß kaum jemals eine kritische Stimme laut wurde.

Der Bürgerkrieg förderte die unvermeidliche Vorrangstellung des Ärzteverbandes, und dieser wiederum bildete einen starken Anreiz für einen aufblühenden neuen Industriezweig, die Pharmazeutikaherstellung. Wie in jedem Krieg wurden auch im Bürgerkrieg heroische medizinische Waffen benötigt. Die allopathischen Ärzte nahmen Amputationen und andere chirurgische Eingriffe vor, und die Arzneimittelindustrie lieferte Verbandszeug, Schienen, Schwefel, Antiseptika, Morphium. Der Weg war frei für die heroische Tradition der Schulmedizin.

Der Krieg ließ die Pharmaindustrie den Kinderschuhen entwachsen. Bestimmte Firmen lieferten Medikamente und medizinischen Bedarf für die

Bürgerkriegstruppen. Nach dem Krieg entwickelten sie die Verkaufsstrategie der Warenzeichen-Arzneimittel, die direkt an die Abnehmer verkauft wurden. Es waren dies patentierte Arzneimittel, allerdings mit der Neuerung, daß die Inhaltsstoffe auf dem Etikett ausgewiesen waren. Auf diese Weise wurden nämlich Gesetze umgangen, die den Verkauf nicht deklarierter Arzneien untersagten. Aus dem Warenzeichen oder aus Anzeigen in medizinischen Fachzeitschriften war zu entnehmen, bei welcher speziellen Erkrankung das jeweilige Medikament indiziert war. Die Ärzte im späten 19. Jahrhundert fielen total darauf herein. Dieses geballte Angebot von Fertigarzneimitteln enthob sie der intellektuellen Anstrengung zu lernen, wie sie ihre Patienten mit eigenen therapeutischen Maßnahmen kurieren könnten. Als die Ärzte die eigenen Rezepturen zugunsten der Fertigarzneimittel aufgaben, expandierte die neue Industrie gewaltig. Im Jahr 1916 gab es mehr als 39.000 verschiedene patentierte Arzneimittel. Zu diesem Boom kam es mit Hilfe einer Werbung, die heute noch wesentlich aufwendiger betrieben wird als damals.

Verführung durch die Pharmaindustrie

Zwischen 1870 und 1880 bestritten die offiziellen Sprecher der Schulmedizin den Wert der industriell gefertigten Arzneimittel; denn die medizinische Wissenschaft und Ethik jener Zeit hatten sie gelehrt, daß der Arzt *selbst* die Therapien kennen müsse, die er bei seinen Patienten anwendete. Doch der Widerstand der Ärzte wurde immer geringer, da die Arzneimittelindustrie den Kinderschuhen entwuchs, wirtschaftlich erstarkte und sich darauf konzentrierte, das orthodoxe medizinische Establishment zu besiegen. Die Industrie begann, Literatur herauszugeben, die den praktizierenden Arzt über neue Krankheiten und die Methoden informierte, wie man sie mit den patentrechtlich geschützten fertigen Arzneimischungen heilen könne. Sie entwickelten die Strategie, Außendienstmitarbeiter, für die fachliche Information der praktizierenden Ärzte ausgebildete Vertreter, zu den Ärzten zu schicken und ihnen kostenlose Muster und Fachliteratur zu überbringen. Diese Strategie wird auch heute in großem Umfang betrieben, doch hatte sie Ende des vorigen Jahrhunderts noch viel größere Durchschlagskraft. Wegen schlechter oder fehlender Straßen in vielen Teilen des Landes pflegten die Ärzte kaum zu reisen. Damals fanden nur wenige Kongresse und keine Fortbildungsveranstaltungen statt. Für viele Ärzte wurde der Arzneimittelvertreter die wichtigste Möglichkeit, über die aktuelle medizinische Forschung auf dem laufenden zu bleiben. Manche Arzneimittelhersteller finanzierten Pharmazeuten sogar die Grundausstattung einer Apotheke. Indem die Pharmaindustrie Apothekern wie auch Ärzten finanziell kräftig unter die Arme griff, brauchte sie sich nur noch mit der eigenen Konkurrenz auseinanderzusetzen. Die Medizin aber entwickelte schließlich eine an der pharmazeutischen Industrie orientierte Behandlungsphilosophie. Eine kleine Gruppe (von Ärzten akzeptierter Arzneilieferanten) beherrschte nun eine große (den Ärztestand). Jetzt war die traditionelle Medizin reif für die Verführung.

Wem gehört die medizinische Fachpresse?

Die Pharmaunternehmen erkannten, wie sehr die Schulmediziner von ihren medizinischen Zeitschriften abhängig waren, und fingen an, diese aufzukaufen. So erwarb die Firma Parke-Davis zwischen 1877 und 1883 mehrere erfolgreiche Fachzeitschriften, deren Schriftleitung jeweils von Schulmedizinern wahrgenommen wurde, die an namhaften medizinischen Hochschulen lehrten. Nun stand die Crème der Schulmedizin auf den Gehaltslisten der pharmazeutischen Industrie.

Ihre Macht übte die Pharmaindustrie über Anzeigenwerbung aus. Von den im Jahr 1906 in den USA herausgegebenen Fachzeitschriften wurden alle bis auf eine durch Anzeigen der pharmazeutischen Industrie finanziell unterstützt.

All dies und noch mehr geht so weiter bis heute. Jeder kennt die Bemühungen der Arzneimittelindustrie, die Ärzte über Vertreter, Fortbildungsveranstaltungen, Einbeziehung in Arzneimittelprüfungen, Zeitschriftenhonorare und Anzeigen zu verführen. Über diese Aufzählung wird keiner auch nur mit der Wimper zucken. Im neunzehnten Jahrhundert allerdings, als es Begriffe wie *Public Relations* und *Marketing-Strategie* noch gar nicht gab, war dieses Vorgehen geradezu revolutionär und äußerst wirkungsvoll. Es verführte einen ganzen Berufsstand. Vorher waren die Ärzte für jede Therapiemethode, die einem rationalen Geist einleuchtete, aufgeschlossen gewesen. Nun gingen sie davon aus, daß die Pharmakotherapie die einzig richtige Lösung sei. Die Ironie dabei ist, daß es zum erstenmal eine glaubhafte wissenschaftliche Basis der rationalen Medizin gab.

Die Rolle der Pathologen und der Durchbruch in der Bakteriologie

Die meisten großen Ärzte und Professoren der Medizin im neunzehnten Jahrhundert waren gleichzeitig Pathologen. Sie untersuchten die Organe von Menschen, die an den verschiedensten Krankheiten gestorben waren, und wurden damit zu den entscheidenden Vorreitern einer rationalen Medizin. Sie definierten und beschrieben Krankheitsbilder und schufen damit Kategorien, die sogenannten Diagnosen, denen sie die Patienten zuordnen konnten. Mit ihren zunehmend besseren, stärker vergrößernden Mikroskopen konnten sie sich auf die kartesianische Analyse der Organe, später der Gewebe und schließlich der Zellen stürzen. Ihr eigentliches Interesse führte sie weg von der Ganzheitsmedizin. Außerdem erforschten und beschrieben sie die Beziehungen zwischen den verschiedenen Organen und vermochten damit Krankheitsursachen zu erklären. Je umfassender die Erkenntnisse in der Pathologie wurden, desto stärker wurde die intellektuelle Befriedigung einer nichtempirischen Medizin.

Zur gleichen Zeit schienen die Entdeckungen von ROBERT KOCH, LOUIS PASTEUR und anderen Bakteriologen klar zu beweisen, daß die meisten Krankheiten durch Mikroorganismen verursacht werden. Dies gab der rationalen Medizin den stärksten Antrieb. *Die Krankheiten hatten Individualität; die Individuen hingegen hatten Krankheiten.* Die Opfer der durch die gleichen Mikroorganismen verursachten Krankheit wiesen fast immer bestimmte gemeinsame Merkmale auf. Ein Fall von Cholera oder Gelbfieber glich dem anderen. Hier war kein Raum für die Forderung Hahnemanns nach einem konstitutionellen Heilmittel.

Dies bedeutet nicht, daß mit der Allopathie bessere therapeutische Ergebnisse erzielt wurden. Das Mississippital wurde 1878 von einer Gelbfieberepidemie heimgesucht, an der mehr als zwanzig Prozent der Bevölkerung starben; bei 18.590 erfaßten Erkrankungen in Memphis zählte man 5.000 Todesfälle. Unter den Patienten, die (in New Orleans) von homöopathischen Ärzten behandelt wurden, betrug die Mortalität nur 5,6 Prozent (110 von 1.945 Erkrankten).

Bis die Grundlagenwissenschaft imstande war, den Allopathen spezifische Therapien anzubieten, waren die auf der Grundlage der Erfahrungsheilkunde praktizierenden Homöopathen diesen sogar auf ihrem eigenen Gebiet überlegen.

Die Ära der spezifischen Therapien

Nur wenige Jahrzehnte nach der Frühzeit der großen bakteriologischen Entdeckungen folgte die Ära der »Wunderpillen«. Der deutsche Bakteriologe PAUL EHRLICH (1854 bis 1915) entdeckte als erster hochwirksame chemische Substanzen, wie zum Beispiel Arsenverbindungen, die eine radikale Behandlung der Syphilis ermöglichten, damals eine meist tödlich verlaufende Seuche. Andere »Wunderpillen« folgten, und zum erstenmal konnte die Medizin über Medikamente verfügen, die eine Krankheit gezielt beseitigten.

Diese hervorragenden Entdeckungen, die überwiegend gegen Ende des neunzehnten und Anfang des zwanzigsten Jahrhunderts gemacht wurden, zählen zu den größten Triumphen in der gesamten zweitausendjährigen Geschichte der rationalen Medizin, und das medizinische Establishment zehrt nach wie vor von diesen Lorbeeren. Es ist nachgerade sehr schwierig, den Durchschnittspatienten zu überzeugen, daß eine medikamentöse Therapie bei den meisten Erkrankungen keine Lösung ist, da die meisten Zeitgenossen wissen, daß zahlreiche schwere Infektionskrankheiten durch Medikamente ausgerottet worden sind.

Seit nunmehr fast hundert Jahren geht die Medizin einen Weg, der mit dem festen Glauben an die Wunderpille gepflastert ist. *Für jede Krankheit muß es eine spezielle Kur geben, welche die Krankheit ausrottet.* Nun gibt es aber bei dieser Philosophie zwei große Probleme. Erstens ist sie nur noch selten anwendbar, da sich die Anwendbarkeit auf Krankheiten beschränkt, die primär durch Mikroorganismen verursacht sind. Die Wunderpillen der Medizin haben manche Krankheiten, wie zum Beispiel Tuberkulose, Syphilis oder Lepra, weitgehend ausgerottet, und die vorbeugenden Wunderkuren (Immunisierung durch Schutzimpfung – was hier nicht zur Diskussion steht) haben ein übriges bei Pocken, Kinderlähmung, Diphtherie und ähnlichen Infektionen bewirkt. Doch immer noch gibt es Krankheiten. Viele Krankheiten unserer Zeit – Bluthochdruck, Herzleiden, Diabetes, Gelenkerkrankungen und vielleicht auch Krebs – sind durch unsere Lebensweise verursacht, und da hilft keine Wunderpille.

Ehrlichs Erkenntnis

Übrigens sind die Wunderpillen beim Wirt selbst, eben jener Person, die gerettet werden soll, nicht etwa ohne Wirkung. PAUL EHRLICH selbst erkannte diese Tatsache besser als die meisten der Enthusiasten, die in seine Fußstapfen traten. In einer Rede äußerte Paul Ehrlich 1906 seine Vorbehalte:

»Es muß als äußerst wahrscheinlich angenommen werden, daß Substanzen dieser Art, körperfremde Wundermittel, auch von den Organen aufgenommen werden, und daß es, da wir es mit einer Reihe verschiedener hochwirksamer Substanzen zu tun haben werden, nicht unwahrscheinlich ist, daß diese den Organismus insgesamt oder Teile davon schädigen können.«

Der Glaube an die Wunderpille verbreitete sich rasch, erreichte aber erst fünfzig Jahre später seine Hochblüte, als mit dem Zweiten Weltkrieg die Ära der Antibiotika einsetzte. Diese lieferte der Schulmedizin die stärkste Schützenhilfe zu ihrer Überzeugung, daß der Mensch besser zu heilen vermag als die Natur.

Mit Osler beginnt die moderne Medizin

Um die Wende zum zwanzigsten Jahrhundert wirkten sich zwei tiefgreifende Einflüsse auf die Schulmedizin aus, machten sie zu dem, was sie heute ist, und ließen fast keinen Spielraum mehr für die Erfahrungsheilkunde. Dies waren einmal die Lehren von Sir WILLIAM OSLER (1849 bis 1919), Professor an der *John Hopkins School of Medicine.* Osler betonte die wissenschaftliche Methode in der Medizin und lehrte uns, daß wissenschaftliche Untersuchungen und Ergebnisse reproduzierbar sein müssen. Daraus entwickelte sich die Forderung nach kontrollierten Untersuchungen und schließlich der Doppelblindversuch, der zu einem der Hauptsakramente der orthodoxen »Religion« namens Medizin wurde.

Flexner revolutioniert die Ärzteausbildung

Der zweite Einfluß geht auf ein spezielles Dokument von 1910 zurück, den sogenannten *Flexner Report.* Damals herrschte bei der amerikanischen Ärzteausbildung das totale Chaos: Manche Hochschulen stellten die höchsten

Ansprüche im Sinne rationaler akademischer Tradition, während andere sich aus Profitgier mit dem niedrigsten wissenschaftlichen Niveau begnügten. ABRAHAM FLEXNER (1866 bis 1959) wurde beauftragt, das medizinische Ausbildungssystem der Amerikaner neu zu ordnen, und er tat dies mit der *Ausbildungsordnung für Ärzte in den Vereinigten Staaten und Kanada*, dem *Flexner Report*. In der Folge mußten die meisten kleinen medizinischen Hochschulen schließen, und die, welche überlebten, übernahmen eine ziemlich einheitliche Studienordnung. Dieses Curriculum enthielt keine Vorlesungen über Ernährungswissenschaft, und die einzige Ausbildung hinsichtlich therapeutischer Maßnahmen bestand in relativ umfänglichen Pharmakologievorlesungen. So kam es, daß die Ärzte ihre Therapiekenntnisse schließlich aus dem bezogen, was sie über Medikamente gelernt hatten. Das Rüstzeug für andere Behandlungsmöglichkeiten wurde ihnen nicht vermittelt.

An der Medizin des zwanzigsten Jahrhunderts erwies sich dann die totale Vorherrschaft einer Orthodoxie, die mit ihrer Geisteshaltung zunächst die finanziellen Interessen einer ständig expandierenden Pharmaindustrie gefördert hatte, aber schließlich von dieser kontrolliert wurde. Die Stimmen, die diesen Interessenkonflikt ansprachen, wurden allmählich zum Schweigen gebracht, und die Laienpresse, die von der Fülle wissenschaftlicher Erkenntnisse überfordert war, verlegte sich auf eine Haltung des *Ihr erklärt und wir drucken*. Zwar wurde die Erfahrungsheilkunde, die nun nicht mehr öffentlich und offiziell unterstützt wurde, noch nicht offen unterdrückt, aber sie wurde immer stärker ins Abseits gedrängt.

Gezielt wurde uns die Vorstellung eingeimpft, jegliche Heilung werde durch die hierarchische klinische Medizin vermittelt. Und wir, die Kinder des zwanzigsten Jahrhunderts, nennen dies Medizin. Wahrscheinlich haben Sie, da Sie nun wissen, wie die beiden Hauptrichtungen der Medizin sich entwickelt haben, nur die Richtung der Schulmedizin kennengelernt. Sie werden allenfalls mit einer erfahrungsheilkundlichen Therapiemethode in Berührung gekommen sein, wenn Sie Europäer oder Orientale oder sehr alt oder besonders aufgeschlossen sind.

Ich habe Ihnen hier – aus meiner Sicht und aus meiner Erfahrung – hauptsächlich die Entwicklungen und die Verhältnisse in Amerika geschildert. Sie werden jedoch zweifellos festgestellt haben, daß die Gegebenheiten in den deutschsprachigen Ländern nicht wesentlich anders sind, wenn auch sich die Entwicklungen hier vielleicht mit einer gewissen Verzögerung vollziehen. Dr. HANS NIEPER hat jedoch in seiner Einleitung auf die ähnlich gelagerte Problematik hingewiesen.

Wie steht es nun mit der Erfahrungsheilkunde?

Irgendwie gelang es der empirischen Medizin zu überleben, vielfach auf nichtamerikanischem Boden. Die Homöopathie hat sich in Deutschland, ihrem Ursprungsland, gut gehalten. Sie wird erfolgreich mit der Pflanzenheilkunde und den von der Akupunktur ausgehenden bioenergetischen Therapieverfahren kombiniert. In England stellt die Homöopathie dank dem Engagement von Prinz CHARLES und Prinzessin DIANA ein wichtiges Verfahren in einem ganzen Spektrum alternativer Heilweisen dar. Die traditionelle orientalische Medizin ist reine Empirie – sie ist eine äußerst erfolgreiche Kombination von Akupunkturtheorie und sanfter Heilkräutertherapie.

In Amerika hingegen gab es lauter erbitterte Kämpfe. Die manuelle Therapie oder Chirotherapie wurde vom Ärzteverband bis aufs Messer bekämpft und ist trotz allem zu hoher Blüte gelangt. Die Osteopathie wiederum ist den Weg des geringsten Widerstandes gegangen, hat sich arrangiert und ist jetzt von der Schulmedizin praktisch nicht zu unterscheiden. Die Naturheilkunde wurde zu einem interessanten Potpourri aus Indianermedizin, Kräuterheilkunde, Homöopathie und Ernährungswissenschaft und wird teilweise gebilligt, und in manchen Staaten dürfen examinierte naturheilkundige Ärzte sogar diese Therapieverfahren praktizieren.

Alternativmedizinische Richtungen heute

Die Hierarchie in der amerikanischen Medizin ist so engstirnig geworden, daß aus ihren eigenen Reihen alle paar Jahre neue alternative medizinische Richtungen hervorgehen. Das einzige, was nötig ist, damit eine Behandlung als alternativ eingestuft wird, ist ein innovatives und empirisches Konzept (das heißt, der therapeutische Erfolg wird durch Erfahrung belegt). Solche Konzepte treffen sogleich auf das unausrottbare Vorurteil: »Wenn es nicht bewiesen ist, kann es nichts taugen.« Der Bannstrahl dieser merkwürdigen intellektuellen Bigotterie traf unter anderem die Chelattherapie, die klinische Ökologie, die Kandidologie (das ist die Wissenschaft von der Diagnose und Therapie systemischer Hefepilzinfektionen), die Toxikologie der Schwermetalle und die – beängstigende – Nährstofftherapie.

Ist die Nährstofftherapie irrational?

Nein, liebe Leser, die Nährstofftherapie ist keine Domäne der modernen Schulmedizin. Jedenfalls nicht, wenn wir die Worte des (von orthodoxen Aktivisten) sehr geschätzten, oft zitierten etablierten Schulmediziners Dr. VICTOR HERBERT ernst nehmen, der meint: »Jeder Arzt, der Vitamine verschreibt, ist ein Quacksalber.«

Um wirklich fair zu sein, die Schulmedizin lehrt und akzeptiert so etwas wie Nährstoffwissenschaft, doch beinhaltet diese keine Nährstoffpharmakologie. Die Nährstofftherapie als sichere Alternative zu Pharmaka wird von der Schulmedizin abgelehnt und dem Schrotthaufen der alternativen Medizin überlassen. In ihrer Sicht ist es korrekt, Vitamine zur Behandlung von Mangelzuständen zu verabreichen. Es ist aber vielfach umstritten, mit Vitamin C das Immunsystem zu stärken, mit Magnesium den Blutdruck zu senken, Tryptophan bei Schlaflosigkeit (und Depressionen) einzusetzen, Vitamin E als Antikoagulans oder Nachtkerzenöl prophylaktisch beim prämenstruellen Syndrom zu verwenden.

Alternative Therapie ist multidimensional

Gemeinsam mit anderen empirischen Behandlungsverfahren bildet die Nährstofftherapie den Grundpfeiler des alternativ medizinischen Gebäudes – eines Gebäudes, das der von Schulmedizinern und Kliniken praktizierten Pharmakotherapie ganz schön Konkurrenz machen kann.

Wenn Sie begreifen, daß Sie tatsächlich unter zwei Arten von Medizin wählen können, daß ein Zwei-Parteien-System mit Insidern und Außenseitern existiert, dann sind Sie reif, den nächsten Schritt zu tun. Wir werden deswegen beide Systeme gründlich unter die Lupe nehmen und vergleichen.

2. Kapitel

Schulmedizin und Erfahrungsheilkunde im Vergleich

Dieses Buch handelt von verschiedenen bewährten Methoden der Erfahrungsheilkunde und von einer erstrebenswerten neuen Medizin. Es handelt auch von Ärzten, die ihr Leben dem Ziel geweiht haben, ihren Mitmenschen zu Gesundheit und Wohlbefinden zu verhelfen. Ich habe diese verschiedenen medizinischen Systeme erläutert und ihre Unterschiede herausgearbeitet, doch jetzt möchte ich auf das eingehen, was allem ärztlichen Streben gemeinsam ist. Jeder Arzt will durch sein Können Ihnen und anderen Menschen nach besten Kräften helfen, einen möglichst optimalen Gesundheitszustand zu erlangen oder wiederzugewinnen. In vielen Fällen wird jeder Arzt, unabhängig von seiner Orientierung, bestimmte Erkrankungen auf dieselbe Weise angehen. Jeder Arzt wird einen Abszeß eröffnen, verschleimte Atemwege freimachen, hohes Fieber senken oder bei unerträglichen Schmerzen geeignete Medikamente verabreichen. Auf vielen anderen Gebieten jedoch können, wie wir sehen werden, gravierende Unterschiede bestehen.

Vergleich zwischen moderner Schulmedizin und alternativer Medizin

Hoffentlich habe ich aufzeigen können, daß es geschichtlich betrachtet zwei grundlegende Formen der medizinischen Behandlung gibt. Ich möchte nun die aktuelle Situation betrachten und beide Richtungen miteinander vergleichen.

Ich behaupte ja, daß die moderne Schulmedizin aus der rationalistischen Tradition entstand und die alternativen Richtungen der Medizin (das heißt alles nichtorthodoxe) im großen und ganzen auf Empirie beruhen. Deswegen wollen wir nun sehen, was dieser Unterschied in heutigen Begriffen bedeutet.

Die orthodoxe, rationalistische Medizin ist eine Medizin des Verstandes, der Logik und der Wissenschaft. Sie setzt auf Bekanntes, Verständliches und Beweisbares. Die alternative, empirische Medizin ist Erfahrungsheilkunde. Sie setzt auf das, was wirkt, gewirkt hat, zu wirken scheint und zu wirken verspricht.

Und die Konsequenzen?

Dies bedeutet, daß die Schulmedizin niemals auf hirnrissige Hypothesen hereinfallen oder eine unausgegorene, auf Wunschdenken beruhende Therapie billigen wird. Daraus folgt aber auch, daß sie jede Methode ablehnen wird, die sie nicht erklären oder verstehen kann, beispielsweise die Homöopathie und die Akupunktur. Die alternative Medizin hingegen nimmt eine nahezu entgegengesetzte Haltung ein: »Zeige uns, daß es funktioniert, daß die Patienten davon profitieren, dann werden wir es anwenden.«

Wir wollen nun sehen, was diese Unterschiede in der Praxis bedeuten.

Schulmedizin gegen Krankheit, alternative Medizin für Gesundheit

Gegen Krankheit oder für Gesundheit. Dies ist wahrscheinlich der entscheidende Unterschied, und er hat mannigfache Konsequenzen. Die moderne Schulmedizin ist damit befaßt, Krankheiten zu erkennen und zu bekämpfen und macht kurzen Prozeß mit der jeweiligen gesundheitlichen Gesamtbefindlichkeit eines Patienten. Die vorherrschende Einstellung scheint diese zu sein: »Wenn nichts gebrochen ist, braucht man nichts zu richten.« Die wirkliche Problematik der orthodoxen Haltung beruht jedoch auf der Tatsache, daß die meisten Medikamente nicht nur die Krankheit, sondern auch die Gesundheit bekämpfen. Nehmen Sie nur die Chemotherapie. Oder denken Sie bloß an die Nebenwirkungen mancher Medikamente zur Behandlung von rheumatischen Leiden oder Herzrhythmusstörungen. Dann werden Ihnen die offensichtlichen Gefahren bewußt, die mit der schulmedizinischen Einstellung gegen Krankheiten verbunden sind.

Der Alternativmediziner versteht sich darauf, Gesundheit zu erkennen *(Gesundheit bedeutet Gleichgewicht des Organismus, Krankheit das Fehlen des Gleichgewichtes)* und befaßt sich damit, diese wiederherzustellen. Er bekämpft die Krankheit nicht, indem er direkt gegen sie angeht, sondern indem er sie durch einen gebesserten Gesundheitszustand ersetzt. Dies bedeutet, das Immunsystem zu stärken, Streß abzubauen, körperliche Aktivität und Ernährung zu optimieren, den Patienten auf dem Wege zu spiritueller Harmonie zu leiten, die Verdauungsfunktion zu verbessern, giftige Umweltfaktoren auszuschalten und dergleichen mehr. Tatsächlich beschreibe ich in diesem Buch vor allem, wie meine Patienten ein gesundheitsförderndes System genutzt haben, um ihre Krankheiten zu besiegen. Ich glaube, die vorgestellten Fallgeschichten werden die schlimmsten Skeptiker überzeugen, daß man gleichzeitig eine Krankheit heilen und die Gesundheit fördern kann.

Therapeutikum oder Stärkungsmittel?

Oft werden die besten Behandlungsmethoden der empirischen Medizin spöttisch mit der Feststellung abgewertet: »Ist ja nur ein unspezifisches Stärkungsmittel.« Diese Behauptung impliziert, daß Substanzen, welche die Gesundheit allgemein günstig beeinflussen, aber nicht gezielt eine bestimmte Krankheit behandeln, nichts taugen.

Der empirisch orientierte Arzt schätzt jedoch Behandlungsweisen, die bei jedem Menschen eine günstige Wirkung ausüben. Er würde sie auch gerne bei Menschen anwenden, die nicht wirklich krank sind, sich aber gern wohler fühlen oder ihren bereits »passablen« Gesundheitszustand verbessern würden. Bei meinen Fallgeschichten werden Sie erkennen, daß viele gesundheitliche Probleme unserer Patienten gelöst werden konnten, indem wir sie kombiniert mit Nährstoffen und anderen Substanzen behandelten, die zwar keine unmittelbare Wirkung auf Krankheiten haben, aber irgendwie das Gleichgewicht wiederherzustellen vermögen oder die Gesundheit fördern, weil sie sich praktisch für jeden Menschen eignen. Die Schulmedizin verhält sich hier völlig anders.

Blockieren oder fördern?

Der Unterschied zwischen den beiden Lagern, die gegen Krankheit oder für Gesundheit eintreten, bezieht sich auch auf die Substanzen, die therapeutisch eingesetzt werden. *Sollen wir mit Wirkstoffen behandeln, die verhindern, daß unerwünschte Reaktionen auftreten, oder mit Wirkstoffen, die ermöglichen, daß eine erwünschte Reaktion auftritt?* Im ersten Fall verwenden wir hemmende Mittel, im letzten fördernde Mittel.

Die meisten pharmakologisch wirksamen Mittel wirken über eine Blokkierung. Von dieser Regel gibt es überraschend wenige Ausnahmen. Sie wirken selektiv toxisch. Ein gutes Pharmakon stört die normalen biochemischen Prozesse innerhalb eines bestimmten Enzymsystems und verhindert auf diese Weise, daß eine bestimmte biochemische Reaktion stattfindet. Dies hat zur Folge, daß das krankheitsbedingte Ungleichgewicht durch ein medikamentös bedingtes Ungleichgewicht ersetzt wird. Mit anderen Worten, *Medikamente wirken, indem sie ein Ungleichgewicht durch ein anderes ersetzen.* Somit muß man davon ausgehen, daß Medikamente nur nützen, wenn eine Krankheit vorhanden ist. Vielleicht erklärt dies teilweise, warum sich ein von Pharmazeutika verführter Berufsstand inzwischen fast nur noch in der Krankheitsbekämpfung engagiert?

Der andere therapeutische Ansatz, bei dem man dem Körper das gibt, was ihn in den Stand versetzt, seine Selbstheilungskräfte zu aktivieren, bedeutet im wesentlichen, ihm Nährstoffe zuzuführen. Nährstoffe kann man recht treffend als Katalysatoren oder »jene Substanzen, die den Ablauf aller biochemischen Prozesse im Organismus ermöglichen«, definieren. Es erübrigt sich eigentlich festzustellen, daß diese katalytisch aktiven Substanzen ebenso auch in Abwesenheit von Krankheit wirken und daß sie, wenn man sie optimal kombiniert verabreicht (was immer das im Einzelfall bedeutet), zu optimaler Gesundheit führen können.

Obgleich das Prinzip der katalytisch wirksamen Stoffe im großen und ganzen ein alternativer Ansatz ist, wird dieser durchaus von wissenschaftlichen Rationalisten anerkannt. Tatsächlich war es der zweifache Nobelpreisträger (1954 für Chemie, 1962 Friedensnobelpreis) LINUS PAULING, der als erster das Prinzip der *orthomolekularen Medizin* aufgestellt hat; das ist eine Behandlungsmethode, bei der die Konzentrationen normalerweise im Körper vorhandener Substanzen reguliert wird. Dieses Credo der katalytisch wirkenden Therapeutika, eine der Grundregeln der Nährstoffpharmakologie, wird von der Schulmedizin abgelehnt, obwohl es mehr auf Rationalität denn auf Empirie beruht.

Heroische Mittel oder therapeutische Abstinenz?

Der Ruhm der Schulmedizin gründet sich unter anderem darauf, daß sie katastrophale Krankheiten mit drastischen Mitteln zu bekämpfen vermag. Jeder bewundert wohl im Fernsehfilm den Bilderbuchchirurgen, der als virtuoser Neurochirurg einen lebensbedrohlichen Gehirntumor entfernt, oder den Gefäßspezialisten, der durch intravenöse Gabe potentiell gefährlicher Medikamente ein lebensbedrohliches Kammerflimmern in den Griff bekommt. Wir wissen auch, daß in den wirklichen Krankenhäusern die Ärzte tagtäglich auf diese oder andere Weise Leben retten. Die Frage ist jedoch, wann heroische Therapie angebracht und wann sie unangebracht ist. Heroische oder Interventionsmedizin ist im Fall einer Krise indiziert. Es gibt medizinische Situationen, in denen nur einschneidende Maßnahmen therapeutische Hilfe bringen. Wie aber sollten heroische Maßnahmen bei chronisch degenerativen Erkrankungen, deren Entwicklung über Jahre geht, indiziert sein?

Ein ähnlich strittiger Punkt ist die häufige Anwendung der Bypass-Chirurgie an symptomfreien Patienten, bei denen mit Hilfe der modernen medizinischen Technologien Blockierungen der Herzkranzgefäße infolge einer sogenannten Arteriosklerose diagnostiziert werden konnten. Die Gefäßablagerungen hatten sich im Laufe vieler Jahre gebildet und gingen *nach* dem chirurgischen Eingriff unvermindert weiter. Mehr als zehn Jahre nach einer ersten Blüte der Bypassoperationen am Herzen wurde klar, daß es den Patienten, die sich dieser heroischen Behandlung unterzogen, nicht besser ging als denen einer vergleichbaren nichtoperierten Kontrollgruppe. Wichtiger jedoch ist, daß die alternativ orientierte Medizin schon immer über eine Reihe wirksamer kausaler Behandlungen für die Arteriosklerose verfügte, die nach allen empirischen Kriterien besser wirken als jede schulmedizinisch anerkannte Therapie. Wir werden uns damit noch ausführlich beschäftigen.

Krisenintervention oder Regulierung von Fehlanpassungen?

Bis jetzt haben Sie vielleicht vermutet, daß ich von der Entwicklung alles andere als begeistert bin; doch glauben Sie mir, bei einem medizinischen Notfall möchte ich unbedingt in die optimal ausgestattete, hochspezialisierte Abteilung einer orthodoxen Klinik eingeliefert werden. Denn noch nie in der Geschichte hatte die Notfallmedizin ein so hohes Niveau, wie es heute für unsere besten Kliniken zutrifft. *Die Frage ist die: Müssen wir warten, bis ein Patient in einen kritischen Zustand gerät, um ihm nach Kräften zu helfen?* Es gibt viele Gründe, warum die Schulmedizin die Krisenintervention so gut beherrscht. Dieselben Gründe erklären auch, warum die Schulmedizin notfallmedizinische Methoden anwendet, wenn es nicht indiziert ist.

Die Ausbildung der Ärzte orientiert sich an der Klinik. Das bedeutet, daß die Studenten, Assistenzärzte und in Ausbildung befindlichen Fachärzte im großen und ganzen mit Patienten (oder vielmehr nicht mit individuellen Kranken, sondern mit Krankengeschichten, typischen Erkrankungsfällen) konfrontiert werden, deren Erkrankung ein so schweres Stadium erreicht hat, daß sie in ein Krankenhaus eingewiesen werden mußten. Das heißt, sie sehen einen Asthmatiker während eines Anfalls, einen Epileptiker unmittelbar nach dem Krampfereignis, den Arthritiskranken während eines Schubs oder den Herzkranken mit akutem Lungenödem (Herzinsuffizienz). Die angehenden Ärzte lernen, diese Erkrankungen in der empfindlichsten Phase zu behandeln. Und selbstverständlich stellen dann die chirurgische Intervention und die heroische Pharmakotherapie die geeignete Behandlung dar. Dank der erfolgreichen Notfallmaßnahmen, die von den Ärzten angewandt wurden, geht der Patient dann nach Hause, wo er den größten Teil seines Lebens krank zubringt. Die klinisch ausgebildeten Ärzte lernen nicht viel über diesen Aspekt eines Falles. *Es besteht eine Tendenz, die Notfallmedizin als Erhaltungstherapie anzuwenden.* Die Stärke der Schulmedizin ist ihre hervorragende Leistung bei der Krisenintervention. Wo sie aber versucht, diese Techniken auf die Behandlung chronischer Leiden zu übertragen, muß sie versagen.

Umkehr tut not

An dieser Stelle muß ich parteiisch werden. Die alternative Medizin ist hier besser geeignet, weil sie von einem vernünftigeren Verständnis chronischer

Krankheiten ausgeht, nämlich dem des klinischen Ökologen Dr. William Philpott. Chronische Krankheiten, auch solche, die in einen medizinischen Notfall münden, beginnen im kleinen als Fehlanpassungsreaktion. Ein Zuckerkranker im Zustand der diabetischen Azidose war früher einmal entweder ein Hypoglykämiker, der sich falsch ernährte, oder ein Mensch, der Antikörper gegen sein eigenes Insulin bildete. Der Patient mit rheumatoider Arthritis oder Asthma war außerstande, die Belastung seiner Nahrung durch Umweltgifte zu verkraften. In jedem Fall besteht die richtige Behandlung darin, die Erkrankung bereits im Vorstadium, also das Stadium der Maladaption zu erkennen und dann alle vermeidbaren schädlichen Faktoren auszuschalten, gegen allergene Substanzen zu desensibilisieren oder/und die benötigten Nährstoffe zuzuführen, um die gesunde Immunreaktion zu stärken.

Eine solchermaßen im allerfrühesten Vorstadium behandelte Krankheit wird nur selten einen Entwicklungsgrad erreichen, der eine Krisenintervention erfordert.

Therapie oder Prophylaxe?

Beide Lager stimmen überein, daß es besser ist, eine Krankheit zu verhindern, als eine Therapie für eine schließlich ausgebrochene Krankheit zu suchen. Tatsächlich führt der Lehrplan der Schulmedizin guten Glaubens das Fach Präventivmedizin auf. Dabei handelt es sich aber um Prävention in großem Maßstab bei Populationen und nicht bei Individuen. In diesen Rahmen gehören die Fächer Epidemiologie, Hygiene, Übertragung von Infektionskrankheiten und dergleichen. Die amerikanischen alternativen Ärzte gehen einen Schritt weiter und bezeichnen ihr Spezialgebiet einer Medizin auf der Basis von Nährstoffen als Präventivmedizin.

Hier wäre ausführlich zu diskutieren, wer eine bessere Prävention betreibt und wer besser gerüstet ist, um die präventiven Aspekte unserer Gesundheit zu handhaben.

Aus allen oben genannten Gründen – Betonung heroischer Maßnahmen, Ziel der Krankheitsbekämpfung, am medizinischen Notfall orientierte Ausbildung der Ärzte – bin ich zu der Auffassung gelangt, daß die Prävention im Rahmen der Schulmedizin leider sehr unzulänglich ist und innerhalb der gesamten Medizin eine viel zu kleine Rolle spielt. Die moderne

Schulmedizin ist pharmakotherapeutisch orientiert, und es gibt, wenn überhaupt, nur wenige Medikamente, die sich wirklich für eine Krankheitsverhütung eignen. Viele Präparate, die zur Prävention empfohlen wurden, haben nach gründlicher wissenschaftlicher Überprüfung unter diesem Aspekt versagt. Medikamente, die Komplikationen bei Zuckerkrankheit, Bluthochdruck oder Fettstoffwechselstörungen verhüten sollen, schaden nachweislich mehr, als sie nützen (natürlich haben sie den Herstellern Profite in Millionenhöhe gebracht, bevor sie aus dem Handel genommen werden).

Inzwischen aber versucht die moderne alternative Medizin nach Kräften, präventivmedizinisch zu arbeiten, und ihre Vertreter werden nicht selten vor die Standesvertretungen geladen, um zu erklären, *warum sie Patienten behandeln, ohne daß eine nachweisliche Krankheit vorliegt.* Dies dürfte Ihnen einiges über die Zielsetzung der Alternativen sagen, aber auch über die Haltung, die von den orthodoxen Ärzten in diesen Ausschüssen eingenommen wird.

Wenn Sie meine persönliche Einschätzung wissen möchten: Ich glaube, daß Krankheiten mit Störungen des organischen Gleichgewichts beginnen und daß der Arzt, sobald er dieses Ungleichgewicht erkennt, den Betroffenen schädlichen Einflüssen entzieht und ihm das zuführt, was ihm zu nützen scheint, viele Krankheiten verhüten kann und wird.

Mechanistische oder integrative Denkweise?

Bei meinem geschichtlichen Rückblick wies ich darauf hin, daß NEWTON und DESCARTES eine Ära einleiteten, in der die Medizin mit dem Fortschritt der Wissenschaft immer kleinere Teilbereiche des Körpers zu erforschen vermochte. Mit jeder Ebene, die erforscht wurde – erst die Organe, dann die Gewebe, die einzelnen Zellen, die biochemischen Einheiten –, gelangte man zu einem immer »wissenschaftlicheren« Verständnis des Organismus und der Medizin. So wurde die Medizin von einer mechanistischen Denkweise durchdrungen.

Heute folgt die Schulmedizin demselben mechanistischen Ansatz – das heißt, die Teile eines Ganzen werden analysiert. Je mehr Ärzte sich auf ein Fachgebiet spezialisieren, desto weniger bleiben, die sich ein Gesamtbild vom Patienten machen, so daß sie ihn als Ganzes zu betrachten vermögen.

Und selbst dann gehen sie niemals so weit wie die empirische Medizin; diese nämlich sucht im Sinne Hahnemanns die Faktoren zu ergründen, die den Patienten in seiner Individualität bestimmen.

Ich denke, die oben skizzierte Differenzierung ist die ehrliche Feststellung eines großen Unterschiedes zwischen beiden Arten von Medizin. Das bedeutet nicht, daß ich die eine oder die andere vorzöge. Ein guter Arzt muß sich der Funktionen beider Teile und des ganzen bewußt sein.

Freilich heißt das auch nicht, daß ich dafür plädiere, Kranke nur von Fachärzten behandeln zu lassen. Es ist viel zuviel medizinisches Wissen erforderlich, das wir Sterblichen (und im Gegensatz zur vorherrschenden Meinung mancher Ärzte denke ich, daß auch Ärzte zu den Sterblichen zählen) beherrschen müssen. Und ein Arzt, der komplementäre Medizin praktizieren will, muß meines Erachtens viermal soviel wissen. Doch *muß* der behandelnde Arzt fähig sein, den Kranken als Individuum zu sehen, und er muß sämtliche spezialisierten Befunde von ihm wie Bausteine zu einem klaren und aussagefähigen Bild zusammensetzen können. Ich habe niemals behauptet, daß dies leicht wäre!

Fälle oder kranke Menschen?

Die Hauptgefahr, wenn man Menschen als Individuen ignoriert, ist, daß man sie klassifiziert und als Zugehörige von Gruppen betrachtet. Wenn Frau Schmitt also an einer rheumatoiden Arthritis erkrankt, erhebt sich die Frage, ob wir sie als Frau Schmitt oder als einen Fall von rheumatoider Arthritis behandeln. Die jeweilige Entscheidung hat weitreichende Folgen für die Therapie.

Innerhalb der Schulmedizin müssen alle Patienten, die einer bestimmten Krankheitsgruppe zugeordnet werden, nach dem gleichen Schema behandelt werden oder eine Standardbehandlung erhalten, es sei denn, eine eindeutige komplizierende Gegenanzeige steht dem entgegen. Wenn beispielsweise die Studie eines fiktiven Medikaments »Antiarthreum« ergeben hätte, daß es bei 57 Prozent der damit behandelten Patienten besser wirksam ist als ein Plazebo (eine unwirksame Substanz, die bei der Arzneiprüfung zum Vergleich dient) und daß bei 15 Prozent eine deutliche Besserung der Beschwerden eintrat als nach drei anderen Antirheumatika, gegen die vergleichend geprüft wurde, dann würde der Arzt Frau Schmitt und allen anderen Patienten mit rheumatoider Arthritis »Antiarthreum« verschreiben.

Der alternative Ansatz bestünde darin, anhand von Tests herauszufinden, ob bei Frau Schmitt eine Intoleranz gegen bestimmte Nahrungsmittel, wie zum Beispiel Nachtschattengewächse oder Weizengluten oder was auch immer vorliegt, und einen etwaigen Mangel an Kupfer, Mangan oder anderen Mineralstoffen festzustellen sowie ferner nachzuweisen, ob sie auf Vitamin C oder bestimmte Vitamine der B-Gruppe anspricht. Der Alternativ- oder Komplementärmediziner will viel mehr über Frau Schmitt als über ihre rheumtoide Arthritis wissen.

Wie wir kurz erläutern werden, kann es durchaus nützlich sein, den einzelnen einer diagnostischen Kategorie zuzuordnen, um eine Therapie oder einen medizinischen Ansatz zu beurteilen. Als Methode zur Behandlung von Patienten jedoch kann es dazu führen, daß man ein starres Schema verfolgt und darüber den Patienten als Persönlichkeit vergißt. Eine Erfolgsquote von 57 Prozent, oder wie hoch sie bei einem entpersonalisierten Therapieschema sein mag, ist für die 43 Prozent, die nicht von der Behandlung profitieren, sehr unbefriedigend. Ein auf den einzelnen Patienten abgestimmter empirischer Behandlungsplan wird bei annähernd 100 Prozent der Patienten wirksam sein, obwohl keine zwei von ihnen auf genau gleiche Weise behandelt werden.

Die Aufgabe des Arztes

Über ihre Aufgaben und Pflichten sind sich, glaube ich, wohl alle Ärzte einig. Der angesehene Professor DAVID SEEGAL hämmerte uns während der Facharztausbildung an der Universität von Columbia ein: *»Ein Arzt muß überzeugen können!«* Es ist kein Zufall, daß Seegal eine besondere akademische Position innehatte. Er leitete eine Klinik für chronische Krankheiten (an denen wir alle leiden und auch künftig leiden werden). Er erkannte zwei wichtige Punkte: Erstens, daß Patienten, die an einer chronischen Krankheit leiden, vom therapeutischen Vorgehen des Arztes überzeugt werden müssen. Sie müssen überzeugt werden, daß ihre unvernünftigen Lebensgewohnheiten zu einem großen Teil zur Chronizität ihrer Krankheit beitragen. Zweitens, daß der Arzt ein guter Lehrer sein muß.

Jeder von uns kennt Ärzte der anderen Sorte. Sie sagen: »Ich bin der Doktor, du bist nur ein Patient. Ich weiß, was gut für dich ist.« Die Anweisungen eines solchen autoritären Arztes mögen genau befolgt werden;

doch er verführt den Patienten zu Passivität und blindem Glauben. Das andere Extrem ist der Arzt, der seine Beziehung zum Patienten als eine zwischen Lehrer und Schüler betrachtet, den Patienten in seine Entscheidungen miteinbezieht und ihn ermutigt, selbst planmäßig etwas für seine Gesundheit zu tun. Diese Art der Patientenmitbestimmung bewirkt, daß der Patient über seinen Gesundheitszustand insgesamt nachdenkt und für sein körperliches Wohlergehen sorgt.

Lassen Sie mich Ihnen ein Beispiel aus meinem persönlichen Umfeld geben. Ich habe einen Steuerberater, der nicht mein Patient ist. Er vertraut seinem orthodoxen Arzt. Abgesehen davon, daß er zu jeder Mahlzeit ein riesiges Glas Cola trinkt, ernährt er sich vernünftig. Wenn ich ihn beschwöre, den Zucker wegzulassen, und ihm Studien vorhalte, die belegen, daß übermäßiger Zuckerkonsum zu Herzleiden, Bluthochdruck, Diabetes, psychiatrischen Krankheiten und vielen anderen Problemen führen kann, antwortet er: »Mein Hausarzt hat mich gründlich durchuntersucht und nichts Krankhaftes gefunden. Warum sollte ich mich umstellen, wenn ich mich doch wohlfühle?«

Ein Patient, der gelernt hat, an seiner gesundheitlichen Betreuung mitzuwirken, würde das wahrscheinlich nicht sagen. Er hätte begriffen, daß er, während er sich für gesund hält, vielleicht einigen ziemlich gefährlichen Verhaltensweisen frönt. Ich dränge meine Patienten, nach einer möglichst vollkommenen Lebensweise zu streben, mögen ihre Laborbefunde bei der Routineuntersuchung auch noch so gut sein.

Beruht der Starrsinn der Mediziner auf religiösem Eifer?

Doch gehen wir zu unserem autoritären Arzt zurück oder zu der ganzen autoritären Einstellung, die in der etablierten modernen Medizin anzutreffen ist. Die Schulmedizin hat sich hinter einer weitgehend erstarrten Struktur verschanzt. Um das Lehrkrankenhaus gruppieren sich bei dieser Struktur Rituale, Pomp und Zeremonien, eine Hierarchie, ein Glaubenssystem und ein tiefer Glaube an dieses Glaubenssystem. All dies hat große Ähnlichkeit mit einer Religion.

Ich erinnere mich noch sehr genau an die samstäglichen Ärztekonferenzen im *Columbia Presbyterian Hospital,* an denen ich während meiner Facharztausbildung teilnahm. Der Professor stellte die Oberärzte vor, die wiederum Fälle vorstellten oder über eigene Forschungsergebnisse berichteten. Sie waren alle sehr gewandt, aber immer erst, nachdem sie in einem Ritual der Selbstentäußerung eindeutig ihre Demut gegenüber dem höheren Gott, der medizinischen Wissenschaft, bezeugt hatten. Ich war so hingerissen, zu dieser geheiligten Lehrinstitution zu gehören, daß eine Stimme in mir feierlich tönte: »Ich brauche keine Religion; die Medizin ist mir Religion genug«.

Ich weiß nicht, wievielen Ärzten die Medizin zur Religion wird, aber vermutlich trifft dies auf sehr viele zu. Die Medizin übt eine solche Faszination aus.

Als Religion fördert sie jedoch eine blinde emotionale Bindung an ihre Dogmen und folglich auch einen blinden Haß auf alles, was sie als Häresie erachtet. Wie in einer strengen Kirche gilt alles als häretisch, was nicht orthodox ist.

Wie jede andere Religion glaubt die Schulmedizin, jene bekehren zu müssen, die ihr fernstehen. In diesem Bestreben ist sie erfolgreich gewesen, denn sie hat die breite Öffentlichkeit weitgehend zu ihrem Glauben bekehrt.

Doch glauben Sie nicht, die alternativen Ärzte hätten kein Sendungsbewußtsein; denn sie haben es und vielleicht in höherem Maß als die Schulmediziner. Allerdings hat sich der Ort des Glaubens bei ihnen von der Klinik ans Krankenlager verschoben. Die alternativen Ärzte, die ich kenne, sagen, daß sie sich Gott nahe fühlen, während sie ihre Arbeit tun. Was mich betrifft, hat sich mein religiöses Bewußtsein vielfältig und differenziert entwickelt, seit ich zur nichtorthodoxen Medizin »konvertiert« bin. Seither denke ich nicht mehr: »Die Medizin ist mein Gott«, sondern: »Gott ist meine Medizin«.

Der Götze Medizin

Auch wenn die Medizin kein Religionsersatz ist, bedeutet sie ihren orthodoxen Mitgliedern ein Objekt der Verehrung. Bei meinen täglichen Auseinandersetzungen mit Kollegen und Prüfkommissionen von Versicherungen, wenn ich meine Praxis schützen muß und meine Erkenntnisse zu publizieren versuche, finde ich diese Eigenart am frustrierendsten.

Die meisten Ärzte sind dermaßen in der Verehrung der Medizin befangen, daß ihnen mit Vernunft nicht beizukommen ist. Für sie beginnt und endet der gesamte Rahmen des Wissens über Gesundheit mit dem, was in medizinischen Zeitschriften und Monographien publiziert wird. Es ist unvorstellbar, wie oft ich während meines Berufslebens die Antwort hörte: »Wenn es was taugen würde, glauben Sie nicht, daß wir alle es anwenden würden?« Bestimmt mehr als tausendmal.

Wenn Sie jemals mit einem religiösen Fanatiker anderen Glaubens über Theologie diskutiert und beobachtet haben, wie er seine vorgefaßten Dogmen verteidigt, dann ist Ihnen eine ähnliche Erfahrung vertraut.

Selbstvergötterung führt zu Arroganz

Es gibt einen Unterschied. In der Theologie der Medizin ist der fanatische Arzt nicht bloß ein demütiger Glaubender, sondern er ist selbst eine Art Halbgott. Dies halte ich für die Ursache eines Charakterzuges, der vielen an Ärzten aufgefallen sein muß – Arroganz. Arroganz entsteht, wenn jemandem der Glauben eingegeben wird, daß er zu den Auserwählten gehört, ohne daß er damit umzugehen versteht.

Kennen Sie den Witz von dem Doktor im Himmel? Ein lässiger Himmelsbewohner in grünem Operationskittel und Mundschutz drängt sich in der himmlischen Cafeteria vor und fordert bevorzugte Bedienung. »Wer ist denn der?« fragt ein Neuankömmling. »Oh, das ist Gott. Er will immer den Doktor spielen.«

Offenbar haben auch andere bemerkt, welche Rolle Ärzte heute gerne spielen. Bestimmt ist Ihnen die Redewendung geläufig: »Der Doktor gibt ihm höchstens noch ein halbes Jahr.« Nun, der Doktor hat darüber keine Macht. Er äußert nur seine persönliche Einschätzung aufgrund dessen, was ihm an Fakten bekannt ist und was ihm an Wissen über andere Behandlungsmöglichkeiten fehlt. Jedenfalls ist die Hingabe des Schulmediziners an die Wissenschaft in Verbindung mit seiner Ignoranz hinsichtlich möglicher Alternativen eine überaus wirksame Kombination, die ihn nicht selten veranlaßt, den Patienten zu erklären: »Leider können wir medizinisch nichts mehr für Sie tun. Sie sollten Ihre Dinge in Ordnung bringen.« Ein empirisch orientierter Therapeut würde das kaum jemals sagen, denn er weiß wie ich, daß die Demoralisierung einer solchen Prognose meist wie eine sich selbst erfüllende Prophezeiung wirkt. *Diese Kritik äußere ich als*

Mediziner, der nicht glaubt, daß es unheilbare Krankheiten, wohl aber unheilbare Menschen gibt.

Dagegen muß ich feststellen, daß ich nur wenigen arroganten alternativen Ärzten begegnet bin. Die meisten glauben, daß sie auserwählt sind, allerdings als Diener und nicht als Juniorpartner Gottes. Diesen Unterschied kann ich nur auf die Tatsache zurückführen, daß die Alternativen von der Mutterkirche erbarmungslos hinausgeworfen wurden und ihren Glauben im demütigenden Dasein als Außenseiter bewahren mußten.

Gewinnen durch Einschüchterung

Wie kann eine strenge zentralistische Kirche ihre Schäfchen traditionell bei der Stange halten? Wie bekommt sie Abweichler in den Griff? Durch Einschüchterung. Indem sie ihnen mit dem Schreckgespenst von Hölle und Verdammnis droht. Genauso funktioniert die mächtige Schulmedizin.

Wenn Institutionen ihren Weg für den allein seligmachenden halten und mit Zweiflern konfrontiert werden, ist die übliche Methode, sie einzuschüchtern, um sie gefügig zu machen. Ich hatte unzählige Patienten, die sich lammfromm fragwürdigen Operationen, belastenden diagnostischen Eingriffen oder Chemotherapien unterzogen bei Erkrankungen, bei denen viel sicherere Alternativen verfügbar gewesen wären, über die sie aber niemand aufgeklärt hatte. Wenn ich mich erkundigte, warum sie ihre Gesundheit einem derartigen Risiko ausgesetzt hatten, antworteten sie eigentlich immer ziemlich gleich: »Man machte mir klar, daß mir nichts anderes übrig bliebe, daß ich keine Zeit verlieren dürfe.« Alle waren durch die von der Klinik bestimmte Hierarchie eingeschüchtert worden.

Wer bewirkt eigentlich die Heilung?

All dies sind Konsequenzen aus dem Gebot der geltenden Schulmedizin, das lautet: »Überlasse dich dem Arzt. Er wird dich behandeln. Du mußt tun, was er dir sagt.«

Vergleichen Sie dies mit dem Leitsatz der alternativen Ärzte: »Tun Sie was für Ihre Gesundheit. Der Körper heilt sich selbst. Der Arzt lehrt Sie, wie.« Wenn ich oder meine gleichgesinnten Kollegen uns einmischen, tun wir dies als Lehrer oder als strenge Aufseher, aber immer aus dem Verständnis heraus, daß wir nicht anstelle des Patienten handeln; wir können ihm nur zeigen, was er selbst für sich tun kann. Wenn wir ihn jemals einschüchtern, dann nur, um ihn zu motivieren, daß er sein Schicksal selbst in die Hand nehmen muß und nicht passiv eine ihm zugedachte Behandlung über sich ergehen lassen darf.

Auch das jeweilige diagnostische Vorgehen der beiden medizinischen Richtungen spiegelt diesen Unterschied. Ich erwähne hierzu ein Beispiel, das ich kürzlich erlebte. Ein Patient konsultierte mich, nachdem er sich ein paar Tage zuvor von einem Kardiologen hatte untersuchen lassen. Er klagte über Schmerzen im Brustkorb, wie sie für eine Insuffizienz der Herzkranzgefäße typisch sind. Der Kardiologe ordnete als erstes ein Angiogramm an. Offenbar war er darauf bedacht, seinem Kollegen in der Herzchirurgie einen Patienten zuzuschanzen. Ich ließ stattdessen erst einen Glukosetoleranztest machen sowie die Blutfette untersuchen und nach Lebensmittelunverträglichkeiten fahnden. Ich versuchte herauszufinden, ob der Patient sich selbst helfen könnte, wenn er nach einer geeigneten Diät lebte.

Äußere oder innere Krankheitsursachen?

Noch eine weitere Unterscheidung ist zu treffen, wenn sie auch nicht exakt der Grenzlinie zwischen Rationalismus und Empirie folgt.

Wo sehen die jeweiligen Richtungen der Medizin den Ursprung der meisten Krankheiten? Finden sie die Ursachen innerhalb oder außerhalb des menschlichen Organismus?

Erst neuerdings beginnt die Schulmedizin sich aus der Ära der Infektionskrankheiten zu lösen. Dabei steckt sie aber noch ziemlich in der Ära der Antibiotika. Immer noch sieht sie ihre Aufgabe darin, den Patienten gegen Krankheitsursachen außerhalb des Körpers zu schützen. In dieser Rolle kann der Arzt Dinge für den Patienten tun, zu denen dieser selbst nicht in der Lage ist. So kann der Doktor seinen Status der Überlegenheit gegenüber dem Patienten wahren.

Da die meisten Infektionskrankheiten von der Bildfläche verschwunden sind und chronische degenerative Erkrankungen eine zentrale Stellung einnehmen, wird zunehmend erkannt, daß die Mehrzahl der Krankheiten auf einem inneren Ungleichgewicht beruht.

Der Unterschied ist, daß der Schulmedizin darüber gerade erst ein Licht aufgeht, während die alternative (oder komplementäre oder eumetabolische) Medizin sich dessen schon immer bewußt war. Die Alternativen oder Empiriker unter den Ärzten haben stets in der Einsicht gehandelt, daß der Körper sich selbst heilt, indem er sein inneres Gleichgewicht wiederherstellt.

Ein Beispiel aus der Kinderheilkunde

Lassen Sie mich aufzeigen, wie dieser Unterschied im praktischen Leben funktioniert. Falls Sie viele Kinder kennen, ist höchst wahrscheinlich eines darunter, das von chronischen Ohrinfektionen geplagt wird. Derartige rezidivierende Otitiden (immer wiederkehrende Entzündungen des Ohres) bei Kindern kommen häufig vor und sind sehr schmerzhaft. Wenn ein orthodoxer Kinderarzt die Familie betreut, wird das erkrankte Kind sehr wahrscheinlich mit einem Antibiotikum behandelt werden. Dieses wird scheinbar wirken, aber die Infektion wird immer wieder auftreten, bis sich ein chronisches Leiden entwickelt hat, das die Gesundheit des Kindes insgesamt untergräbt (meist eine systemische Hefepilzinfektion infolge der Antibiotikabehandlung).

Der moderne Komplementärmediziner dagegen wird zunächst eine innere Umstimmung einleiten. Er wird Vitamin C, Bioflavonoide, Zink, Pantothensäure und Beta-Karotin verordnen, eine zuckerfreie Ernährung empfehlen sowie auf Lebensmittelunverträglichkeiten untersuchen und nach der Allergie fahnden, die wahrscheinlich ursächlich an der Otitis mitbeteiligt ist.

Angesichts des Vorherrschens chronischer Krankheiten, die durch unsere Interaktion mit der Umwelt – und meines Erachtens ganz besonders durch zuviel industriell erzeugte Nahrungsmittel – verursacht werden, sind *jene Ärzte am besten für die Behandlung von Patienten gerüstet, die einen Kranken am gründlichsten überzeugen können, daß er seine Ernährung und seine Lebensweise umstellen muß.* Der Arzt, der seinem Patienten die persönliche Verantwortung erläßt, wird stets geringeren Erfolg haben.

Medizinisches Establishment unterdrückt Alternative

Zwischen den beiden Polen des medizinischen Spektrums besteht heute ein riesiger Unterschied, den es früher nicht gegeben hat und der bei unserer vergleichenden Analyse zutage tritt. Nachdem die Schulmedizin das vergangene Jahrhundert beherrscht und sich mit allen gebotenen ökonomischen Hilfen arrangiert hat, ist sie vollständig mit jenem umfassenden Netzwerk der Macht verfilzt, das wir als Establishment bezeichnen. Ich brauche wohl nicht darauf hinzuweisen, daß es praktisch keine Verbindung zwischen diesem Establishment und der Mehrzahl der alternativen Ärzte gibt.

Das Riesengebäude, das unter dem Begriff Gesundheitswesen firmiert, beruht auf dem medizinischen System des Establishments. Und dieses Establishment ist äußerst weitreichend. Es umfaßt Behörden und gesetzgebende Organe; den privaten Sektor mit seiner enormen Kapitalkraft einschließlich der Pharmaindustrie, der direkten Gesundheitsfürsorge und der Lebensmittelindustrie; dazu kommen die wohltätigen Stiftungen, die Medien, die Versicherungsträger, das Krankenhaussystem, die Zulassungsbehörden, sogar die Programme zur gesundheitlichen Aufklärung – sie alle sind in das System integriert, um die Etablierten zu schützen und die Außenseiter außen vor zu halten.

Welche Konsequenzen hat das Establishment für den Patienten?

Es hat unzählige Vorteile für den Patienten, wenn er mit dem eingewurzelten Establishment konform geht. Seit Jahren werden Gesundheitsprogramme und Forschungsvorhaben von Staat und Industrie und privaten Stiftungen gefördert. Die gesetzlichen und privaten Krankenversicherungen zahlen Ihre Arzt- und Behandlungskosten (natürlich von Ihrem Geld).

Mit Hilfe des Establishments sorgt Big Brother für Sie, wenn Sie krank werden. Es wird in einer Weise, die Ihnen bereits recht vertraut ist, alles für Sie getan. Sie wissen, wo die nächste Arztpraxis ist und welcher Arzt Hausbesuche macht, wie Sie den ärztlichen Notdienst rufen, wo die nächsten und besten Krankenhäuser sind. Sie kennen eine Apotheke in der Nähe, wo Sie Rezepte einlösen und auch rezeptfreie Medikamente kaufen können. Die meisten Menschen sind mit diesem System einigermaßen zufrieden. Sie gehen damit den Weg des geringsten Widerstandes. Sie können in diesem System leben und sterben und werden nichts bewegt haben.

Doch nehmen wir einmal an, irgendwas in diesem Buch macht Sie nachdenklich und reizt Sie soweit, daß Sie finden: »Das ist das Richtige für mich. Ich werde mich in Zukunft komplementärmedizinisch behandeln lassen.«

In diesem Augenblick begeben Sie sich jenseits aller gewohnten Hilfen. Bei Ihrem bisherigen Arzt kommen Sie auf die schwarze Liste, und Sie werden sich fragen, was passieren wird, falls das Unglück es will, daß Sie ärztliche Hilfe brauchen. Sie werden Angst vor dem Krankenhaus haben, weil man dort ganz sicher Ihre neue Ernährungsweise und die Nährstofftherapie, auf die Sie angewiesen sind, absetzen wird. Sie werden fast immer Ärger mit Ihrer Krankenversicherung bekommen, die nur »anerkannte« Therapien erstattet. Ihre Freunde und manche Angehörige werden Ihnen Ihre Flausen ausreden und Sie wieder auf den rechten Weg zurückbringen wollen, den alle normalen Leute gehen. Wahrscheinlich werden Sie sogar hören oder lesen, daß Ihr neuer alternativer Doktor ein Scharlatan ist. Und die größte Unverschämtheit ist, daß dieser neue Arzt von Ihnen verlangen wird, selbst etwas für Ihr Wohlbefinden zu tun, anstatt dies für Sie zu übernehmen.

Es läuft dann schließlich darauf hinaus, daß Sie alles direkt aus der eigenen Tasche bezahlen müssen.

Und wozu soll das alles gut sein?

Gut ist es, weil es genau den Unterschied zwischen Krankbleiben und Gesundwerden ausmachen kann. Um mehr darüber zu erfahren, brauchen Sie nur weiterzulesen.

Das Beziehungsgeflecht im Establishment vermittelt einige Einsicht in größere Unterschiede zwischen Schulmedizin und ihren »Konkurrenten«. Die Tatsache, daß nicht allein von den Versicherungsbeiträgen, sondern auch aus anderen Quellen viel Geld ins Gesundheitswesen fließt, wirkt sich auf die Schulmedizin aus, nicht aber auf die alternative Medizin, die dieser Verantwortung enthoben ist.

Viele Einrichtungen im Gesundheitswesen sind auf Spenden angewiesen.

Spenden locker zu machen, ist nicht leicht. Es bedarf besonderen psychologischen Geschicks, den Gemeinsinn der Menschen zu wecken. Fast alle Einzelpersonen, die medizinische Projekte finanziell unterstützen, gehören in Wirklichkeit irgendwelchen Körperschaften an.

Ab und an habe ich erlebt, daß diese reichen Wohltäter alternative Ärzte konsultieren, daß ihnen echt geholfen wird und sie schwören, dem betreffenden Arzt ihr Leben zu verdanken. Sobald es aber darum geht, ihr philanthropisches Scherflein beizutragen, spenden sie für das Krankenhaus in ihrer Gemeinde oder für die Stiftung, die nach ihrer oder einer anderen Krankheit benannt ist. Warum tun sie das?

Ich glaube, dieses Verhalten zeigt den Würgegriff, mit dem die Zugehörigkeit zum Establishment die Psyche der Menschen gefangen hält. Der Patient als Wohltäter möchte innerhalb seiner gesellschaftlichen Gruppe anerkannt werden und will, daß man weiß, daß er »das Richtige« tut.

Das Ende vom Lied ist, daß der Arzt mehr Spenden bekommen wird, wenn er mit den Wölfen heult und sich gegen die empirische Opposition stellt.

Förderung der Forschung aus Eigennutz

Die Frage der Unterstützung von Forschungsvorhaben läßt sich klarer beantworten. Hier tritt die Pharmaindustrie oft als »Wohltäter« auf und finanziert speziell die Erforschung gerade der Arzneimittel, mit denen sie das große Geschäft zu machen beabsichtigt. Wenn die Regierung Forschungsprogramme subventioniert, ist der Mechanismus weniger direkt. Die staatliche Förderung von Forschung wird von Wissenschaftlern genehmigt, die sämtlich dafür bekannt sind, daß sie der von der Pharmaindustrie gesponserten Forschung positiv gegenüberstehen und ihre Nutznießer sind. Folglich kommen die von ihnen befürworteten staatlichen Subventionen von Forschungsprojekten weiterhin dem pillenfreudigen Medizinalwesen zugute.

All dies hat zur Folge, daß trotz einer beeindruckenden Liste von Publikationen über einschlägige klinische Studien keine Forschungsprogramme über Krebstherapie mit oxidationshemmend wirkenden Vitaminen, wie zum Beispiel Vitamin C, E und Beta-Karotin, ferner mit Selen und eventuell bestimmten Enzymen und anderen biologischen Therapeutika gefördert werden, während die Prüfung immer neuer Chemotherapeutika und Kombinationen derselben großzügig auch staatlich subventioniert wird.

Es bedeutet auch, daß Sie und Ihr Arzt, weil die zum Establishment gehörigen Medien gefügig sind und »mauern«, nicht einmal wissen, daß alternative Studien durchgeführt werden und über sie berichtet wird. Aussichtsreiche biologische Behandlungen müßten unbedingt klinisch geprüft werden, aber durch die Methode des passiven Widerstands, den wir als kalkulierte Ignoranz kennen, wird kein etablierter Mediziner zugeben, daß er Arbeiten kennt, die reproduziert werden könnten. Immerhin wurden auf Kongressen in der Schweiz und in der Bundesrepublik Deutschland hochqualifizierte Referate über erfolgreiche nichttoxische biologische Krebstherapie gehalten. Es ist viel plausibler anzunehmen, daß die Gegner der alternativen Medizin sehr wohl wissen, was los ist, und vorziehen, dies zu ignorieren. Wenn Sie unbedingt den Grund für diese Verleugnung erfahren wollen, hier ist er: Das ganze Konzept einer biologischen, nichttoxischen Krebsbehandlung würde den Anfang vom Ende der äußerst einträglichen Produktion von Chemotherapeutika bedeuten und somit einer Industrie, die tief in der etablierten Wirtschaft verwurzelt ist. Die Würdigung der Kongresse über biologische Therapieverfahren wäre ein heftiger Affront gegen das Establishment. Und wer bezahlt diesen Leuten ihre Gehälter?

Das Dilemma der Zwangsversicherten

Noch ein weiterer, ökonomisch bedingter Unterschied im Bereich des Gesundheitswesens wirkt sich aus. Wer privat versichert ist, zahlt gewöhnlich die entstehenden Arzt- und Behandlungskosten im voraus und läßt sie sich von der Versicherung zurückerstatten. Der Arzt kann sein Honorar innerhalb gewisser Grenzen frei bestimmen. Anders verhält es sich bei den Mitgliedern der gesetzlichen Krankenversicherungen. Für Untersuchung und Behandlung dieser Patienten erhält der Arzt feste Honorarsätze, und die Krankenkasse übernimmt von vornherein Arzneimittel- und andere Behandlungskosten. So kann es vorkommen, daß ein Arzt angesichts des Zwanges zur Kostendämpfung bei Mitgliedern gesetzlicher Krankenversicherungen diagnostische und therapeutische Zurückhaltung übt und bei privat Versicherten allzu großzügig und nicht unbedingt im Interesse seines

Patienten handelt. Mit der Erstattung von Kosten für unorthodoxe, von der Schulmedizin nicht anerkannte Untersuchungs- und Behandlungsverfahren, die von den gesetzlichen Krankenversicherungen ohnehin abgelehnt wird, tun sich aber auch die privaten Versicherungen schwer.

Ich habe versucht, Ihnen die beiden Richtungen, die wir bei unserer persönlichen Strategie der Gesundheitspflege einschlagen können, möglichst anschaulich zu machen. Vielleicht denken Sie nun, ich hätte das Thema erschöpfend behandelt. Dem ist nicht so. Bis zum Schluß habe ich nämlich den wichtigsten Unterschied und den am heftigsten verteidigten Streitpunkt aufgespart, nämlich den Nachweis der therapeutischen Wirksamkeit.

3. Kapitel

Der Nachweis der therapeutischen Wirksamkeit

Ungeachtet des historischen Werdegangs der Traditionen der dominierenden und der alternativen Medizin scheiden sich heute die beiden Richtungen am Wirksamkeitsnachweis.

Seit ALEXANDER VON HUMBOLDT um 1830 seine Kriterien für einen Beweis veröffentlichte, schrieb die rationalistische Medizin sie sich auf ihre Fahnen und machte sie zu ihrem Glaubensbekenntnis. »Unsere Medizin beruht auf Wissenschaft; mit diesen Prinzipien kann sie nun selbst zur Wissenschaft werden.«

Eine der ersten und gewiß bedeutendsten Anwendungen der Notwendigkeit des Wirksamkeitsnachweises stammt von ROBERT KOCH, der vier Kriterien formulierte, die vorhanden sein müßten, um *nachzuweisen,* daß ein bestimmtes Bakterium eine bestimmte Krankheit verursachte. Die sogenannten Kochschen Postulate lieferten die Richtlinien für das goldene Zeitalter der bakteriologischen Entdeckungen, das auch die hervorragenden Leistungen von Louis Pasteur und anderen umfaßt.

Und an den amerikanischen Küsten wirkte sich der Einfluß von Sir WILLIAM OSLER aus. Die dominierende amerikanische Medizin sollte von dieser Zeit an nur auf beweisbaren Entdeckungen aufbauen.

Der Nachweis ist strittig

Ich brauchte fünfundzwanzig Berufsjahre als Arzt, um zu entdecken, daß der Wirkungsnachweis nicht bloß irgendein Streitpunkt, sondern *überhaupt der* Streitpunkt ist. Lassen Sie mich erklären, warum. Nehmen wir an, jemand, der Ihnen sehr nahe steht, leidet an einer Krankheit, die angeblich mit keiner der modernen medizinisch-wissenschaftlichen Behandlungsmethoden geheilt werden kann. Und nehmen wir an, Sie erfahren von einer neuen Methode, die an irgendeinem entlegenen Ort der Erde sehr erfolgreich angewandt wird, um gerade diese Krankheit zu behandeln. Die Methode ist natürlich zu neu, als daß ihre Wirksamkeit schon bewiesen sein könnte. Der Patient gerät somit in ein Dilemma: Soll er sich dem Los fügen, das die medizinische Wissenschaft ihm vorausgesagt hat, oder kann er sich auf Unbewiesenes einlassen und vielleicht gerettet werden?

Sicher ist Ihnen klar, daß, wann immer ein Mensch in seinem Leben vor eine derartige Wahl gestellt ist, die Auswirkungen schwerwiegend sind. Es mag Sie jedoch überraschen zu erfahren, daß Zwickmühlen dieser Art, vielleicht in geringerem Maß, keineswegs selten sind.

Ich darf meine Erfahrung als Arzt hier ins Spiel bringen. Nachdem ich in meiner Privatpraxis und im *Atkins Center* an die 35.000 Patienten behandelt habe, kann ich feststellen, daß sie praktisch alle mindestens teilweise mit unbewiesenen Therapien oder Methoden behandelt worden sind. Was daraus folgt, ist natürlich meine persönliche Beurteilung, aber ich schätze, daß unter reiner lehrbuchmäßiger Behandlung bei gut 90 Prozent der Therapieerfolg nicht so gut gewesen wäre und daß viele dieser Patienten, die jetzt ein normales gesundes Leben führen, dann längst das Zeitliche gesegnet hätten.

Sehen wir uns also den Wirkungsnachweis genauer an und versuchen wir zu entscheiden, ob er unser Freund oder Feind ist.

Muß unsere Medizin bewiesen werden?

Ich habe mehr als ein Dutzend Unterschiede zwischen der Schulmedizin und den medizinischen Richtungen, die auf Erfahrungsheilkunde beruhen, zusammengestellt, aber verglichen mit dem Gewicht dieses Unterschieds sind sie alle bedeutungslos. Man könnte die beiden konkurrierenden Richtungen durchaus als bewiesene und noch zu beweisende Medizin bezeichnen.

Erst als die rationalistische Medizin begann, sich dem Wirkungsnachweis zu unterwerfen, trat sie in die moderne Zeit ein und die Vorherrschaft an. Davor war sie eine Tradition von Meinungen, ein Mischmasch nicht standardisierter Therapien, deren Wirksamkeit keineswegs sicher war; es handelte sich um unwissenschaftliche »Wissenschaft«. Sie wäre heute noch auf diesem Niveau, wenn nicht ihre weitsichtigen Protagonisten darauf bestanden hätten, peinlich genau ein rationales System zur Prüfung ihrer Lehren einzuführen. Die jahrhundertealte Tradition des Beweises ist die Kraft, die den Anstoß gab, daß sich die Medizin aus finsteren Anfängen zu dem heutigen beängstigenden System entwickelte.

Als die Erfahrungsheilkunde versuchte, sich an die gleichen Standards der Beweisbarkeit zu halten, stellte sie aus einer Vielzahl noch aufzuzeigender Gründe fest, daß sie keinen Wirkungsnachweis, der anerkannt würde, liefern können würde. Deswegen verlor sie an Boden und fiel weltweit fast dem Vergessen anheim.

Die Requisiten für den Wirksamkeitsnachweis

Die Kriterien für den Wirksamkeitsnachweis medizinischer Behandlungen waren zunächst nicht sonderlich belastend. Bislang war das medizinische Wissen aufgrund subjektiver Beobachtungen durch viele scharfsinnige Mediziner zusammengetragen worden. (Nicht am geringsten zu bewerten ist hier der beeindruckende Beitrag an klinischen Beobachtungen, den der hervorragende Empiriker Samuel Hahnemann geleistet hat.)

Es gab die Beweise über Reagenzglas- oder Agarplattenkulturen, die als In-vitro-Methoden bezeichnet werden; es gab Tierversuche und schließlich den Versuch am Menschen, das sind die sogenannten In-vivo-Methoden. Die klinischen Beobachtungen wurden noch in althergebrachter Weise dokumentiert, indem man Ergebnisse tabellarisch erfaßte und miteinander verglich.

Was wird womit verglichen?

Anfangs bezogen sich die Vergleichsstandards einfach auf das, was man nach damaligem Krankheitsverständnis erwartete. Als PAUL EHRLICH seine Arsenverbindungen gegen die erbarmlungslos fortschreitende Syphilis prüfte und bei einigen Kranken eine Besserung beobachten konnte, bedeutete das für seine Kollegen, daß er die Wirksamkeit seiner Wunderpillen »bewiesen« hatte. Die Leuchten der wissenschaftlichen Medizin erkannten jedoch bald ein Hintertürchen: Was war mit den Krankheiten, deren Prognose sich nicht voraussehen ließ? Was mit den rezidivierenden Krankheiten? Wenn es den Patienten nach einer bestimmten In-vivo-Behandlung besser geht, *beweist* das gar nichts. Es kann sich auch um eine Spontanheilung handeln.

Ihre Antwort im Interesse einer wissenschaftlichen Medizin war die Idee »kontrollierter« Studien. Ein Teil der Patienten, die sogenannte Kontrollgruppe, sollte nicht die zu prüfende Behandlung erhalten, so daß man sie beobachten und mit der behandelten Gruppe vergleichen konnte. Dann entdeckten die Prüfer, was die Empiriker schon lange wußten, daß nämlich allein die Tatsache, behandelt zu werden, heilend wirkte. Darauf forderten sie, daß auch die Kontrollgruppe behandelt werden müsse, allerdings mit Plazebos, unwirksamen Substanzen, deren einziger Zweck darin besteht, den Patienten zu täuschen, indem sie ihn glauben machen, daß er die wirksame Prüfsubstanz erhalten habe. Damit gab man sich vielleicht zehn Jahre zufrieden, bis die Wissenschaftler fanden, was die Empiriker auch wieder längst wußten: daß der Arzt, der von seiner Therapie überzeugt ist, bessere Behandlungserfolge erzielt als der skeptische Therapeut. Von da an galt die plazebokontrollierte Studie nicht mehr als seriöse Forschung, und man maß ihr als Wirksamkeitsnachweis keinen großen Wert mehr bei. Das neue Instrument für den Wirksamkeitsnachweis wurde die »Doppelblindstudie«. Dabei darf weder der *Patient* wissen, ob er echt behandelt wird, noch der behandelnde *Arzt,* was er jeweils verabreicht. Erst nach Abschluß der Studie wurde mit Hilfe eines bis dahin von unabhängiger Seite gehüteten und nun geknackten Codes offengelegt, wer was bekommen hatte. Auf dieses Sicherheitssystem könnte sogar der Geheimdienst stolz sein.

Medizinische Tradition und Doppelblindversuch

Da sich unsere bisherige Diskussion zu einem großen Teil um die Traditionen drehte, aus denen die moderne Medizin hervorgegangen ist, sollten wir die Fäden dieser Diskussion wieder aufgreifen und sehen, wie diese Traditionen die moderne medizinische Forschung beeinflußt haben.

Eine der edleren Traditionen der Medizin war es, Meinungen durch wissenschaftliches Denken zu ersetzen und auf wissenschaftlicher Methodik zu bestehen. Eine weniger edle Tradition der Medizin ist es, und sicher werden mir hier die meisten vernünftigen Menschen zustimmen, medizinisch Andersdenkende fertigzumachen, was der Daseinszweck konservativer Ärzteverbände zu sein scheint.

Den unedlen Vertretern, jenen wirtschaftlichen Protektoren der Medizin, wurde bald klar, daß sie die Methoden der anständigen Ärzte und wissenschaftlichen Hüter der Medizin nutzen konnten, um alle Bedrohungen der Pfründe der »Handelsunion« dauerhaft zu unterdrücken und abzuwenden.

Und so funktioniert die Methode

Der Doppelblindversuch eignet sich hervorragend, um Pharmaka und einzelne Variable zu beurteilen. Ich akzeptiere ihn unter geeigneten Bedingungen. Problematisch dabei ist, daß die Anwendbarkeit zunehmend an Grenzen stößt, da die Protokolle, was den Ausschluß der Subjektivität betrifft, immer strenger werden. Der eigentliche blinde Fleck beim Doppelblindversuch ist, daß die einflußreichen Mediziner in Spitzenpositionen auf ihm als *einzig* akzeptablem Beweis bestehen, obwohl seine Anwendbarkeit durchaus begrenzt ist.

Das Problem ist, daß es *bei vielen guten Therapien unmöglich ist, überhaupt einen Plan für einen Doppelblindversuch aufzustellen.*

Wenn beispielsweise eine Prüfsubstanz einen nicht eliminierbaren Geschmack oder Geruch hat oder unmittelbare Reaktionen wie etwa Gesichtsröte, Brennen, Fieber, Übelkeit oder Durchfall erzeugt, wird die Prüfung erst dann als echter Blindversuch gelten und somit als Wirksamkeitsnachweis akzeptiert, wenn eine als Plazebo geeignete Substanz gefunden wird, die exakt die gleichen Reaktionen hervorruft.

Im übrigen sind die Prüfungen, gemessen an der Dauer chronisch degenerativer Krankheiten, meistens zu kurz und nicht geeignet, die Langzeitrisiken und -vorzüge einer Medikation zu klären. Aus diesem Grund geschieht es nicht selten, daß Arzneimittel, deren nachweislich gute Wirksamkeit mit großem Werbeaufwand herausgestellt wird, in den Handel kommen, große Verbreitung erlangen und, nachdem sie jahrzehntelang verordnet wurden, in Mißkredit fallen, wenn man ihre schädlichen Wirkungen bei Langzeitgebrauch entdeckt. Beispiele dafür sind orale Antidiabetika, einige Mittel zur Senkung des Cholesterinspiegels, zahlreiche Präparate gegen Arthritis und die meisten Diuretika.

Doppelblindversuch und nichtpharmakologische Therapie

Bisher haben wir Probleme der Arzneimittelprüfung diskutiert. Wie aber verhält es sich mit der nichtpharmakologischen Medizin? Wie ist es bei den empirischen Verfahren, die ich bereits erwähnt habe und von denen in den folgenden Kapiteln noch zu reden sein wird? Hier ist der Doppelblindversuch so deplaziert wie eine Wärmflasche bei akuter Appendizitis.

Wie sollte man beispielsweise einen Doppelblindversuch anlegen, um eine Diät zu prüfen? Oder bei der Chirotherapie? Oder bei der klassischen chinesischen Akupunktur? Oder in der Homöopathie, wo hundert verschiedene Patienten hundert verschiedener Therapien bedürfen? Oder bei einer Umstimmungstherapie mit Nährstoffen, bei welcher der Therapeut die Zwischenbefunde verwenden muß, um sein Therapieschema zu gestalten?

Die Wahrheit ist, daß keine Therapie, die eine Interaktion zwischen dem Heilenden und dem zu Heilenden erfordert, wie sie allen empirischen Behandlungen eigentümlich ist, eine Scheuklappenmethode zu ihrer Beurteilung anwenden kann. Ich unterstelle, daß Sie, meine Leser, diesen meines Erachtens sehr einleuchtenden Punkt leicht begreifen werden. Wenn dies aber so plausibel ist, warum sind dann die Mediziner an der Spitze der Verbände so begriffsstutzig? Sind sie etwa dümmer als meine Leser, oder wollen sie nicht begreifen?

Ich klage an!

Ich klage die etablierten Vertreter der Schulmedizin an, daß sie das Instrument des Doppelblindversuchs für den Wirksamkeitsnachweis mißbrauchen, um alternative/empirische Heilmethoden zu unterdrücken. Und ich klage die Mehrzahl der praktizierenden Ärzte an, so in ihrer Furcht vor Nonkonformismus befangen zu sein, daß sie blind sind für die Gehirnwäsche, der sie permanent unterzogen werden.

Mein Beweis

Eine der wirksamsten Methoden der etablierten Medizin ist das »weiße Papier«, wie ich es zu nennen pflege. Es handelt sich um eine »kritische« Stellungnahme zu einer alternativen Behandlungsmethode in Form eines Leitartikels in einer angesehenen medizinischen Zeitschrift mit dem Ziel, den lesenden Kollegen davon abzubringen, daß er sich näher mit dem Thema befaßt. Derartige Beiträge sind meist von Kommissionen jener Fachverbände lanciert, die sich jeweils durch die innovative Methode wirtschaftlich bedroht sehen; mitunter stammen sie aber auch aus der Feder eines einzelnen ehrenüberhäuften Verbandsmitglieds.

Ich kenne entsprechende Artikel gegen die orthomolekulare (nährstofforientierte) Psychiatrie, die klinische Ökologie, die Allergiebehandlung durch Neutralisierung, zahlreiche alternative Krebstherapien, die Diagnose und Therapie chronischer systemischer Hefepilzinfektionen, die Vergiftung durch Quecksilberamalgamfüllungen in den Zähnen, die Chelattherapie, die Nährstofftherapie der Arthritis und so weiter. Meine erste persönliche Erfahrung machte ich mit der unqualifizierten Kritik an meinem Buch *»Diät-Revolution. Gut essen – sich wohlfühlen – und abnehmen mit Dr. Atkins«*.

Immer dieselbe Masche

Alle diese Artikel sind nach demselben Muster gestrickt: Sie werfen den innovativen Verfahren vor, daß sie *unbewiesen* seien. Vor allem wird meist bemäkelt, daß keine Doppelblindstudien vorliegen, die für das fragliche Therapieverfahren sprechen. Manchmal kann man die Unentbehrlichkeit des Doppelblindversuchs aus Feststellungen wie »Es gibt keinen Nachweis für ...« oder »... das wurde nicht schlüssig nachgewiesen ...« ableiten, wobei natürlich nicht darauf hingewiesen wird, daß andere wesentliche Faktoren für das beanstandete Therapieverfahren sprechen als Doppelblindversuche.

Ich darf das so formulieren, weil all diese »kritischen Stellungnahmen« einen gemeinsamen Nenner haben. Sie stellen nur eine Seite der Medaille dar. In Wirtschaft und Politik erwartet man einseitige Darstellungen in den Medien und weiß, wie man sie einzuordnen hat. Allerdings ist zu bedenken, daß der heutige Arzt an faires Spiel gewöhnt ist. Von der Fachliteratur, die er liest, erwartet er ausgewogene »Übersichtsarbeiten« über alle medizinischen Themen, wobei Pro und Kontra jeder ungeklärten Fragestellung peinlich genau aufgeführt werden müssen. Er ist nicht darauf gefaßt, mit kritischer Distanz lesen zu müssen. Folglich ist er der Meinung, daß seine Lektüre ihm das jeweilige Thema vollständig vermittelt hat. Er erkennt nicht einmal, daß ihm nur die Informationen geboten wurden, mit denen das einflußreiche medizinische Establishment ihn manipulieren will.

Andere Probleme des Doppelblindversuchs

Neben der Tatsache, daß der Doppelblindversuch entwickelt wurde, um Arzneimittel zu prüfen, und nicht geeignet ist, empirische Therapieverfahren zu testen, gibt er weitere große Probleme auf.

Zunächst erfordert er ein starres Protokoll, das keine Flexibilität zuläßt. Zugegeben, in manchen Situationen, wo die Medizin noch eine Kunst ist, etwa in der Psychoanalyse und der Rehabilitation (Physiotherapie), sind die praktizierenden Ärzte der Notwendigkeit des Doppelblindversuchs enthoben. Allerdings wollen die Mediziner, die das Sagen haben, nicht einsehen, daß die gesamte Medizin in der Behandlung des einzelnen Falles flexibel sein muß. Sogar medizinische Fragestellungen, bei denen der Doppelblindversuch als unabdingbar gilt, etwa die Behandlung von Kopfschmerz, Arthritis, Kolitis, Bluthochdruck und anderen, oft chronischen Leiden, erfordern therapeutische Flexibilität und die Interaktion mit einem aufmerksamen und engagierten Arzt.

Die Kostenfrage

Ich hoffe, Sie begreifen, daß medizinische Forschung teuer ist und subventioniert werden muß. Wo soll nun das Geld dafür herkommen? Zunächst wäre festzustellen, daß Ärzte, die alternative oder komplementäre Medizin praktizieren, häufig nur kostendeckend arbeiten, auch wenn sie eine Gemeinschaftspraxis betreiben. Bedenken Sie, daß diese Ärzte im Gegensatz zu vielen Schulmedizinern nicht von der Pharmaindustrie gesponsert werden.

Während des Studiums wurde uns beigebracht, wir müßten akademisch diszipliniert bleiben, und man lehrte uns, daß sogar der Arzt in der Privatpraxis wertvolle klinische Forschungsbeiträge leisten könnte. Dazu kann ich nur sagen »blabla«. Das mag vielleicht zu einer Zeit zutreffend gewesen sein, als noch tabellarische Ergebnisse akzeptiert wurden, was aber heute als Beweis nicht mehr hingenommen wird. Dazu habe ich gleich noch einiges zu sagen.

Ärzte mit einer Privatpraxis können sich keine Forschung leisten, bei der eine Kontrollgruppe nötig ist, es sei denn, sie würden subventioniert oder gesponsert. Und alternativ denkende Ärzte wurden noch nie gesponsert und haben wenig Aussicht, je gesponsert zu werden.

Das hindert die etablierte Medizin nicht, Innovatoren in die Ausweglosigkeit zu treiben, indem sie von oben herab und gönnerhaft versichert: »Sie können sicher sein, daß uns nichts glücklicher machen würde, als wenn Ihre Behauptungen zuträfen. Legen Sie uns Ihre Beweise vor, und wir werden sie nur zu gerne akzeptieren.« Und die ganze Zeit wissen sie, daß diese Beweisführung mit das schwierigste in der Medizin ist.

Es ist leichter, hundert unheilbare Kranke zu kurieren, als zu beweisen, daß die angewandte Therapie wirksam ist.

Ethische Probleme

Natürlich können in diesem Fragenkomplex ethische Probleme auftauchen. Kliniker, die an der vordersten Front kranke Menschen behandeln, machen wunderbare Entdeckungen. Ständig geschieht das. Wenn sie mit einem schwierigen Fall konfrontiert sind oder einen Patienten behandeln, er ihnen große Sorgen macht, versuchen sie oft neue Therapien. Oftmals übertrifft der Erfolg dieser Behandlung alle ihre Erwartungen. Begeistert versucht der Arzt die gleiche Behandlung bei anderen Patienten, und siehe da, sie ist erneut wirksam. Dies geschieht in kurzen Zeiträumen immer wieder. Und doch werden nur wenige dieser Entdeckungen von der etablierten Medizin akzeptiert und übernommen. Warum?

Weil der Berufsstand darauf beharrt: »Doktor, beweise es.« Nun, der innovative Arzt hat unterdessen erkannt, daß er etwas hat, das bewiesen werden muß, weiß aber bereits, daß es funktioniert. Die betreffende Behandlung einem bedürftigen Patienten vorzuenthalten ist unethisch und unmoralisch. Normalerweise wird daher der Arzt die Behandlung weiterhin anwenden und es anderen überlassen, den Wirksamkeitsnachweis zu führen. Genau dies habe ich z.B. instinktiv getan, als ich die therapeutischen Vorzüge der kohlenhydratarmen Reduktionsdiät entdeckte. Nun würde man es wohl nicht sehr unmoralisch finden, wenn ich zulasse, daß ein übergewichtiger Patient Sahnetorten in sich hineinstopft, doch wenn ich unterlasse, einem andernfalls todgeweihten Krebspatienten eine wirksame Behandlung angedeihen zu lassen, sieht der moralische Aspekt schon ganz anders aus.

Wer billigt unbewiesene Behandlungen?

Wir haben bisher die Unterschiede zwischen den beiden Richtungen der Medizin sorgfältig analysiert und hervorgehoben, welchen Stellenwert der Wirksamkeitsnachweis hat. Ich werde im folgenden zeigen, daß dies der wesentliche Unterschied überhaupt ist.

Hier nämlich scheiden sich die Geister: Die Schulmedizin lehnt das Unbewiesene ab; die alternative Medizin akzeptiert unbewiesene Therapieformen und wendet sie an.

Was bedeutet das für Sie?

Dies bedeutet, daß Sie, sofern Sie sich für die etablierte Medizin entscheiden, mit keinerlei Verfahren behandelt werden, das nicht entsprechend geprüft worden oder allgemein üblich ist. Es bedeutet aber auch, daß Sie keine Chance haben werden, in den Genuß eines alternativen Heilverfahrens zu kommen, dem wirklich innovatives Denken zugrundeliegt. Die etablierte Medizin schließt Innovationen in der Heilkunst durchweg aus, indem sie das nicht Bewiesene ablehnt.

Wenn Sie an einer Krankheit leiden, für die der Schulmedizin eine wirksame Behandlung zur Verfügung steht, mag sich diese klassische Therapie vielleicht bewähren. Wenn Sie jedoch eine Krankheit haben, bei der die Behandlungserfolge der Schulmedizin unbefriedigend sind, dann müssen Sie, falls Sie der Schulmedizin treu geblieben sind, natürlich diese Nachteile in Kauf nehmen.

Falls Sie von einer solchen Krankheit betroffen sind, besteht Ihre einzige Chance, wieder gesund zu werden, womöglich darin, die Fronten zu wechseln und sich einem alternativen Arzt anzuvertrauen. Dieses Gebiet hart an der Grenze ist die ausschließliche Domäne der alternativen Medizin.

Nun mögen diejenigen unter Ihnen, die Presseberichte über all die neuen Entwicklungen in verschiedenen Zentren der Medizin verfolgen, sagen: »Herr Doktor Atkins, hier kann ich Ihnen nicht zustimmen. Ich weiß, daß der medizinischen Forschung fast täglich ein neuer wichtiger Durchbruch gelingt.«

Natürlich gibt es Entwicklungen, die als Durchbruch hochgespielt werden, im großen und ganzen aber bloß Variationen alter Themen sind. Eine neue chemotherapeutische Kombination, ein neues Mittel gegen Bluthochdruck oder Zuckerkrankheit – das ist kein echter Durchbruch, und es handelt sich auch nicht um neuartige medizinische Konzepte. Wenn ein echter Fortschritt erzielt wird, begegnet er der bereits beschriebenen Skepsis, und gleich wird laut nach dem Beweis geschrieen.

»Aber was ist mit der hochtechnisierten Anwendung des Interleukin-2 bei Krebspatienten, über die ich kürzlich was gelesen habe? Das ist doch eine ganz andere Therapieform der etablierten Medizin – auf immunologischer Basis und keine Chemotherapie. Was ist damit?« Ich darf darauf hinweisen, daß deutsche alternative Mediziner eine biologische Behandlung anwenden, die das gleiche System stimuliert wie Interleukin, mit dem Unterschied freilich, daß sie diese Therapie bereits seit zwanzig Jahren machen, ohne dabei die toxischen Nebenwirkungen zu erzeugen, die Interleukin hervorruft. Ich glaube, daß die komplementäre Medizin der Schulmedizin gut zwanzig Jahre voraus ist, einfach, weil es etwa solange dauert, um von der Entdeckung zum Beweis zu gelangen.

Die Forderung nach dem Doppelblindversuch ist aber nicht universal in der wissenschaftlichen Medizin. Großgeschrieben wird sie hauptsächlich in den Vereinigten Staaten und in den Ländern, die sich an diesen orientieren. Eine Blüte der alternativen Medizin ist eher in den Ländern mit anderer Tradition möglich. Wenn Ihr Doktor in der ersten Novemberwoche nach Baden-Baden fahren würde, könnte er mit mehr als tausend Berufskollegen am Jahrestreffen von mehr als einem Dutzend alternativer medizinischer Gesellschaften teilnehmen. Bei dieser Fortbildungswoche finden viele wissenschaftliche Veranstaltungen der verschiedenen Zweige der komplementären Medizin statt, bei der Experten ihre Erfahrungen in Referaten vorstellen. Dies ist der Prototyp einer Medizin der Zukunft, einer mit wissenschaftlichen Methoden geprüften empirischen Medizin. Sie wird der Zukunft dienen, weil sie des Doppelblindversuches als eines Beweises nicht bedarf. So kann sie ungehindert ein raffinierteres therapeutisches System entwickeln und praktizieren.

Die Medizin beraubt sich der eigenen Avantgarde, indem sie den Doppelblindversuch fordert. Mir sind immer wieder ehemals orthodoxe Mediziner begegnet, die nur deswegen aus der etablierten Medizin ausstiegen, weil die von ihnen vorgeschlagenen Innovationen den bestehenden Vorstellungen weit voraus waren. Viele dieser fortschrittlichen Einzelgänger fanden dann Trost und Unterstützung durch andere innovativ denkende und handelnde Ärzte – die Komplementärmediziner.

Deswegen kann die alternative Medizin, nicht aber die Schulmedizin, mit Recht das große Gebiet zwischen Entdeckung und Beweis für sich beanspruchen.

Wie kann sich eine Wissenschaft ohne Beweise entwickeln?

Ich will hoffen, daß Sie sich diese Frage gestellt haben; denn sie paßt hierher.

Ich habe beschrieben, wie der innovative Arzt bei einem Patienten eine wirksame Therapie versucht und dem Patienten damit geholfen wird. Die wahren Skeptiker werden nun sagen: »Bei jeder Krankheit können Spontanheilungen eintreten. Wie können Sie bei nur einem Fall behaupten, daß Ihre Theorie geholfen hat?«

Darauf antworte ich: Manchmal kann man es nicht behaupten, aber sehr oft trifft es zu. Der Zusammenhang von Ursache und Wirkung ist gar nicht so schwer zu beweisen. Man muß nur das Ergebnis wiederholen können, und dies geschieht in der Medizin tagtäglich. Alle Ärzte tun das, auch die stockkonservativen.

Und das funktioniert folgendermaßen

Die meisten alternativen Ärzte sind überzeugt, daß es eine Form der rheumatoiden Arthritis gibt, die durch Nachtschattengewächse ausgelöst wird, auch wenn die lehrbuchmäßige Rheumatologie dies bestreitet. Bei dieser Erkrankung kann der Genuß von Solanin, einem in Nachtschattengewächsen enthaltenen Gift, einen Schub der rheumatoiden Arthritis verursachen.

Solanin ist in den Früchten verschiedener Nachtschattengewächse enthalten. Hierzu zählen beispielsweise Kartoffeln, Tomaten, grüne und rote Paprika, Paprikapulver, Auberginen und sogar die Tabakpflanze.

Da ich nicht durch orthodoxe Lehrmeinungen belastet bin, vermute ich, daß die Arthritis einer meiner Patientinnen, Frau Helen Corwin, teilweise auf ihrem großen täglichen Verzehr von Lebensmitteln dieser Gruppe beruhen könnte. (Die Namen aller Patienten, deren Krankengeschichte und Behandlungsverlauf in diesem Buch beschrieben sind, wurden geändert. Es handelt sich um authentische Fälle.) Ich verordnete ihr eine nachtschattenfreie Version der insulinregulierenden Diät (siehe *Anhang B*), und daraufhin war sie prompt tagelang frei von Gelenkschmerzen. Allerdings kehrten die Symptome gelegentlich für drei bis fünf Tage wieder. Es stellte sich heraus, daß diese Rückfälle immer dann auftraten, wenn die Patientin Diätfehler beging und Nachtschattengewächse zu sich nahm; aber wir brauchten einige Zeit, bis wir den Zusammenhang von Ursache und Wirkung erkannten, weil wir so viele mögliche Auslöser gefunden und der Patientin verschiedene ergänzende Nährstoffe verabreicht hatten. Als Helen und ich dahinterkamen, daß wahrscheinlich Nachtschattengewächse bei ihrem Leiden eine Rolle spielten, mied sie diese wie die Pest. Im Jahr darauf bekam Helen nur vier leichtere und kurze Attacken ihrer Gelenkbeschwerden. Mit detektivischem Spürsinn analysierte sie jeden Rückfall und fand heraus, daß sie jeweils bei Essen in Restaurants oder bei Freunden Hackbraten, der Kartoffeln enthielt, oder ein Salatdressing auf Tomatenbasis oder eine Garnierung mit grünem Paprika zu sich genommen hatte. Der Rückfall erfolgte jedesmal ungefähr einen Tag nach der Diätsünde. Ich bin sicher, jeder verantwortungsbewußte Arzt, und sei er der Cheftrommler der Arthritis-Stiftung, würde zustimmen, daß man Helen vom Genuß von Nachtschattengewächsen abraten müsse. Und damit würde er indirekt einräumen, daß es mindestens diesen einen Fall einer durch Nachtschattengewächse induzierten Arthritis gibt.

Helen ist der Beweis für einen Punkt, auf den ich hinweisen möchte: *daß man nämlich aus einer einzigen Fallgeschichte wesentliche medizinische Erkenntnisse gewinnen kann.*

Wenn nun bereits ein Fall belegen kann, daß es eine durch Nachtschattengewächse ausgelöste Arthritis gibt, welche Aussagekraft haben dann erst zehn Fälle! Oder stellen Sie sich hundert oder gar tausend Fälle vor! Man könnte ein dickes Buch über dieses Thema schreiben, ohne eine kontrollierte Studie oder Doppelblindversuche durchführen zu müssen.

Was sind Fallgeschichten wert?

An diesem Punkt scheiden sich die Geister. Als Schritt zum Wirkungsnachweis lehnt die Schulmedizin Kasuistiken ab, während die Erfahrungsheilkunde nicht darauf verzichten kann. Natürlich ist es nicht einfach damit getan. Die Schulmediziner haben zwei Bezeichnungen für Kasuistiken. Wenn die Fallgeschichte etwas belegt, was ihnen in den Kram paßt, beispielsweise eine neue Indikation für ein altes Medikament, nennen sie das »vorläufige« Ergebnisse. Spricht eine Fallgeschichte jedoch für etwas, das sie ablehnen, etwa die Chelattherapie oder eine erfolgreiche ungiftige biologische Krebstherapie, dann bezeichnen sie das als »angebliche« Beweise. (Der höhnische, angewiderte Tonfall, mit dem Schulmediziner das Wort »angeblich« aussprechen, läßt sich leider gedruckt nicht wiedergeben.)

Wenn allerdings ein Arzt aus seiner klinischen Erfahrung lernt, dann doch überwiegend aus wiederholten Beispielen »angeblicher Beweise«. Können Sie sich vorstellen, daß es dennoch Ärzte gibt, die nicht ihrer persönlichen Erfahrung trauen, sondern nur glauben, was sie in medizinischen Zeitschriften lesen? Aus meinen Begegnungen mit etablierten Medizinern würde ich schließen, daß mehr als die Hälfte der Ärzte so reagiert. Wir mußten uns schon so oft wegen der verschiedensten innovativen Therapieverfahren vor Berufsgerichten verteidigen, und immer wieder fragen sie: »Haben Sie irgendwelche Literatur?« Sobald ich antworte, daß es noch keine Literatur gibt, weil ein Verfahren ganz neu angewandt wird, wenden sie sich gleich desinteressiert ab.

Angebliche Beweise – Urteilen Sie selbst!

In vieler Hinsicht ist dieses Buch ein Zeugnis für »angebliche« Beweise. Sie werden etliche Fallgeschichten von Patienten kennenlernen, die im Atkins Center behandelt wurden. Sie werden die Erfahrungen miterleben, die sie mit chronischen Krankheiten machten, bevor sie die komplementäre Medizin kennenlernten und nachdem sie mit ihr vertraut waren. Lesen Sie diese Kasuistiken und urteilen Sie selbst, ob man aus einzelnen Fallgeschichten etwas lernen kann.

In aller Fairneß muß ich Sie darauf hinweisen, daß der orthodoxe Widerstand gegen die »angeblichen« Beweise nicht ganz unbegründet ist. Es gibt

Gesetze der Wahrscheinlichkeit, die ein einzelner Fall selten umstoßen wird. Der Fall eines Menschen, der eine Million DM im Lotto gewinnt, beweist gewiß nicht, daß Lottospielen eine gute Geldanlage wäre. Doch ein zweiter, zehnter oder hundertster Fall einer erfolgreich durchgeführten Spezialbehandlung kann schon sehr überzeugend sein. Der Knackpunkt ist hier die Wiederholbarkeit oder Reproduzierbarkeit. Je öfter ein Ergebnis reproduziert werden kann, desto deutlicher kann gezeigt werden, daß das Ergebnis eine signifikante Abweichung von dem darstellt, was nach den Regeln der Wahrscheinlichkeit zu erwarten wäre.

Wiederholbarkeit schließt Zufälle aus

Die Wiederholung läßt sich jedoch beim einzelnen Patienten durchführen. Das ist eine grundlegende alltägliche Beobachtung. Die meisten Menschen, die eine Allergie gegen Schalentiere haben, kommen selbst dahinter, und zwar nicht mit Hilfe komplizierter Allergietests, sondern indem sie nach dem Genuß von Schalentieren aus ihren Symptomen auf den Zusammenhang zwischen Ursache und Wirkung schließen. Wenn sie die Erfahrung oft genug wiederholen, können sie die richtige Diagnose stellen.

Gute Kliniker sind scharfe Beobachter

Neue Erkenntnisse wurden im Laufe der Medizingeschichte gewonnen und weitergegeben durch das einfache unmittelbare Mittel des scharfsinnigen Arztes am Krankenbett, der seine Beobachtungen machte und seine Schlüsse zog. Jene, die praxisbezogen dachten und sich mehr auf ihre Erfahrungen verließen, als ihre logischen Erwartungen ins Spiel zu bringen, irrten sich selten. Erst im zwanzigsten Jahrhundert wandten sich die Ärzte von diesem Lernen durch Erfahrung ab.

Ich stimme mit der Vorstellung überein, daß medizinische Therapieverfahren nach Möglichkeit bewiesen werden sollten. Allerdings möchte ich den Terminus »Beweis« neu definieren. *Medizin ist keine reine Wissenschaft; deswegen sollte die Medizin auch keinen absoluten Beweis verlangen.* Die Biologie ist keine absolute Wissenschaft, und ein Patient, der jetzt krank ist, muß jetzt behandelt werden. Wie kann man ihm zumuten, jahre- oder jahrzehntelang auf »Beweise« zu warten?

Ich würde vorschlagen, tabellarisch protokollierte Ergebnisse als medizinischen Beweis zuzulassen. Derartige tabellarische Studien umfassen eine Gruppe von Kasuistiken, die einander ähnlich sind, sich aber infolge der Einzigartigkeit der jeweiligen Patienten doch geringfügig voneinander unterscheiden. Die Ergebnisse einer bestimmten Behandlung werden ausgewertet und je nach dem Grad der Besserung oder Verschlechterung, anhand der Computerauswertung von Laborparametern oder der Krankheitsdauer oder sonstiger meßbarer aussagefähiger Werte tabellarisch erfaßt. Um beweiskräftig zu sein, muß diese Zusammenfassung von Ergebnissen mit etwas verglichen werden, was belegt, wie der Krankheitsverlauf wäre, wenn die Krankheit nicht behandelt oder nach bisher üblichen Verfahren behandelt worden wäre.

Vergleichsstandards

Das größte Problem hierbei stellt ein brauchbarer Vergleichsstandard dar. Die Schulmedizin besteht derzeit darauf, daß die Vergleichs- oder Kontrollgruppe zu der behandelten Gruppe parallel laufen muß, ohne Hinweis darauf, daß die jeweiligen Gruppen sehr unterschiedliche Behandlungen erhalten. Die alternativen Mediziner beziehen sich auf die bereits erwähnten Schwierigkeiten mit den gleichzeitigen Kontrollen (Kostenfaktor, Ethik, mangelnde Flexibilität des Protokolls) und plädieren dafür, daß es in den meisten Fällen am besten ist, wenn wir unsere tabellarischen Ergebnisse mit »historischen« Kontrollen vergleichen. Das bedeutet, auf das zurückzugreifen, was wir über eine bestimmte Krankheit wissen, meist aufgrund einer Analyse früherer Studien, und dies als Vergleichsstandard heranziehen. Man würde also beispielsweise, um eine neue Behandlung des Pankreaskarzinoms zu beurteilen, anstelle einer gleichzeitigen Kontrollgruppe die Überlebensstatistiken bereits publizierter Studien verwenden. Das funktioniert ganz gut, weil die historischen Studien bei dieser furchtbaren Krankheit nahezu regelmäßig einen tödlichen Ausgang zeigen. Ein echtes Problem ergibt sich jedoch bei Studien über Asthma, Arthritis, Kolitis und andere chronische Krankheiten, da sie so unterschiedliche, mehr oder weniger schwere Verläufe haben. Wie kann man sicher sein, daß die

Schwere des Krankheitsbildes bei der zum Vergleich herangezogenen Gruppe jener Patienten in der tabellarischen Studie entspricht?

Mangelnde Vergleichbarkeit kann ein Schwachpunkt sein

Fraglos hat das Fehlen exakter Vergleichsstandards dazu geführt, daß die tabellarische Studie ihren Rang als Standardnachweis eingebüßt hat und schließlich als nicht akzeptabel galt. Doch hat die Medizin auf dem Pfad der »reinen Wissenschaft« zuviel im praktischen Bereich aufgegeben. Ich bleibe dabei, daß die tabellarische Studie, die der Medizin fast während des ganzen vorigen Jahrhunderts von Nutzen war, auch heute noch hinreichend beweiskräftig ist und als solche akzeptiert werden sollte. Und mehr noch, ich bleibe dabei, daß jene, die über medizinische Therapiemethoden befinden, einsehen müssen, daß der heilige Doppelblindversuch nicht geeignet ist, komplexe oder flexible Therapien zu beurteilen.

Hoffentlich hat dieser ziemlich ausführliche Vergleich der beiden bestehenden Richtungen in der Medizin Ihnen einige Einsicht in das Dilemma vermittelt, in das alle geraten, die ein Optimum an Gesundheitsvorsorge für sich erstreben. Wenn Sie im großen und ganzen gesund sind, dann sind Sie in jedem der beiden Systeme gut aufgehoben. Wenn aber Sie oder jemand, der Ihnen nahesteht, eine schwere Krankheit bekommt, die gute medizinische Therapie *und* eine umfassende Betreuung erfordert, dann werden Sie sich in unserer heutigen Gesellschaft sehr leicht zwischen den Stühlen wiederfinden.

Ich habe Ihnen eine Lösung versprochen, weil ich mit einem System arbeite, das einige der schwierigen Fragen beantwortet. Und im folgenden werde ich Ihnen zeigen, wie das funktioniert.

4. Kapitel

Komplementäre Medizin: Umbruch zum Nutzen der Gesundheit

Sie wissen nun einiges über die Stärken und Schwächen der wissenschaftlich orientierten Schulmedizin sowie über die Stärken und Schwächen der erfahrungsheilkundlichen Alternativen. Sie kennen die Feindseligkeiten zwischen den beiden Lagern und wissen, warum das Sie zwingt, in puncto Gesundheit sich für die eine oder andere Richtung zu entscheiden.

Mein eigener Weg zur komplementären Medizin

In meinem Leben habe ich es mir zur Regel gemacht, mich bei einem Konflikt selbst zu ändern, so daß ich eine andere Wahl habe, die ich leichter treffen kann. Als frei praktizierender Arzt konnte ich das in meiner Praxis relativ leicht verwirklichen.

Ich entschied mich einfach dafür, alle medizinischen Disziplinen, die ich kannte, auf den Tisch zu legen und daraus meine Wahl zu treffen. Wo das eine System Schwächen aufwies, mochte das andere seine Stärken haben. So einfach dies auch war, bedeutete es doch einen Durchbruch. Anscheinend neigen die meisten Ärzte dazu, sich auf eine Therapieform zu kaprizieren. Die einen arbeiten nach den Regeln der Schulmedizin, andere sind Homöopathen, naturheilkundliche Ärzte, Akupunkteure, Chirotherapeuten oder ernährungswissenschaftlich orientierte Kollegen. Wenn jede therapeutische Richtung ihren Wert hat, warum sollte man nicht alle für den Patienten nutzbar machen? Alle tauglichen Heilverfahren können und sollen einander ergänzen.

Als ich zum erstenmal den Begriff *komplementäre Medizin* hörte, wußte ich: »Das ist es! Genau das tue ich ja.« Ich lege Ihnen also die komplementäre Medizin ans Herz.

Komplementäre Medizin: der Weg aus dem Dilemma

Die Lösung des Konflikts bedeutet nicht, daß sich der einzelne nun entweder für *Schulmedizin* oder für *alternative Medizin* entscheiden muß, sondern daß er für beide optieren soll. Ich gebe Ihnen ein Beispiel. Ich pflege meinen Patienten davon abzuraten, Pillen zu schlucken, wenn die erwünschte günstige Wirkung auch mit anderen Mitteln erreicht werden kann. Als zum Beispiel vor Jahren die Empfehlung aufkam, Aspirin prophylaktisch als Mittel gegen Blutgerinnung einzusetzen, nahm ich eine klar ablehnende Haltung ein. Immerhin ist Aspirin ein Medikament, und seine Nebenwirkungen, einschließlich Magenblutungen, sind keineswegs zu unterschätzen. Wenn wir schon etwas gegen Gerinnung brauchen, fand ich, dann doch lieber eine natürliche Substanz wie etwa Vitamin E.

Im Januar 1988 veröffentlichte dann das *New England Journal of Medicine* die Ergebnisse einer kontrollierten Fünf-Jahres-Studie über die Häufigkeit der koronaren Herzkrankheit bei 22.000 Ärzten. Während der Studie hatten elftausend Ärzte jeden zweiten Tag Aspirin geschluckt und fast fünfzig Prozent weniger Herzanfälle erlitten als die elftausend Kollegen, die keine regelmäßige Prophylaxe betrieben.

Zwei Tage, nachdem die Studie publiziert worden war, hatte ich meine regelmäßige Sendung in einer amerikanischen Rundfunkstation und nahm die Gelegenheit wahr, meine Auffassung öffentlich zu revidieren. Tatsache ist, daß sich das Nutzen-Risiko-Verhältnis dramatisch verschoben hatte. Eine Aspirin-Tablette alle zwei Tage ist eine sehr geringe Dosis, die von den meisten Menschen problemlos vertragen wird, und den statistisch ausgewiesenen Nutzen konnte man nicht vom Tisch kehren. Seither nehme ich selbst jeden zweiten Tag prophylaktisch Aspirin. (Trotzdem kämpfe ich weiterhin ganz entschieden dagegen, Aspirin in den benötigten hohen Dosen zur Behandlung von Arthritis, Kopfschmerzen und anderen Krankheiten einzusetzen!)

An diesem Beispiel können Sie sehen, daß ich nicht die eine medizinische Denkschule höher als die andere bewerte. Mich interessiert in erster Linie das Wohlergehen meiner Patienten, und das ist meines Erachtens die Grundlage der komplementären Medizin.

Seit fünfunddreißig Jahren arbeite ich als Arzt, und in dieser langen Zeit habe ich Tausende von Kollegen kennengelernt. Die überwältigende Mehrheit sind fürsorgliche, engagierte und patientenorientierte Ärzte. Ich kann mir nicht vorstellen, daß sie die Grundvoraussetzung der *komplementären Medizin* nicht akzeptieren würden, wenn sie nur wüßten, daß die Zeit dafür reif ist und sie keine Sanktionen zu fürchten haben, wenn sie sich ihr zuwenden.

Die Zeit ist reif für ein neues Konzept

Wir haben ein Stadium erreicht, in dem Rationalismus die Empirie wissenschaftlich stützen kann und die Empirie gleichzeitig den Rationalismus lehren kann, die Integrität des Individuums zu respektieren. Die *komplementäre Medizin* ist somit zeitgemäße rationale Empirie oder zeitgemäßer empirischer Rationalismus. Es ist Zeit, die Geburt der komplementären Medizin zu verkünden. Zum erstenmal in ihrer Geschichte hat die rationale Medizin eine überprüfbare, wissenschaftliche Basis. Vorher war ihre Wissenschaft falsch. Doch wie erfolgreich könnte ein auf Logik gegründetes System sein, wenn ihre grundlegende Wissenschaft vorschreiben würde, daß es vier Elemente gibt – Erde, Luft, Feuer und Wasser? Nun aber, da wir die zugrundeliegende Wissenschaft glauben können, da wir verstehen, wie T- und B-Lymphozyten, Prostaglandine, freie Radikale, Antioxidantien und andere Dinge funktionieren, können wir aufgrund wirklicher Erkenntnisse Schlüsse ziehen und wirksame Therapien entwickeln. Doch warum sollen wir diese umfangreichen wissenschaftlichen Erkenntnisse nicht mit der einzigen Tradition verknüpfen, die sich jahrhundertelang praktisch bewährt hat, während die andere versagte? Warum sollen wir sie nicht mit den Prinzipien der empirischen Medizin vereinen, deren Erfolg auf der Tatsache beruht, daß sie sich auf Ergebnisse gründet?

Mit der komplementären Medizin können Sie unseren wissenschaftlichen Durchbruch nutzen *und* mit den Heilkräften der Natur arbeiten. Der Arzt kann seinen Patienten als ein Wesen mit vielen Facetten sehen und als Individuum, das vitale Energie in sich vereint. Wir können den Patienten als Person einer bestimmten Krankheit zuordnen *und* ihn als unverwechselbares Individuum sehen.

Die Zeit der *komplementären Medizin* hat begonnen, ein früherer Zeitpunkt war nicht möglich. Endlich sind *beide* Systeme mündig geworden. Der Umfang des rationalen und empirischen Wissens hat solche Ausmaße erreicht, daß der einzige logische Schritt die Vereinigung beider ist.

Diese Verschmelzung hat bereits begonnen. Die empirische diätetische Verwendung von Fischölen (die hochungesättigte Fettsäuren enthalten) wird derzeit erforscht, und die Ergebnisse werden in Übersichtsarbeiten in orthodoxen Fachzeitschriften publiziert. In der Krebstherapie beginnt die Immunologie, eine gesundheitsfördernde Behandlung, allmählich die giftige, entgegengesetzt orientierte Chemotherapie zu verdrängen. Die Akupunktur wird wissenschaftlich und in vergleichenden Untersuchungen erforscht. Und erst kürzlich veröffentlichte die angesehene Fachzeitschrift *Lancet* kontrollierte Studien, die den Nutzen der Homöopathie belegen. Das einzige, was wir brauchen, ist der ernsthafte Willen, dies im großen Maßstab zu realisieren. Es ist mein Herzenswunsch, daß mein Buch zu diesem hohen Ziel beitragen möge.

Zweites Buch
Die Krankheiten

Einführung

Als Mediziner muß ich Pragmatiker sein. Nachdem ich mich von der starren Schulmedizin abgewandt hatte, wollte ich natürlich auch beweisen, daß die komplementäre Medizin der richtige Weg ist.

Und der Erfolg dieser innovativen, multifaktoriellen, empirischen, am einzelnen Kranken orientierten Medizin gab mir recht. Meine Praxis wurde immer größer, und ich lernte täglich dazu. Während meine Hochdruckpatienten ihre Pillen wegwarfen, meine Angina-pectoris-Patienten wieder problemlos Sport trieben und meine Multiple-Sklerose-Patienten nicht mehr auf den Rollstuhl angewiesen waren, wurde mir klar, daß diese Form von Medizin alles übertraf, was ich an der Universität gelernt hatte. Als es dann einigen meiner Krebspatienten, die in einem fortgeschrittenen Stadium waren, ebenfalls allmählich besser ging, da wußte ich, daß die komplementäre Medizin öffentlich bekannt und institutionell gefördert werden mußte. Dies ist mit ein Grund, warum ich dieses Buch geschrieben habe. Die nachfolgenden Fallgeschichten mögen Ihnen, die Sie oder ein Angehöriger vielleicht ein ähnliches Problem haben, Einsichten vermitteln, wie geeignete therapeutische Maßnahmen aussehen könnten. Dabei möchte ich aber nochmals ausdrücklich darauf hinweisen, daß es sich im folgenden *um Kasuistiken und nicht um therapeutische Gebrauchsanweisungen* handelt. Ich habe bisher noch keine zwei Patienten auf dieselbe Weise behandelt. Erwarten Sie bloß nicht, daß ich vielleicht jetzt damit beginnen würde!

Teil I: Ernährungsbedingte Krankheiten

5. Kapitel
Unerläßlich: Krankheitsursachen erkennen!

Das Erkennen von Krankheitsursachen ist ein so wesentlicher Punkt, daß ich ihn, bevor wir uns mit den eigentlichen Krankheiten befassen, in einem gesonderten Kapitel kurz behandeln will.

Die komplementäre Medizin nimmt die Krankheitsursachen besonders ernst, weil sie nämlich das Übel an der Wurzel zu packen pflegt, während die Schulmedizin vielfach dazu neigt, an Symptomen herumzukurieren, und gern von Heilung oder Remission spricht, wenn die Krankheitszeichen verschwinden oder sich nicht weiter verschlimmern. Derweil aber kann sich eine Krankheit bereits in eine andere Richtung hin entwickeln.

Das erschreckendste Beispiel hierfür ist die Krebskrankheit. Viele Onkologen sind derartig tumorfixiert, daß sie darüber die Fahndung nach der eigentlichen Ursache vernachlässigen. In der Sicht des Komplementärmediziners ist der Tumor die äußere Manifestation, aber nicht die Krankheit selbst. Der Schulmediziner erlebt es oft genug, daß der Krebs, nachdem Tumoren mit Stahl, Strahl oder chemischer Keule eliminiert wurden, gleichwohl weiterexistiert und in andere Organe und Gewebe metastasiert ist. Daraus ergibt sich, daß die Ursache von Krebs wichtiger ist als der sichtbare Tumor, auch wenn dieser entfernt werden muß. Meistens stellt sich heraus, daß eine Störung des Immunsystems beteiligt ist. Folglich muß der Arzt das Immunsystem des Erkrankten stärken. Wird aber dieser Faktor ignoriert, dann landet der Patient nur zu oft bei der Chemotherapie, welche seine Überlebenschancen drastisch mindern kann.

Gleichgültigkeit gegenüber den Ursachen von Krankheiten wirkt sich auf allen Ebenen aus und lähmt sogar das Denken der niedergelassenen Ärzte. Leider fühlt sich der Schulmediziner oft nicht veranlaßt, die Ursache einer Krankheit zu erkennen; denn wenn er erst eine Diagnose hat, sind seine Probleme ja gelöst, weil er dann bloß noch die derzeit gängige Medikation verordnen muß. Doch ist dies beileibe keine gute Medizin, wenn auch der Arzt sich innerhalb ihres Rahmens kaum Ärger einhandeln wird. Der Arzt wird nicht einmal wissen, daß seine konventionelle Therapie nicht sehr erfolgreich ist, denn die Erfolgsquote seiner Kollegen ist ja nicht besser. Wenn er nicht versucht, die eigentliche Krankheitsursache bei seinen Patienten zu ergründen, seien es unverträgliche Nahrungsmittel, Umweltfaktoren oder Mangel an Nährstoffen, *dann weiß er es einfach nicht besser*.

Die komplementäre Medizin geht hier einen anderen Weg. Oft stellen unsere therapeutischen Erfolge die der Schulmedizin in den Schatten, weil wir bei unseren Patienten, die an Diabetes, Erschöpfung, Kopfschmerzen oder anderen Krankheiten und Beschwerden leiden, die Ursachen finden und behandeln. Ich möchte hinzufügen – nicht um die wütenden Wächter der Schulmedizin zu beschwichtigen, sondern weil es einfach zutrifft –, daß die Ärzte ein bunter Haufen sind und daß es auch viele orthodoxe Ärzte mit schöpferischem Weitblick und voller Wißbegier gibt, die sich nicht mit einer oberflächlichen Diagnose zufriedengeben und die lästige Frage nach der Ursache nicht einfach beiseiteschieben. Diese Ärzte sind Hoffnungsträger, und im Grunde praktizieren sie bereits komplementäre Medizin, auch wenn sie sich dessen nicht bewußt sind.

6. Kapitel

Diabetes: Die Grundstörung beseitigen

Will man die Schwächen der Schulmedizin gründlich analysieren und auf die dringende Notwendigkeit einer neuen Medizin hinweisen, dann eignen sich dazu als Paradebeispiele zwei schwere Störungen des Zuckerstoffwechsels – der Diabetes und die Hypoglykämie. Diese beiden Krankheiten sind keineswegs Gegensätze, sondern verschiedene Manifestationen einer Blutzuckerstörung, die gelegentlich auch als *Glykopathie* bezeichnet wird. Mehr als jede andere Krankheitsgruppe sind Zuckerstoffwechselstörungen *die* Krankheit des zwanzigsten Jahrhunderts, zumal immer deutlicher wird, daß die Arteriosklerose meist mit Zuckerstoffwechselstörungen einhergeht und viele weitere Stoffwechselstörungen mit diesen gemeinsam hat.

Wenn dies zutrifft, dann muß *Ernährung* ganz eindeutig sowohl Ursache als auch Behandlung dieser Störung sein, die zu den häufigsten Todesursachen unserer Zeit zählt. Und keine der typischen konventionellen Reaktionen von der Verachtung aus Unwissenheit bis zur Verfolgung aus Furcht wird diese Tatsache auf die Dauer unter den Tisch kehren können.

Eine typische Zivilisationskrankheit

Die klassische Zuckerstoffwechselstörung ist natürlich der Diabetes. Das Adjektiv *klassisch* ist in diesem Zusammenhang interessant, denn tatsächlich wurde der Diabetes erst im vergangenen Jahrhundert richtig bekannt, und er war damals noch keineswegs häufig. In den Jahrhunderten zuvor sind entsprechende Fallgeschichten überaus selten beschrieben worden. Woran liegt das? Ganz einfach daran, daß Diabetes die unmittelbare Folge des Verzehrs an reinem Zucker ist und raffinierter Zucker (Weißzucker) erst im neunzehnten Jahrhundert eine wichtige Rolle zu spielen begann, als Napoleon Zuckerraffinerien bauen ließ. Zu Beginn des neunzehnten Jahrhunderts betrug der durchschnittliche, jährliche Pro-Kopf-Verbrauch der

Bevölkerung etwa 7,5 Pfund Zucker. Um die Wende zum zwanzigsten Jahrhundert ging dieser Wert schon auf 20 Kilogramm zu, und Mitte der sechziger Jahre lag er bei über 30 Kilogramm. Der Verbrauch an reinem Zucker hat in den letzten 25 Jahren um fast zwanzig Prozent zugenommen. Ich will Sie überzeugen, daß der hohe Zuckerverzehr einem nationalen Selbstmord gleichkommt.

Was ist Diabetes?

Eine kurze Definition besagt, daß es sich beim Diabetes um ein falsches Mengenverhältnis zwischen Blutzucker und Insulin handelt. Wird diese falsche Relation nicht korrigiert, dann führt sie für den Betroffenen über kurz oder lang zum Tode. Charakteristisch ist, daß die Krankheit Komplikationen in den kleinen Blutgefäßen (Arteriolen) bedingt, beispielsweise in den Gefäßen der Augen (Netzhaut) und der Nieren, und auch das Herzkreislaufsystem insgesamt schädigt, was koronare Herzkrankheit und weitere kardiovaskuläre Komplikationen heraufbeschwören kann.

Mit einer Hypoglykämie fängt alles an

Es dauert gewöhnlich einige Jahrzehnte, bis eine diabetische Stoffwechsellage so manifest ist, daß die Diagnose »Zuckerkrankheit« gestellt werden kann. Ich spreche hier von der häufigeren Form, dem Erwachsenen- oder Typ-II-Diabetes. Zuvor aber war der Patient in der Regel hypoglykämisch. Ich erkläre Ihnen jetzt, wie das funktioniert.

Hypoglykämie – der Begriff stammt aus dem Griechischen und bedeutet Unterzuckerung des Blutes – ist ein unerwartet häufiges Leiden. Ich habe festgestellt, daß vierzig Prozent der Patienten, die mich wegen der unterschiedlichsten Beschwerden konsultieren, an einer ausgeprägten Hypoglykämie leiden (zumindest nach den von mir als diagnostisch hinweisend erkannten Kriterien).

Eigentlich ist Hypoglykämie oder »niedriger Blutzuckerspiegel« keine ganz korrekte Bezeichnung, denn in Wirklichkeit ist der Zustand der Hypoglykämie die Reaktion auf einen *überschießenden* Zuckergehalt des Blutes. Wenn wir nämlich riesige Mengen Zucker verzehren, schüttet die

Bauchspeicheldrüse oder das Pankreas entsprechend große Mengen Insulin aus, um den Blutzucker zu regulieren. Das Hormon Insulin transportiert Glukose aus dem Blut in Körperzellen, in denen die Glukose zu Glykogen, einem speicherfähigen Kohlenhydrat, umgewandelt wird. Überschüssige Glukose hingegen wird in Fette umgebaut, die sogenannten Triglyzeride.

Das Insulin tut natürlich nur seine Pflicht, aber wenn jemand regelmäßig große Mengen raffinierte Kohlenhydrate verzehrt (diese gelangen so schnell ins Blut, weil es sich um reinen Zucker handelt), reagiert sein Körper darauf schließlich mit einer Überreaktion, und statt bloß die Insulinmenge zu bilden, die für die Verarbeitung der reichlich zugeführten Zukkermengen benötigt wird, produziert das Pankreas Insulin im Übermaß. Das überschüssige Insulin aber senkt den Blutzuckerspiegel unter seinen Ausgangspunkt. Wenn Sie also viel Zucker essen, sinkt Ihr Blutzuckerspiegel schließlich unter den ursprünglichen Wert, und Sie fühlen sich müde und erschöpt. Meist reagieren Sie darauf, indem Sie noch mehr Süßes essen, worauf die Bauchspeicheldrüse noch mehr Insulin produziert, und so weiter – eine Schraube ohne Ende.

Diabetes und Insulin

Deshalb stellt die gesteigerte Insulinausschüttung die gefährlichste Folge eines übermäßigen Verzehrs von Zucker und raffinierten (schnell abbaubaren) Kohlenhydraten dar. Bei Laien ist immer noch die Vorstellung verbreitet, daß Diabetes durch einen Mangel an Insulin verursacht sei. Beim Typ-II-Diabetes, der im Erwachsenenalter beginnt, trifft dies oft nicht zu. Die etwas seltenere Form des Typ-I-Diabetes, die bereits bei Kindern oder bei Jugendlichen auftritt, ist allerdings insulinabhängig, da die Bauchspeicheldrüse der Betroffenen nicht imstande ist, Insulin zu produzieren.

In der Regel waren Typ-II-Diabetiker, bevor der Diabetes festgestellt wird, jahrelang hypoglykämisch und haben vermehrt Insulin gebildet, um ihren (erhöhten) Blutzucker zu regulieren. Und Insulin, das unter anderem zu Fettsucht führt (wie Sie wissen, wird überschüssige Glukose als Fett gespeichert), ist für viele Schäden im Organismus verantwortlich. Es gibt inzwischen sogar Hinweise, daß es eine der Hauptursachen der Arteriosklerose darstellt. Hier sehen wir also den Zusammenhang zwischen Störungen der Blutzuckerregulation und Erkrankungen des Herzkreislaufsystems. Darauf komme ich später noch zurück.

Schließlich erfolgt der Zusammenbruch

Nach mehreren Jahrzehnten einer überhöhten Insulinbildung ist der latente Diabetiker nicht mehr imstande zu kompensieren. Bei manchen ist die Bauchspeicheldrüse erschöpft und kann das benötigte Insulin nicht mehr produzieren. Bei anderen bildet sie noch mehr Insulin, aber die Insulinrezeptoren im Körper funktionieren nicht mehr, so daß nur noch eine kleine Menge des Hormons ins Blut gelangt, um die Glukose zu verarbeiten. Und dann ist es soweit: der Zucker läuft sozusagen in den Urin über. Die Krankheit hat nun das Stadium erreicht, indem sie leicht diagnostiziert werden kann. Den unvermeidlichen Beginn freilich hätte ein Arzt mit Hilfe eines Glukosetoleranztests schon zwanzig Jahre vorher feststellen können.

Warum nehmen Zuckerstoffwechselstörungen zu?

Auf die Gefahr hin, mich zu wiederholen, stelle ich Ihnen jetzt zwei Fragen, auf die es nur eine Antwort gibt. Erste Frage: Warum haben Störungen des Zuckerstoffwechsels während der letzten drei Generationen so stark zugenommen? Zweite Frage: Warum ist die Schulmedizin so schlecht gerüstet, dieses Problem in den Griff zu bekommen?

Die Antwort auf beide Fragen: *Weil es sich überwiegend um ernährungsbedingte Störungen handelt!*

Zunächst möchte ich den sehr treffenden, aber leider noch zu selten gebrauchten Begriff *ernährungsbedingte Störungen* erläutern. Er bezeichnet schlicht Krankheiten oder Beschwerden, die zu einem erheblichen Teil durch Ernährungsfaktoren oder Nährstoffe verursacht sind beziehungsweise korrigiert werden können.

Je mehr wir unsere Erkenntnisse in den Ernährungswissenschaften vertiefen, desto mehr betroffene Patienten diagnostizieren wir. Sämtliche Krankheiten, die ich in diesem Buch beschrieben habe, sind dieser Kategorie zuzuordnen. Man könnte geradezu fragen, welche Krankheit *nicht* ernährungsbedingt ist. Und dies beantwortet sich, wenn man vergleichend die typischen Krankheiten bei primitiven Völkern in gutem Ernährungszustand betrachtet: es sind ganz andere als bei uns. Die einleuchtendste Erklärung ist die, daß sich diese Menschen ganz anders ernähren.

Meine Bilanz sieht so aus, daß etwa 95 Prozent der Patienten, die ins Atkins Center kommen, an Störungen infolge Fehlernährung leiden. Und in der überwiegenden Mehrzahl der Fälle ist die Störung an erster Stelle durch Zucker ausgelöst.

Argumente gegen Zucker

Einen entscheidenden Beitrag zu diesem Thema verdanken wir T. L. CLEAVE. In seinem Buch *The Saccharine Disease* (»Krank durch Zucker«) weist er nach, daß bei allen Zivilisationen das epidemieartige Auftreten von Zuckerkrankheit und Arteriosklerose mit der Einführung von Zucker in die Ernährung der Menschen beginnt. Zwei besonders eindrucksvolle Beispiele sind Cleaves anfangs der zwanziger Jahre begonnene Untersuchungen an Isländern sowie an nomadisierenden jemenitischen Juden. Bevor diese Populationen den Zucker kennenlernten, gab es bei ihnen weder Diabetes noch Arteriosklerose. Zwanzig Jahre, nachdem sie ihre Ernährungsweise hinsichtlich Zucker der unseren angepaßt hatten, traten diese Krankheiten bei ihnen fast so häufig auf wie bei uns.

Cleave stellte fest, daß es bei allen untersuchten Gruppen nach der Ernährungsumstellung gleichsam gesetzmäßig zwanzig Jahre dauerte, bis die ersten Fälle von Diabetes und Arteriosklerose in Erscheinung traten. Der steile Anstieg des Verzehrs von Zucker und Weißmehl um die Jahrhundertwende erklärt somit, daß es in den zwanziger Jahren zu einem ersten Gipfel diabetischer und arteriosklerotischer Erkrankungen kam. Seither hat die Erkrankungshäufigkeit massiv zugenommen.

Jede Menge Tierversuche

A. M. COHEN, der bedeutendste israelische Wissenschaftler auf diesem Gebiet, veröffentlichte 1972 in der angesehenen amerikanischen Fachzeitschrift *Metabolism* eine bahnbrechende Arbeit über die Ursachen des Diabetes (»Genetik und Ernährung als Faktoren bei der Entstehung des Diabetes mellitus: ein Tiermodell«). Darin beschrieb er, wie es ihm und seinen Mitarbeitern gelungen war, einen Stamm diabetischer Ratten zu züchten, indem sie Ratten mit Zucker ernährten und jeweils die zuckerempfindlichsten Nachkommen selektierten. Es dauerte nur sechs Generationen, bis der Rattenstamm gezüchtet war, der das Merkmal Diabetes vererbte. Cohens Arbeiten wurden bald darauf von H. LAUBE und R. PFEIFFER, Universität Ulm, bestätigt. Man könnte spekulieren, ob auch die zivilisierte Menschheit sich auf dem Weg einer Mutation zum Diabetes befindet.

Verlassen wir die Tierversuche. Es steht fest, daß beim Diabetes Erbfaktoren und Zuckerkonsum eine Rolle spielen. Zucker steigert den Insulin- und Triglyzeridspiegel. Insulin und Triglyzeride wiederum führen zur Arteriosklerose. Ich hoffe, Sie haben den Zusammenhang erkannt.

Argumente auch gegen »schnelle« Kohlenhydrate

Was gegen Zucker spricht, ist wohl klar. Eine ebenso große Gefahr geht von einem weiteren Ernährungsfaktor aus, den schnell abbaubaren Kohlenhydraten (zum Beispiel Weißmehl, Maisstärke, Reismehl und so weiter), allerdings fehlen hier tierexperimentelle Beweise. Erfahrene Ernährungswissenschaftler (die nicht von Müsliherstellern gesponsert werden) weisen darauf hin, daß alle schnell abbaubaren Kohlenhydrate den gleichen eklatanten Mangel aufweisen: Sie müssen vom Körper metabolisiert (verstoffwechselt) werden, aber infolge der industriellen Verarbeitung haben sie ihren ursprünglichen Gehalt an Vitaminen, Mineralstoffen und Spurenelementen eingebüßt, ohne die wir sie nicht richtig verwerten können. Das heißt, wer diese schnell abbaubaren Kohlenhydrate ißt, muß für den Kohlenhydratstoffwechsel auf die körpereigenen Nährstoffreserven zurückgreifen und verbraucht sie dadurch. Insofern sind die raffinierten Kohlenhydrate durchaus Nährstoffräuber.

Und noch ein Argument

Da die Schulmedizin an ernährungswissenschaftlichen Fragen nicht sonderlich interessiert ist, weiß sie mit Patienten, die entsprechende Probleme haben, auch nicht so richtig umzugehen. Für Medizinstudenten ist Ernährungswissenschaft kein Pflichtfach, und die wenigsten praktizierenden Ärzte sind auf diesem Gebiet erfahren. Wie aber sollen diese Ärzte dann ernährungsbedingte Störungen erkennen und behandeln?

Wir haben im Atkins Center mehr als sechstausend Patienten in den verschiedensten Stadien der Zuckerkrankheit betreut. Die meisten waren vorher bereits von zum Teil namhaften anderen Ärzten behandelt worden. Und trotzdem konnten wir bei mehr als neunzig Prozent dieser Patienten die klinischen Befunde bessern. Dies gelang, indem wir bei einer Krankheit, die weitgehend durch Fehlernährung verursacht wird, ernährungswissenschaftliche Erkenntnisse anwandten.

Bevor ich Sie jetzt mit einigen typischen Fallgeschichten vertraut mache, erlauben Sie mir bitte noch einen kleinen, aber sinnvollen Exkurs. Da in den Kasuistiken zumeist darauf hingewiesen wird, daß wir den Patienten unsere kohlenhydratarme Standarddiät oder unsere Insulinregulierungsdiät verordneten, sollen Sie wissen, um welche Kostformen es sich handelt. In diesem Zusammenhang erfahren Sie auch, wie ich zur diätetischen Medizin kam.

Mein Weg zur diätetischen Medizin

Als Internist und Kardiologe hatte ich mit Diätetik ursprünglich genauso wenig am Hut wie meine Fachkollegen. Ich selbst esse gern reichlich und üppig, und seinerzeit dachte ich nicht lange nach, was ich so in mich hineinstopfte, bis ich in den sechziger Jahren derart aus der Form geraten war, daß ich etwas für meine Figur tun mußte. Nachdem ich eine Abmagerungskur durchgestanden hatte, die mich sehr frustrierte, suchte ich einen anderen Weg. Damals las ich in einem Beitrag im *Journal of the American Medical Association*, daß es bei der Diät weniger auf die Menge als auf die Zusammensetzung der Nahrung ankäme und daß sie nur wenig Kohlenhydrate, dafür aber die anderen Nahrungsbestandteile reichlich enthalten dürfe. Ich versuchte es und war einigermaßen verblüfft über den Erfolg: Ich konnte ständig essen, nahm ab und war nicht hungrig. Dies bestätigten mir auch Patienten, die sich unter meiner Anleitung dieser Diät unterzogen.

Die Atkins-Diät

Diese heute als *Atkins-Diät* bekannte Reduktionskost ist kohlenhydratarm. Insbesondere verbietet sie *alle* schnell abbaubaren Kohlenhydrate, also nicht bloß den bösen Zucker, sondern auch Mehl, Maisstärke, polierten Reis, Weißbrot, Cracker und Nudeln. Sie schränkt aber auch die Lebensmittel aus komplexen Kohlenhydraten ein, wenn ihr Kohlenhydratgehalt zu hoch ist. Zu dieser Gruppe zählen viele Gemüse, das meiste Obst, Milch, Joghurt und viele Nüsse, Körner und Hülsenfrüchte.

Die Atkins-Diät stabilisiert den Blutzucker, senkt die Insulinausschüttung und ist der direkteste Weg, um die Fettspeicher für die Energiegewinnung abzubauen. Obwohl sie das Hungergefühl drastisch verringert, ist sie eine richtige Schlemmerdiät. Fleisch, Fisch, Geflügel und Eier sind unbegrenzt, viele andere Lebensmittel in Maßen erlaubt. (Im *Anhang A* sind die Grundregeln zusammengefaßt.) Das Hungergefühl während der Atkins-Diät fehlt auch deshalb, weil der Teufelskreis der Hypoglykämie aufgebrochen wird. Ohne Weißzucker und andere schnell abbaubare Kohlenhydrate fällt der Blutzuckerspiegel eben nicht auf ein Niveau, das zu Erschöpfung führt und dadurch schwere Hungeranfälle auslöst.

Die insulinregulierende Diät

Die kohlenhydratarme Diät dient der Gewichtsabnahme. Für meine Patienten, die Idealgewicht haben oder weniger wiegen, entwickelte ich eine Insulinregulierungsdiät (auch *Fleisch-Hirse-Diät* genannt), bei der mehr komplexe Kohlenhydrate, und zwar in Form von Vollwertlebensmitteln, erlaubt sind. Das Zuckerverbot bezieht sich auf so gängige Produkte wie Milch und Joghurt (Laktose, das heißt Milchzucker) sowie Obst und Säfte (Glukose, also Traubenzucker, und Fruktose, das ist Fruchtzucker), die eingeschränkt oder gar gestrichen werden müssen. Dennoch reguliert diese Kostform den Insulinspiegel und ist somit der Grundstein eines erfolgreichen diätetischen Programms.

Zurück zum Diabetes

Nachdem Sie nun über unser diätetisches Standardvorgehen informiert sind, wollen wir sehen, wie dies in der Praxis funktioniert. Ich habe ein paar Fallgeschichten für Sie zusammengestellt, als erste das Beispiel eines sogenannten insulinpflichtigen oder juvenilen Diabetes (Typ-I-Diabetes).

Thomas Kastor

Thomas Kastor ist zwanzig Jahre, ein Alter, in dem man einen Typ-I- oder Typ-II-Diabetes bekommen kann. Sein Ärger begann, als er bemerkte, daß er ungewollt abnahm, ständig sehr durstig war und viel öfter als gewohnt Wasser lassen mußte. Tom studierte Jura und war ziemlich gestreßt, weil er sich auf Prüfungen vorbereiten mußte, und so versuchte er alles, wach und munter zu bleiben. Seine Symptome dauerten einige Monate; dann kam eine Racheninfektion hinzu, und Tom landete im Krankenhaus. Bei den Untersuchungen wurde ein astronomischer Blutzuckerspiegel von über 500 mg% festgestellt. (Die Blutzuckerwerte sind im folgenden mit mg% angegeben, das bedeutet die in Milligramm gemessene Glukosemenge je 100 Milliliter Blut. Der Normalwert beträgt 70 bis 100 mg%.) Die Diagnose lautete: insulinpflichtiger oder Typ-I-Diabetes. Tom wurde auf 47 Einheiten Verzögerungsinsulin (NPH) eingestellt und seine Halsinfektion, die sich als Pilzbefall (*Candida-albicans*-Infektion) erwies, mit dem Antimykotikum Nystatin behandelt.

Ich lernte Tom im August 1985 kennen, nachdem er im Atkins Center gründlich untersucht worden war. Seine Blutzucker- und Insulinwerte zeigten, daß sein Diabetes einigermaßen gut mit Insulin eingestellt war.

»Können Sie mir helfen?« fragte Tom. »Ich könnte verzweifeln, wenn ich mir vorstelle, daß ich bis an mein Lebensende Insulin spritzen soll.« Ich fragte erst einmal zurück: »Haben Sie sich nicht gerade auf eine Prüfung vorbereitet, als Sie krank wurden? Womit haben Sie sich wach gehalten?« »Ich hab' abends unheimlich viel Kaffee getrunken, mit Milch und Zucker. Und literweise Cola. Ich hab' noch nie so viel Cola getrunken.« Jetzt antwortete ich: »Sie mögen sich wundern, es gibt ein paar günstige Anzeichen. Zunächst einmal sind Sie noch nicht lange Diabetiker. Bei so frischen Fällen habe ich schon öfters eine dramatische Wende erlebt. Zweitens ist Ihr

Zuckerspiegel im Zusammenhang mit einer Racheninfektion ausgerastet. Ohne diese Infektion ist die Sache vielleicht weniger schlimm, als sie erst zu sein schien. Dann aber vor allem diese irrsinnigen Zuckermengen, die Sie sich zugemutet haben! Ich habe genug Patienten gehabt, bei denen der Diabetes durch Zucker ausgelöst wurde – vielleicht trifft das auch auf Sie zu. Sie sind sehr jung, aber Sie müssen nicht unbedingt einen juvenilen Diabetes haben. Es könnte sich auch um einen akuten Erwachsenendiabetes handeln, der durch die Kombination von Fehlernährung, Streß und Infektion manifest wurde.«

Anschließend erklärte ich Tom unser therapeutisches Vorgehen. Als erstes würde ich ihm eine strenge Diät und ein entsprechendes neues Dosierschema für das Insulin verordnen. Dann müßte er zusätzliche Nährstoffe schlucken, die den Diabetes günstig beeinflussen – die Mineralien Chrom, Zink, Magnesium und Mangan. Chrom ist besonders wichtig, weil es nachweislich die Glukosetoleranz steigert. Bei der Behandlung sollte außerdem die Möglichkeit berücksichtigt werden, daß jeder akute Typ-I-Diabetes Ausdruck einer Autoimmunkrankheit sein kann. Neuere Untersuchungen haben gezeigt, daß bei mehr als 70 Prozent der Typ-I-Diabetiker zum Zeitpunkt der Diagnosestellung Antikörper gegen die Inselzellen (das sind die Insulin-produzierenden Zellen im Pankreas) nachgewiesen werden können. Bei gesunden Menschen sind diese Antikörper selten.

Der zunehmend häufiger geäußerte Vorschlag, Typ-I-Diabetes mit Immunsuppressiva wie Cyclosporin zu behandeln, beweist, daß die Schulmedizin nicht nur von dem Faktor Autoimmunreaktion überzeugt ist, sondern aus dieser Überzeugung sogar therapeutische Konsequenzen zieht. Meines Erachtens müßte jeder frisch diagnostizierte Diabetes unter diesem Aspekt behandelt werden. Aus diesem Grund auch verordnete ich Tom hohe Dosen Nachtkerzenöl und EPA (= Eikosapentaensäure, eine in Seefischöl enthaltene hochungesättigte Fettsäure), um die Bildung der Prostaglandine anzuregen, die das Immunsystem schützen.

Tom mußte eine kohlenhydratarme Diät halten; denn Kohlenhydrate geben mehr Glukose ins Blut ab als andere Nahrungsmittel und benötigen daher mehr Insulin. Ich wollte daher die Tatsache nutzen, daß um so weniger Insulin erforderlich ist, je weniger Kohlenhydrate zugeführt werden. Die diätetische Umerziehung gipfelte darin, daß ich Tom den neuen Insulin-Dosierplan erklärte.

Wir versuchen jeweils, den physiologischen Ablauf der Insulinausschüttung zu imitieren. Der Insulinspiegel eines Nichtdiabetikers ist, außer nach einer Mahlzeit, normalerweise extrem niedrig. Mit dem Essen steigt der Insulinspiegel steil an und sinkt anschließend wieder auf sein niedriges Ausgangsniveau. Dagegen enthält das Blut von Diabetikern, die Verzögerungs-Insulin verwenden, rund um die Uhr relativ hohe Insulinkonzentrationen. Infolgedessen ist eine viel höhere Gesamtdosis Insulin erforderlich. Im Atkins Center geben wir dreißig Minuten vor den Mahlzeiten Normalinsulin, dessen Dosierung der Patient jeweils durch eine Blutzuckerbestimmung unmittelbar, bevor er sich das Insulin spritzt, selbst ermittelt. Somit injiziert ein Patient, der dreimal täglich eine Mahlzeit zu sich nimmt, auch dreimal am Tag Insulin, und zwar genau zum richtigen Zeitpunkt und in einer Dosierung, die dem jeweiligen Blutzuckerspiegel angepaßt ist. Im Gegensatz zu Tom sind die meisten insulinabhängigen Diabetiker zu dünn, als daß sie sich eine kohlenhydratarme Diät leisten könnten. Bei ihnen wird auf Lebensmittel verzichtet, die einfache Kohlenhydrate enthalten, beispielsweise Obst, Milch und Süßwaren, da sie sich viel nachteiliger auf den Blutzucker auswirken als komplexe Kohlenhydrate. Indem wir die Beziehung Ernährung – Insulin systematisch zu normalisieren versuchten, konnten wir den Insulingesamtbedarf unserer Patienten auf 50 bis 60 Prozent der vorherigen Menge senken.

Auch Tom wurde zu diesem Vorgehen angeleitet und mußte viermal täglich seinen Blutzucker bestimmen. In seinem individuellen Fall ergab sich daraus, daß er für jeweils 10 mg%, die sein Blutzucker über 140 lag, eine Einheit Insulin zu spritzen hatte. Tom war ein äußerst kooperativer Patient. Vier Monate lang testete er viermal täglich seinen Blutzucker. Innerhalb weniger Wochen sank sein Blutzucker stabil unter 140, das heißt, daß er kein Insulin mehr benötigte, und schließlich lagen die Werte im Normbereich (90 bis 100 mg%).

Bis im Oktober 1985 war alles weiterhin in Ordnung, doch im Januar 1986 begann Toms Blutzucker wieder bis auf 150 anzusteigen, mit einem Mittelwert um 140, was für einen nicht insulinpflichtigen Diabetes spricht. Was hatte sich geändert, und was hatte diesen Anstieg bewirkt? Ganz einfach: Tom hatte sich nicht an seine Diät gehalten, und er hatte zugenommen.

Es ist ganz wichtig, jeden neu erkannten Diabetes unter dem Aspekt zu behandeln, daß es sich möglicherweise um einen Zustand handelt, der wieder rückgängig gemacht werden kann. Wäre Tom bei den Ärzten geblieben, die sich therapeutisch lediglich ans Insulin klammerten, dann würde er mit Sicherheit heute noch Insulin spritzen. Er ist zwar nicht geheilt, aber es spricht doch einiges dafür, daß das Etikett »insulinpflichtiger Diabetes«, das die Ärzte ihm angeheftet hatten, eine Fehldiagnose war.

Zwei Formen der Zuckerkrankheit

Ich habe bereits einfließen lassen, daß es zwei Formen des Diabetes gibt. Ihre Ursachen sind so verschieden, daß es sich wahrscheinlich um zwei verschiedene Krankheiten handelt. Der juvenile Diabetes (Typ-I-Diabetes, insulinpflichtiger Diabetes mellitus) tritt gewöhnlich ganz akut bei Kindern und Jugendlichen auf. Abgesehen von der plötzlichen Manifestation der Symptome (Austrocknung und unerklärliche Gewichtsabnahme, vermehrtes Durstgefühl und gesteigerte Harnausscheidung) wird die Diagnose gesichert durch den Nachweis erhöhter Zuckerwerte in Blut und Urin bei gleichzeitig minimalem oder nicht meßbarem Insulinspiegel.

Wie ich aber schon am Anfang dieses Kapitels erwähnte, liegt bei der häufigeren Form des Diabetes, dem Erwachsenen- oder Typ-II-Diabetes, zumindest im Frühstadium, der Insulinspiegel *über* der Norm. Anders als beim juvenilen Typ findet sich die Grundstörung nicht in den insulinproduzierenden Zellen der Bauchspeicheldrüse, sondern in den Insulinrezeptoren. Beim juvenilen Diabetes muß Insulin zugeführt werden, während beim Erwachsenendiabetes der Insulinspiegel mitunter sogar gesenkt werden muß.

Tom ist ein interessantes Beispiel für die wenigen Fälle, in denen die Differentialdiagnose, mit der festgestellt werden soll, um welchen Diabetestyp es sich handelt, wirklich problematisch ist. Auch nachdem die Diagnose »Typ-II-Diabetes« bei Tom gesichert ist, frage ich mich, ob wir lediglich einen akut auftretenden Erwachsenendiabetes therapeutisch geschickt behandeln oder ob wir, indem wir uns auch um das Immunsystem kümmerten, nicht doch einen durch Pankreasinsuffizienz bedingten Typ-I-Diabetes »kurieren«.

Die folgende Fallgeschichte ist mehr oder weniger exemplarisch für 95 Prozent aller Diabetiker, die uns konsultieren – Patienten, deren Bauchspeicheldrüse noch Insulin produziert.

Marian Peck

Marian ist der klassische Fall eines ernährungsbedingten, fehlbehandelten Erwachsenendiabetes. Als sie sich, weil sie sich müde und schlapp fühlte, untersuchen ließ, eröffnete ihr der Arzt, sie habe einen latenten Diabetes, und verordnete ihr die von der amerikanischen Diabetesgesellschaft empfohlene Diät. Diese enthält mehr Kalorien und viel mehr Kohlenhydrate, als die Patientin zu essen gewohnt war. Nach zwei Diätwochen fühlte sie sich noch elender, total erschöpft und müde.

»Ich habe mir einen Termin bei Ihnen geben lassen, weil ich vor Jahren mal die Atkins-Diät gemacht habe, um abzunehmen. Und damals fühlte ich mich wirklich prima.«

Am 11. März 1986 fand sich Marian zu einer Reihe von Untersuchungen im Atkins Center ein. Sie war völlig kraftlos, litt unter Polyurie (extremes Wasserlassen), Polydipsie (starker Durst) und Angstanfällen. Der Blutzuckerspiegel betrug 296 mg%. Unsere Untersuchungen bestätigten den Diabetes und ergaben außerdem eine Candidosis (Hefepilzinfektion). Daraufhin wurde sofort eine zweiwöchige Kohlenhydrat-Entzugsdiät durchgeführt. Parallel erhielt die Patientin unser Basistherapeutikum (Rezeptur siehe Anhang C); Vitamin-B-Komplex, Zink, Mangan, Chrom und Magnesium; die Aminosäuren Taurin, Ornithin und Glutathion; EAP (Colaminphosphat); außerdem Homöopathika und Kaprylsäure gegen die Infektion durch *Candida albicans* (vgl. 8. Kapitel).

Als sich Marian am 18. März wieder vorstellte, war ihr Blutzuckerspiegel auf 211 mg% gesunken, sie fühlte sich weniger zittrig, konnte besser sehen und mußte seltener zur Toilette rennen.

Am 25.März fühlte sie sich schon einigermaßen kräftig und hatte keine Kopfschmerzen mehr.

»Mit der kohlenhydratarmen Diät ging es mir beinahe sofort besser. Es ist wirklich unglaublich, ein Unterschied wie Tag und Nacht. Ich fühle mich kräftiger und kann besser sehen. Jetzt macht mir das Leben wieder Spaß und ich weiß, daß ich auf dem richtigen Weg bin. Ich bin Ihnen und Ihren Mitarbeitern so dankbar!«

In den nächsten Monaten sank Marians Blutzuckerspiegel auf fast normale Werte (124 mg%). Ihr Blutdruck fiel von 160/92 auf 140/80 mm Hg. Ihr gesamtes Befinden besserte sich deutlich. Das Erstaunlichste ist, daß ihr früherer Arzt zu keinem Zeitpunkt eine kohlenhydratarme Diät verordnet hatte, eine Maßnahme, die sich bei Störungen des Zuckerstoffwechsels bewährt hat. »*Die 1800-Kalorien-Diät für Diabetiker, die ich machen sollte, enthielt mehr Kohlenhydrate, als ich je gegessen habe. Ich erfuhr nichts über den Unterschied zwischen raffinierten und komplexen Kohlenhydraten. Die Diät, wie Sie sie vorschreiben, durfte ich allmählich um ein paar Vollkornprodukte und etwas Obst bereichern. Und jetzt geht es mir wirklich gut.*«

Der Typ-II-Diabetes, an dem Marian leidet, ist die häufiger auftretende Form und scheint im Zunehmen begriffen, wenn man die Grenzfälle einbezieht, nämlich Personen mit verminderter Glukosetoleranz (asymptomatisches Stadium).

Zusammenhang zwischen zuviel Insulin, Fettsucht und koronarer Herzkrankheit

Machen Sie sich folgendes klar:

- Die meisten Typ-II-Diabetiker (80 Prozent) sind oder waren übergewichtig.
- Mindestens die Hälfte der stark Fettsüchtigen haben einen Diabetes.
- Bei praktisch allen Fettsüchtigen und den meisten Typ-II-Diabetikern besteht eine vermehrte Insulinbildung.
- Vermehrte Insulinbildung, Diabetes und Übergewicht sind Risikofaktoren für die koronare Herzkrankheit.

Sie sehen, welche große Bedeutung der überschießenden Insulinbildung als Reaktion auf Kohlenhydratverzehr zukommt. Schließlich möchte ich noch auf den absolut entscheidenden Punkt hinweisen: *Die überschießende Insulinausschüttung kann unterdrückt werden, indem man Lebensmittel meidet, die diese Reaktion hervorrufen.* Dies ist der Grund, warum die kohlenhydratarme oder die zuckerfreie Diät bei all den oben beschriebenen Leiden so erfolgreich ist. Deshalb mußte Marian nach ihrem ersten Termin bei uns die Atkins-Diät machen; deswegen auch trat bei mehr als neunzig Prozent der sechstausend Diabetiker, die wir im Atkins Center behandelten, eine meßbare Besserung ein, wenn sie sich an die empfohlene Diät hielten.

Der Glykämie-Index

Der Glykämie-Index charakterisiert die Fähigkeit eines Lebensmittels, eine Insulinausschüttung zu provozieren. Dieser Wert wurde für eine große Zahl von Lebensmitteln berechnet und ist das Maß für den Grad des Blutzuckeranstiegs nach Verzehr einer bestimmten Menge des jeweiligen Lebensmittels. Vom stärksten bis zum geringsten Blutzuckeranstieg ergibt sich die nachstehende absteigende Reihenfolge: 1. isolierte Zucker, 2. Obst, 3. Milch (Laktose), 4. stärkehaltige Gemüse, 5. Gemüse mit geringem Kohlenhydratgehalt, 6. Nüsse und Samen, 7. Proteine und 8. Fette. In der Liste der Glykämie-Indizes werden bestimmte Gemüse und Getreide der ersten Gruppe zugeordnet, weil sie den Blutzucker stärker ansteigen lassen als die meisten Früchte (zum Beispiel Karotten, Pastinaken, Kartoffeln, polierter Reis, Cornflakes). Erstaunlich gering beeinflussen Früchte wie Kirschen, Grapefruit, Pfirsiche und Pflaumen den Blutzucker.

Kohlenhydrateinsparung als Schlüssel zum Erfolg

Es erfordert eine gründliche Kenntnis der Krankheit und der Ergebnisse der Grundlagenforschung, wenn man übergewichtige Diabetiker systematisch über eine Einschränkung der Kohlenhydratzufuhr behandeln will. Diese Therapie kann der Schulmediziner ebenso durchführen wie sein alternativer oder komplementärmedizinisch orientierter Kollege. Es braucht nur ein bißchen gesunden Menschenverstand und die Bereitschaft, sich nicht beirren zu lassen. Solche Ärzte scheinen aber selten zu sein. Die meisten Diabetiker, die zu uns zur Behandlung kamen, hatten die Anweisungen ihres Arztes befolgt und benötigten trotzdem noch Medikamente und/oder waren schlecht eingestellt. Wir setzten nur die modernen ernährungswissenschaftlichen Erkenntnisse in die Praxis um und konnten dadurch beweisbare Besserungen erzielen.

Warum wird dieser therapeutische Ansatz ignoriert?

Diese Therapie erfordert solides diätetisches Wissen, in der Regel aber nicht den Griff zum Rezeptblock. Viele konventionelle Ärzte bewegen sich in ausgetretenen Gleisen und schrecken vor unkonventionellen Methoden zurück. Die Folge ist, daß sie ihren Patienten oft mehr schaden als nutzen.

Gefährliche Nebenwirkungen

Mehr Schaden als Nutzen stiften meines Erachtens auch die oralen Antidiabetika, die tausendmal öfter verordnet werden als die eigentlich angezeigte kohlenhydratarme Diät. Es gibt Hinweise, daß eine Langzeitbehandlung mit bestimmten oralen Antidiabetika (Tolbutamid, Phenformin) das Risiko, einen Herzinfarkt zu erleiden, erhöht. Welchen Nutzen aber hat ein Medikament, das dieses Risiko *erhöht*?

Die Hinweise auf ein erhöhtes kardiovaskuläres Risiko durch Langzeiteinnahme oraler Antidiabetika ergaben sich aus der sogenannten UGDP-Studie (= University Group Diabetes Program), bei der an 823 Patienten die Langzeitwirkungen bestimmter oraler Antidiabetika gegen Plazebo im Doppelblindverfahren geprüft wurden. Danach starben in der mit Antidiabetika behandelten Gruppe zweieinhalbmal so viele Patienten an kardiovaskulären Krankheiten.

Wäre die Schulmedizin so wissenschaftlich, wie sie sich gebärdet, dann dürften die fraglichen Medikamente nicht mehr verordnet werden. Doch das Gegenteil ist der Fall.

Die Kehrseite der Medaille

Ironischerweise haben wir nur relative Erfolge vorzuweisen – relativ zu der Fehlbehandlung, die fast alle Patienten erfahren hatten, bevor sie das Atkins Center aufsuchten. Ich muß nämlich ganz offen gestehen, daß wir bisher nichts haben, um die eigentliche diabetische Grundstörung zu beseitigen. Die kohlenhydratarme Diät *umgeht* ja nur das Problem.

Speziell lassen sich mit der kohlenhydratarmen Diät jene achtzig Prozent der Typ-II-Diabetiker leichter behandeln, die übergewichtig sind (oder waren) und noch relativ viel Insulin bilden. Und wenn sie auch bei Diabetikern, die schlank sind oder wenig Insulin bilden, weniger nützt, vereinfacht sie die Behandlung mit Insulin doch erheblich. Der amerikanische Diabetologe Dr. RICHARD K. BERNSTEIN vertritt die Überzeugung, daß eine extrem niedrige Kohlenhydratzufuhr von etwa 35 Gramm täglich am besten geeignet ist, bei der Behandlung mit Normalinsulin den Blutzuckerspiegel optimal zu regulieren.

Bei den schlanken Diabetikern, die nur selten zuviel Insulin bilden, stellen wir anhand der Glykämie-Index-Liste eine Diät zusammen, die nur wenig blutzuckersteigernde Kohlenhydrate enthält. Wir raten ihnen, weder Kaffee noch Alkohol zu trinken, und verordnen zusätzlich Nährstoffe, über die noch zu reden sein wird. Bei diesen Patienten ist der Therapieerfolg weniger gut, vor allem, wenn sie bereits eine Diät gewissenhaft befolgten.

Bevor ich auf die Nährstoffe eingehe, die wir bei Diabetes geben, möchte ich noch von einer Patientin berichten, bei der sich eine diabetische Entwicklung schon abgezeichnet hatte, lange bevor die Krankheit manifest wurde.

Marilyn Greenspan

Die Krankengeschichte von Marilyn Greenspan illustriert sehr gut, wie das schlichte Beharren auf einem einzigen Prinzip (zum Beispiel bei Diabetes braucht man Insulin) zu einer groben Fehlbehandlung führen kann und, beiläufig, auch das typische Verhalten großer Institutionen darstellt. Ich hatte Marilyn Greenspan bereits 1973 wegen Übergewicht, bei prädiabetischer Stoffwechsellage, behandelt. Damals schärfte ich ihr ein, daß sie sich in Zukunft konsequent kohlenhydratarm ernähren müsse. Doch nachdem ich sie aus meiner ärztlichen Obhut entlassen hatte, gab sie einige Zeit später die Diät auf.

Sie nahm daraufhin stetig zu, und 1980 wurde ein manifester Diabetes bei ihr diagnostiziert. Ihr Hausarzt empfahl ihr dieselbe wundersame Diät, die ihr eigentlich den Diabetes beschert hatte, und verschrieb ihr orale Antidiabetika. Die Medikation wurde 1984 auf Insulin umgestellt, aber der Blutzuckerspiegel war damit nicht ausreichend zu senken.

Schließlich beschloß Marilyn Greenspan, sich in der angesehenen Joslin Fachklinik für Diabetes in Boston untersuchen zu lassen und zu tun, was die dortigen Experten ihr raten würden.

In der Klinik wurde Marilyns Insulindosis innerhalb einer Woche von 50 auf 150 Einheiten heraufgesetzt. (Hier möchte ich anmerken, daß im allgemeinen Tagesdosen von 25 Einheiten Insulin genügen und daß übergewichtige Diabetiker anfangs oft ohnehin noch einen gewissen Insulinspiegel haben.) Dies hatte zur Folge, daß die Patientin etwa zehn Kilo zunahm und einen Bluthochdruck bekam, der dann mit einem Diuretikum behandelt wurde. Bekanntlich verschlimmern Diuretika den Diabetes! Um ihr Übergewicht abzubauen, kam Marilyn wieder ins Atkins Center, nachdem sie zwischenzeitlich andere Ärzte konsultiert hatte, die ihr zwar eine Einschränkung der Kohlenhydrate verordneten, sie aber weiterhin so mit Insulin traktierten, daß sie mit einer Hypoglykämie reagierte.

Am 15. Juni 1987 sah ich die Patientin wieder und mußte ihr eröffnen, daß ihre Insulinwerte immer wieder über der Norm lagen und ihre Blutfette erschreckend hoch waren. Mir war klar, daß Marilyn überhaupt kein Insulin bekommen sollte, aber ich baute die bisherige Insulinzufuhr nur langsam ab. Für jeweils 10 Punkte über einem Blutzucker von 200 bekam Marilyn eine Einheit Normalinsulin. Und natürlich durfte sie keine Kohlenhydrate essen. In der Klinik hatte man ihr drei bis fünf Scheiben Brot und drei Stück Obst am Tag, gelegentlich sogar eine Portion Eiscreme erlaubt.

Unter unserer Behandlung fiel der Insulinwert über Nacht um neunzig Prozent, und auch die Diät wirkte sich unmittelbar aus: Der Blutzucker sank rasant, die Pfunde purzelten, die Müdigkeit am Nachmittag verschwand. Hitzewallungen und Nachtschweiß, an denen die Patientin gelitten hatte, traten nur noch selten auf, nämlich immer dann, wenn sie Diätsünden begangen hatte. Heute kommt Marilyn, sofern sie ihre Diät befolgt, tagelang *ohne Insulin* aus. Dieses Ergebnis bestätigt die Hypothese, daß übergewichtige Diabetiker mit Insulinreserven kein Insulin bekommen sollten.

Unterstützende therapeutische Maßnahmen

Nach den beispielhaften Fallgeschichten möchte ich Ihnen besondere Maßnahmen erläutern, die unser therapeutisches Programm für Diabetiker begleiten.

Eine biologisch aktive Form des Spurenelementes Chrom liegt im sogenannten Glukosetoleranzfaktor (GTF) vor. Die Verabreichung von dreiwertigem Chrom in Form des GTF, der vor allem in Bierhefe, Leber, Käse und Vollkornbrot enthalten ist, bewirkt eine verbesserte Glukosetoleranz. Darum halte ich es für sinnvoll, alle Diabetiker und Prädiabetiker, aber auch zu Herzleiden prädisponierte Patienten *routinemäßig* mit Chrom zu behandeln. Auch wenn die günstige Wirkung dieses Spurenelements durch den Erfolg unserer anderen therapeutischen Maßnahmen teilweise überdeckt wird, sollte das Indikationsspektrum des Chroms voll genutzt werden. Die in der Diätetik üblichen Dosen sind unbedenklich.

Der Mineralstoff Zink hat im menschlichen Organismus viele Funktionen zu erfüllen, die im einzelnen noch nicht alle erforscht sind. Für unser Thema ist Zink interessant, insofern es das Immunsystem stärkt und beim Diabetes auch Immunstörungen als Ursache diskutiert werden.

Indikationen sehe ich auch für die Mineralstoffe Magnesium (vor allem, um Gefäßkomplikationen zu verhüten) und Mangan. Ich verordne jedem Patienten, der einen gestörten Zuckerstoffwechsel hat, optimale Dosen Zink, Magnesium, Mangan und Chrom. Die individuelle Dosierung wird anhand der Mineralstoffkonzentrationen in Blut-, Haar- und Urinproben ermittelt.

Essentielle Fettsäuren müssen mit der Nahrung zugeführt werden, weil unser Organismus sie benötigt, aber nicht selbst synthetisieren kann. In einer Langzeitstudie an der Universität Rotterdam wurde nachgewiesen, daß die regelmäßige Einnahme von Linolsäure, einer essentiellen Fettsäure, diabetische Komplikationen an Herz, Nieren und Augen deutlich reduziert. Der in Kanada lebende englische Wissenschaftler DAVID F. HORROBIN fand, daß mit Gammalinolensäure (GLA, enthalten im Samenöl der Nachtkerze) noch bessere Ergebnisse erzielt werden. Diese essentiellen Fettsäuren, ferner auch Lachsöl (EPA, Eikosapentaensäure), sind Vorstufen bestimmter Prostaglandine, die den Verlauf des Diabetes günstig beeinflussen und deshalb therapeutisch eingesetzt werden sollten. Vielleicht war EPA der Faktor, der Tom Kastor besonders geholfen hat.

Nährstoffe – ein Silberstreifen am Horizont?

In der Komplementärmedizin werden ungiftige Nährstoffe angewandt, von denen einige therapeutisch sehr aussichtsreich zu sein scheinen. Am meisten verspricht man sich derzeit von der Verbindung Pyridoxin-alpha-Ketoglutarat (PAK), die wir seit 1988 auch im Atkins Center verwenden. Aus neuesten, italienischen Studien geht hervor, daß dieses Nährstoffgemisch den Blutzuckeranstieg sowohl bei Typ-I- als auch bei Typ-II-Diabetikern deutlich hemmt.

Japanische Forscher berichteten über eine Besserung der Laborwerte von Diabetikern unter Koenzym Q. (= Ubichinon; Koenzyme sind Substanzen, die Stoffwechselreaktionen fördern und sich dabei, anders als Katalysatoren, selbst verändern.) Im Atkins Center erzielen wir einen günstigen Einfluß auf die Blutzuckerwerte durch das B-Vitamin Biotin, das wir nicht im Mikrogrammbereich anwenden, sondern routinemäßig in hohen Dosen (Megabiotintherapie).

Wir haben eine Nährstoffrezeptur für Diabetiker (siehe Anhang C) entwickelt, die gleichzeitig mit PAK (Pyridoxin-alpha-Ketoglutarat), GLA (Gammalinolensäure) und EPA (Eikosapentaensäure) verordnet wird. Unser erster Eindruck ist, daß diese kombinierte Behandlung unseren diabetischen Patienten von großem therapeutischen Nutzen ist.

Ein weiterer therapeutischer Ansatz

Der Mediziner Dr. William Philpott machte die interessante Beobachtung, daß bestimmte Nahrungsmittel bei manchen Personen den Blutzukker stärker heben als andere Nahrungsmittel gleicher Zusammensetzung. Daraus leitete er die Forderung ab, daß man jedes von Diabetikern verzehrte Nahrungsmittel entsprechend testen und all jene vom Speiseplan streichen müsse, die einen deutlichen Anstieg des Blutzuckers verursachen. Im Atkins Center haben wir mit diesem Vorgehen leider keine sehr eindrucksvollen Erfolge erzielt. Inzwischen gewinnen wir die nötigen Informationen durch einen einfach durchzuführenden zytotoxischen Test, mit dem die Reaktion der weißen Blutkörperchen auf spezifische Nahrungsmittel bestimmt werden kann. (Über den Test und Nahrungsmittelunverträglichkeiten informiert das nächste Kapitel.) Sie werden bald erkennen, daß die Art der Nahrungsmittel und ihrer Verwertung zu beträchtlichen Veränderungen im Energiehaushalt, in Stimmung, seelischer und nervlicher Verfassung führen kann.

7. Kapitel

Hypoglykämie – eine häufige Befindensstörung

Leser, die meine anderen Bücher kennen, bitte ich bei diesem Kapitel um Verzeihung; denn ihnen wird das meiste vertraut sein, was ich im folgenden erläutere. An der hypoglykämischen Reaktion lassen sich die Schwächen der Schulmedizin und die Notwendigkeit einer Wende in der Medizin besonders anschaulich aufzeigen.

Häufigkeit der Hypoglykämie

Nach meiner Einschätzung ist die Hypoglykämie eine Störung, von der die Mehrzahl der Bevölkerung betroffen ist. Sie äußert sich in Form von Entkräftung, Stimmungsschwankungen, Konzentrationsschwäche, Kopfschmerzen, Zittrigkeit, Mattigkeit, Reizbarkeit, Hunger, Spannungsgefühl, Nervosität u. a. Diese Veränderungen treten unregelmäßig auf, schlagen in der nächsten Stunde um und zeigen einen auffälligen Zusammenhang mit dem Zeitpunkt der Nahrungsaufnahme und der Art der verzehrten Nahrungsmittel. Fragen Sie einfach mal die nächsten zehn Leute, die Ihnen begegnen, ob sie eines der genannten Symptome kennen, dann wissen Sie, wie häufig hypoglykämische Reaktionen sind.

Viele Ärzte bestreiten, daß Hypoglykämie derart verbreitet ist, und handeln entsprechend. Es gibt eine riesige Zahl von Patienten, die wirklich hypoglykämisch reagieren und durch die Hände solcher Ärzte gegangen sind: Da wurde der ganze diagnostische Apparat mit Klinikeinweisung, Computertomographie, Psychopharmakotherapie, Schocktherapie und was noch alles eingesetzt, bloß weil diese Ärzte Scheuklappen tragen und das Offensichtliche nicht wahrhaben wollen. Ich weiß, wovon ich rede, denn ich habe Hunderte solcher Patienten nach ihrer Odyssee behandelt.

Wie sind derartige ärztliche Fehleinschätzungen möglich? Im allgemeinen streiten sich orthodoxe und alternative Ärzte über Therapie von Krankheiten und nicht darüber, ob es eine Krankheit überhaupt gibt. Der Streit beruht teilweise auf einem Mißverständnis. Wenn ich von Hypoglykämie spreche, meine ich eine hypoglykämische Reaktion (reaktive Hypoglykämie), während viele Schulmediziner darunter eine Krankheit im strengen Sinn verstehen. Und bedauerlicherweise gibt es keine klare Übereinkunft, welche Kriterien die Diagnose »Hypoglykämie« rechtfertigen. Der Glukosetoleranztest, mit dem sich die Störung noch am ehesten diagnostizieren läßt, bietet selbstverständlich keine eindeutige Grenzlinie, die eine Zuordnung in hypoglykämische und nichthypoglykämische Personen zuließe. Es gibt stets Personen mit echter hypoglykämischer Reaktion, die zur Gruppe der »Normalen« gehören, und scheinbar »Normale«, bei denen die Kriterien der Hypoglykämie zutreffen. Ich habe über 26 000 Glukosetoleranztests von unseren Patienten ausgewertet und bin erstaunt über die hohe Zahl der Grenzfälle. Welchen Wert hat nun der Glukosetoleranztest, wenn er für die Diagnose nicht optimal geeignet ist? Ich betrachte ihn als wichtiges Instrument bei der Verlaufskontrolle.

Doch wenden wir uns nun erst wieder einer typischen Fallgeschichte zu.

Jack Holmes

Der 43jährige Jack Holmes konsultierte mich erstmals im Juli 1985. Er war ein erfolgreicher, selbständiger Geschäftsmann, der viel unterwegs war, ein sehr aktives Leben führte und schon mehr als zwanzig Jahre versuchte herauszufinden, warum er ständig müde war. Bei acht Ärzten war Jack in Behandlung gewesen, und er meinte, wenigstens einer hätte ihm doch helfen müssen.

Statt dessen war er achtmal allgemeinuntersucht worden und hatte achtmal gesagt bekommen, daß ihm nichts fehle. Zwei Ärzte hatten ihn wohl gefragt, ob er berufliche oder eheliche Probleme habe oder ob ihn sonst etwas bedrücke. Jack erwiderte, er sei nicht deprimiert, sondern müde und erschöpft.

Zwanzig Jahre lang hatte kein Arzt es geschafft, ihm zu helfen! Die meisten hatten ihm geraten, vernünftig zu essen und ausreichend zu schlafen. Ein paar Ärzte meinten, er sei vielleicht überarbeitet, doch das schien Jack ausgeschlossen, denn am Wochenende und im Urlaub fühlte er sich genauso schlapp. »*Zuletzt war ich bei einem Internisten. Der stellte fest, daß ich 195 Pfund wiege (Jack ist 1.85 m groß), und meinte, ich sollte auf 175 Pfund abnehmen, dann würde es mir besser gehen. Wie er mir das von oben herab verkündete und sich dann wieder selbstzufrieden hinter seinem Schreibtisch verschanzte, ging mir gegen den Strich, und ich sagte ihm: ›Herr Doktor, Sie wissen nicht, wovon Sie reden! Sie wollen mir weismachen, es ginge mir besser, wenn ich nur noch 175 Pfund wiege? Ich sage Ihnen eins – mit zwanzig hatte ich 168 Pfund Gewicht, war ein guter Amateurboxer und rannte auch da schon zum Arzt, weil ich ewig müde war!‹*«

Wir machten mit Jack einen Glukosetoleranztest, was alle Ärzte bislang unterlassen hatten. Der Nüchternwert betrug 95. Nachdem Jack eine Glukoselösung getrunken hatte, stieg der Blutzucker binnen dreißig Minuten steil auf 190 an und sank innerhalb der nächsten drei Stunden auf 52. Und das ist ja wohl ein klarer Hinweis auf eine hypoglykämische Reaktion! Ich verordnete Jack die kohlenhydratarme Diät und unsere Basistherapeutikumrezeptur. Jack hatte immer einen Heißhunger auf Süßes, wie üppige Eisbecher und Apfeltorte, gehabt, aber die Hoffnung, endlich seine elende Müdigkeit loszuwerden, beflügelte ihn so, daß er seine Diät konsequent befolgte. »Den Unterschied habe ich fast sofort gespürt«, meinte er. Nach zweiwöchiger Diät berichtete er, daß er sich fast nie mehr müde und erschöpft fühle und daß er auch seine Gelenksteifigkeit losgeworden sei.

Jack litt übrigens auch unter Durchschlafstörungen. Während er nachts meist nach zwei oder drei Stunden aufwachte, schlief er tagsüber meist ein, wenn er eine oder zwei Stunden vorher eine Mahlzeit zu sich genommen hatte. Das ist natürlich eine ganz typische hypoglykämische Müdigkeit, die unter der kohlenhydratarmen Diät nicht mehr auftrat. Außerdem konnte Jack nun durchschlafen.

Nachdem die Diagnose feststand, war alles weitere unproblematisch. Es handelte sich einfach um eine klassische hypoglykämische Reaktion, und die stark reduzierte Kohlenhydratzufuhr bewirkte, daß die Müdigkeit verschwand, weil es nicht mehr zu Blutzuckerspitzen und folglich auch nicht mehr zur reaktiven Unterzuckerung kam. Jacks Heißhungerattacken hörten ebenfalls weitgehend auf, wenn er auch gelegentlich von Apfeltorten träumte. Innerhalb von drei Monaten nahm er auf 182 Pfund ab. Hin und wieder beging Jack eine Diätsünde, aber bald wurde ihm klar, daß er dann jedesmal einen nahezu totalen Rückfall in den alten Erschöpfungszustand erlitt. Einmal besuchte er mit einem seiner Angestellten ein mexikanisches Restaurant in Manhattan und ließ diesen dann auf dem Heimweg unterwegs aussteigen. Wenige Minuten später mußte er an einer roten Ampel halten.

»Das nächste, woran ich mich erinnere, war ein Polizist, der mich an der Schulter faßte und mich fragte, ob ich einen über den Durst getrunken hätte. Während ich wartete, daß die Ampel auf Grün schaltete, war ich geistig weggetreten.«

Der entscheidende Unterschied gegen früher sei, so meint Jack, daß er jetzt viel mehr Freude am Leben habe. Wie die meisten Ex-Hypoglykämiker findet er es weniger schlimm, auf Kohlenhydrate zu verzichten, als unter ständiger Müdigkeit zu leiden. Aus diesen und hunderten anderer Fallgeschichten geht hervor, daß der jähe Blutzuckerabfall sehr leicht zu diagnostizieren und noch leichter zu behandeln ist.

Ganz selten sehen wir Patienten, die richtig diagnostiziert wurden und eine einschlägige Diät befolgen, bei denen aber die erwartete Besserung ausbleibt. Meistens tritt jedoch, wie bei Jack, innerhalb weniger Wochen eine unkomplizierte Besserung ein.

Bei den wenigen hypoglykämisch reagierenden Patienten, die nicht gebessert werden, handelt es sich fast immer um solche, die Obst und Fruchtsäfte konsumieren. Erst wenn wir sie darauf hinweisen, verstehen sie, daß Früchte einen hohen Glukoseanteil enthalten und ihr Problem gelöst sein wird, sobald sie süße Früchte (aber auch Milchzucker = Laktose) weglassen. Die reaktive Hypoglykämie ist keine gefährliche oder sich verschlimmernde Krankheit, sondern ein Symptom. Leider aber ist die Unfähigkeit mancher Ärzte, eine reaktive Hypoglykämie richtig zu diagnostizieren, oft Ursache großen Leids und kann Patienten sogar ungerechtfertigt in die psychiatrische Klinik bringen.

Wie entsteht eine hypoglykämische Reaktion?

Nachdem wir nun das Erscheinungsbild der hypoglykämischen Reaktion und das Grundprinzip ihrer Behandlung kennen, werden wir uns noch eingehender mit dieser Störung und den therapeutischen Möglichkeiten befassen.

Wie schon erwähnt, liegt bei Hypoglykämie ein zu niedriger Blutzuckerspiegel vor. Dies kann durch Tumor, Lebererkrankungen, endokrine Störungen, durch Insulin oder bestimmte orale Antidiabetika (Zuckerkranke), durch angeborene Fruktoseunverträglichkeit, durch Magenoperation, reaktiv (funktionell) oder auch durch Frühstadien des Diabetes bedingt sein. Alle möglichen Ursachen einer Hypoglykämie diagnostisch in Betracht zu ziehen, ist eine hohe ärztliche Kunst. Wir sprechen im folgenden wieder von der reaktiven Hypoglykämie, die ich auch als »exzessive sekundäre Reaktion auf Zucker« definiere und deren Häufigkeit von Schulmedizinern so leicht unterschätzt wird. Die primäre (erste) Reaktion des Organismus auf Zuckerzufuhr besteht darin, daß der Blutzuckerspiegel hochschnellt; die sekundäre (zweite) Reaktion besteht darin, daß dieser Zuckerspiegel, hauptsächlich durch den gegenregulierenden Einfluß des Insulins, wieder sinkt. Bei einer extremen Sekundärreaktion fällt der Glukosespiegel zu steil oder zu tief (unter das Ausgangsniveau). Beide Reaktionsweisen können hypoglykämische Symptome auslösen, aber auch Hormonausschüttungen, wie zum Beispiel von Adrenalin und ähnlichen Substanzen, die der Organismus rasch freisetzt, um den extremen Blutzuckerabfall zu bremsen. Auf der Adrenalinwirkung beruhen die Angstanfälle, Ausbrüche von kaltem Schweiß, Herzklopfen, Kopfschmerzen, Schlafstörungen und nervöse Spannung, während Müdigkeit, Schwäche, Konzentrationsstörungen, Gier nach Süßem, Verwirrtheit und Gedächtnisstörungen durch den Mangel an dem Energiespender Glukose bedingt sind.

Hilfe für Hypoglykämiker

Zunächst muß man sich immer den entscheidenden Punkt vor Augen halten, daß Zucker die unmittelbare Ursache der reaktiven Hypoglykämie ist; das heißt, der extreme Blutzuckerabfall ist die Reaktion auf zugeführte, meist glukosehaltige Nahrung. Die meisten Betroffenen sprechen auf eine zuckerfreie Ernährung an (bei der auch Alkohol und Koffein verboten sind). Im allgemeinen muß, wenigstens zu Beginn der diätetischen Behandlung, auf einfache Kohlenhydrate (in Süßigkeiten, süßem Obst, Milch enthalten) verzichtet werden. Beide Diäten, mit denen wir im Atkins Center arbeiten, sind für die Behandlung der reaktiven Hypoglykämie bestens geeignet. Sie wurden eigens für die Stabilisierung des Blutzuckers entwikkelt. Allerdings stellen sie, darauf sei ausdrücklich hingewiesen, keine Heilbehandlung dar, sondern umgehen bloß das Problem.

Zusätzliche Nährstoffgaben – warum?

Manches spricht dafür, daß es sich bei der reaktiven Hypoglykämie um eine erworbene Stoffwechselstörung, beispielsweise einen relativen Vitamin- oder Mineralstoffmangel handeln könnte. Entsprechend gehört zu unserer diätetischen Therapie die Gabe von hochdosiertem Vitamin-B-Komplex, da diese Vitamine bei den meisten Schritten des Glukosestoffwechsels beteiligt sind. Desgleichen sind auch die vier Mineralstoffe Zink, Mangan, Chrom und Magnesium, die wir in der Diabetikertherapie verwenden, unverzichtbar.

In schwierigen Fällen kommt man oft mit zwei weiteren Nährstoffen therapeutisch weiter. Bei dem einen handelt es sich um die Aminosäure L-Glutamin (Aminosäuren sind Proteinbausteine). Wie ein Zucker wirkt Glutamin als Energielieferant für den Gehirnstoffwechsel. Nach meiner Erfahrung hilft es Patienten, die eine Gier nach Süßem (oder nach Alkohol) haben. Ich verordne Einzeldosen von 500 bis 1 500 Milligramm. Glutamin hat sich vor allem bei Patienten bewährt, denen der Einstieg in die kohlenhydratarme Diät schwerfällt.

Die zweite therapeutische Unterstützung bei problematischen Blutzuckerreaktionen stellt Glyzerin (= Glyzerol) dar. Glyzerin ist ein ungiftiger dreiwertiger Alkohol, der im Körper zu Kohlendioxid und Wasser abgebaut wird. Mit Fettsäuren kann es sich zu Triglyzeriden verbinden. Oft gelingt es, eine hypoglykämische Reaktion aufzufangen, wenn man bei den allerersten Anzeichen knapp 30 Gramm Glyzerin (in Kapseln) zu sich nimmt. Vorsicht: Glyzerin hat abführende Wirkung.

Und wenn alles nicht hilft?

Falls alle diese Maßnahmen die Symptome nicht beseitigen, ist die Diagnose womöglich unvollständig, und es sollte geprüft werden, ob eine Lebensmittelunverträglichkeit vorliegen könnte. Davon abzugrenzen ist die »Lebensmittelallergie«. Echte Lebensmittelallergien sind relativ selten.

Eine Lebensmittelunverträglichkeit oder -intoleranz erzeugt ähnliche Symptome wie die reaktive Hypoglykämie, unterscheidet sich von dieser aber durch den Zeitpunkt ihres Auftretens und vor allem durch die Art der auslösenden Lebensmittel. Bei einer Intoleranz kann die Reaktion sogar durch Blutzuckerveränderungen vermittelt werden. Das heißt, nicht nur einfache Zucker, sondern auch komplexe Kohlenhydrate oder sogar Proteine können die charakteristischen hypoglykämischen Reaktionen hervorrufen.

Es gibt jedoch sehr häufig Überschneidungen. Der zytotoxische Test, den wir diagnostisch einsetzen, läßt den Schluß zu, daß fast alle unsere Patienten, besonders aber die Hypoglykämiker, eine Intoleranz gegen mehrere Lebensmittel aufweisen. Im Idealfall sollten daher die Blutzuckerwerte stabilisiert *und* unverträgliche Lebensmittel gemieden werden, wenngleich erfahrungsgemäß achtzig Prozent der Hypoglykämiker bereits ausreichend auf die kohlenhydratarme Diät ansprechen. Die Untersuchung auf Lebensmittelunverträglichkeiten ist nur bei dreißig Prozent unumgänglich. Das liegt daran, daß solche Intoleranzen am häufigsten bei kohlenhydratbetonter Kost auftreten. Da ich die Intoleranztestung für ein sehr wichtiges diagnostisches Instrument halte, will ich Ihnen die Grundzüge erläutern.

Der Nachweis von Lebensmittelunverträglichkeiten

Gehen wir einmal davon aus, daß es für jeden Menschen Lebensmittel gibt, die Probleme verursachen und deswegen gemieden werden sollten, dann ist es keineswegs erstaunlich, daß wir über eine Reihe von Möglichkeiten verfügen, solche Lebensmittelunverträglichkeiten nachzuweisen.

Zunächst und an erster Stelle können wir selbst Zusammenhänge zwischen unserem Essen und den Reaktionen darauf entdecken. Immer wenn uns auffällt, daß wir regelmäßig (oder sehr oft) nach dem Verzehr bestimmter Speisen und/oder Getränke bestimmte unangenehme Symptome bekommen, lehrt uns der beste Lehrer, nämlich die Erfahrung, etwas über solche Lebensmittelunverträglichkeiten. (Gerade jetzt überzeugen mich meine morgendlichen Kopfschmerzen, daß ich gestern abend besser nicht im China-Restaurant gegessen hätte.)

Weitere Möglichkeiten, Lebensmittelunverträglichkeiten nachzuweisen, sind die Pulsuntersuchung, die Kinesiologie (Muskeluntersuchung), die unmittelbar sublinguale Provokation (eine klinisch-ökologische Methode, bei welcher der Proband eine Verdünnung des verdächtigen Lebensmittels unter die Zunge nimmt und seine Reaktion beobachtet wird), die Blutzuckerkontrolle nach Testmahl, die Bestimmung der Immunglobuline (vor allem IgG), die Elektroakupunktur nach *Voll* und die Elektrodiagnose (Messung der Potentialdifferenz zwischen Akupunkturpunkten und -meridianen). Es gibt ferner eine Reihe von Verfahren, die auf dem Zerfall von Granulozyten (bestimmte weiße Blutkörperchen) beruhen, sogenannte zytotoxische Tests, die uns im Atkins Center immer wieder eine wesentliche diagnostische und therapeutische Hilfe sind.

Zytotoxische Untersuchungen stellen keine Allergietests dar, wie sie von Allergologen (zumeist hochspezialisierte Hautärzte) durchgeführt werden. Bei den echten Allergien spielen überwiegend Immunglobuline der Klasse E (IgE), sogenannte Reagine, eine Rolle. Der Nachweis geschieht durch Hauttests und Bestimmung des IgE im Blut. Auch im Atkins Center führen wir solche Tests durch, da sie äußerst exakt sind. Zum Nachweis einer Lebensmittelintoleranz sind aber vielfach andere Untersuchungen erforderlich.

Mit anderen Worten, manche Lebensmittelunverträglichkeiten, die das Befinden eines Patienten stark beeinträchtigen können, werden nicht durch IgE vermittelt. Das heißt, sie sind keine Allergien im »klassischen« Sinn und werden darum von den üblichen Tests nicht erfaßt.

Die klinischen Ökologen, mit deren Auffassung die komplementär arbeitenden Mediziner übereinstimmen, beschreiben den Mechanismus der nicht-IgE-bedingten Lebensmittelunverträglichkeiten wie folgt: Jedes Lebensmittel besitzt eine Proteinstruktur, die für seine biologische Klasse charakteristisch ist. Wird nun von diesem Lebensmittel soviel verzehrt, daß der obere Verdauungstrakt es nicht vollständig zu verdauen vermag, dann werden die Proteine nicht in die einzelnen Aminosäuren zerlegt, sondern nur in Peptide, das sind Aminosäureketten. Diese Peptide können zwar durch die Darmwand in die Blutbahn transportiert werden, aber als Molekül sind sie zu groß, so daß sie von den sogenannten neutrophilen Granulozyten, das sind spezialisierte weiße Blutkörperchen, nicht erkannt und von ihnen als Fremdkörper vertilgt werden. Dabei setzen die Granulozyten ein Enzym frei, das die Körnung (Granula) in ihrem Inneren auflöst. Dieses Phänomen kann die medizinisch-technische Assistentin dann beim zytotoxischen Test beobachten und auswerten.

Der zytotoxische Test wurde von dem Ehepaar William und Marian P. Bryan, St. Louis, entwickelt. Man benötigt dazu eine Blutprobe, die aufbereitet und mit einer bestimmten Konzentration der zu testenden Lebensmittel oder Chemikalien auf Petrischalen vermischt und für eine bestimmte

Dauer inkubiert wird. Danach werden die Proben mikroskopisch untersucht, und man kann feststellen, welche Substanzen eine Auflösung der Körnchen in den Granulozyten bewirkt haben und wir stark diese ist. Die Bewertung wird als deutliche, mäßige, geringe bzw. keine Reaktion ausgedrückt. Das jeweilige Ergebnis korreliert mit dem Grad der Lebensmittelintoleranz, die zum Zeitpunkt des Tests gegen die einzelnen Prüfsubstanzen bestand.

Obwohl die Bryans und andere klinische Ökologen solide grundlegende Arbeiten über den zytotoxischen Test bei Lebensmittelintoleranz veröffentlicht haben, wird dem Test vorgeworfen, er sei ungenau und korreliere nicht mit dem »Allergiestatus« der getesteten Patienten. Daher wurden für den gleichen Zweck Tests entwickelt, mit denen die IgG-Reaktion auf Lebensmittel bzw. chemische Substanzen bestimmt werden kann.

Wenn ein guter Laborant den zytotoxischen Test durchführt, ist dieser recht genau und reproduzierbar. Er hat den Vorteil, daß er billiger ist als die meisten anderen Verfahren, und eignet sich deshalb vor allem auch für die Routineuntersuchung. Wenn der Arzt ihn benutzt, um einen Patienten von den besonders unverträglichen Lebensmittelgruppen wegzubringen, sowie auch von speziellen Lebensmitteln, auf die er ausgesprochen heftig reagiert, dann profitieren vier von fünf Patienten von diesem Test. Wir nutzen den zytotoxischen Test auch für die individuelle Abstimmung einer Diät, deren oberstes Ziel es ist, die Reaktion des Blutzuckers zu stabilisieren.

Und wenn auch das nicht hilft?

Bedenken Sie bitte: ein niedriger Blutzuckerspiegel ist keine Krankheit, sondern ein Symptom. Wenn also trotz aller vorausgegangenen diagnostischen und therapeutischen Maßnahmen »Unterzuckerungssymptome« hartnäckig weiterbestehen, muß noch irgendwas im Busch sein. Ich tippe dann meist auf eine besondere Empfindlichkeit gegenüber chemischen Stoffen oder Umweltfaktoren, auf Schwermetallvergiftung (vor allem durch Quecksilber), auf eine systemische Hefepilzinfektion, die Blockierung eines Stoffwechselschritts, eine verborgene Allergie, eine noch nicht diagnostizierte »innere« Krankheit. Jedenfalls ist es in solchen Fällen dringend geboten, einen komplementärmedizinisch erfahrenen Arzt aufzusuchen. Hier vermag nur ein umfassend gebildeter Arzt wirklich zu helfen.

8. Kapitel

Hefepilz *Candida albicans*: Komplementärmedizinischer Nachweis

Das komplementärmedizinische Konzept, das ich vertrete, ist ein kausales. Wir werden uns in den beiden nächsten Kapiteln mit Krankheitsursachen außerhalb der diätetischen Zusammenhänge beschäftigen, nämlich den *iatrogenen Ursachen* – also Störungen, die durch ärztliches Handeln und Behandeln entstehen. Als iatrogene Krankheitsursachen sind *Candida albicans* und Amalgame, von denen im folgenden die Rede sein wird, in Fachkreisen zum Teil heftig umstritten; denn dies würde ja bedeuten, daß Ärzte und Zahnärzte ihren Patienten Schaden zufügen. Als erstes Beispiel einer iatrogenen Schädigung habe ich die grassierenden Infektionen mit *Candida albicans* gewählt, die eine äußerst bunte Symptomatik erzeugen wie Gelenkschmerzen, Haarausfall, ständige Erkältungen, schlechtes Gedächtnis, Müdigkeit, Lebensmittelallergie oder -intoleranz, Völlegefühl und Depressionen.

Meine erste Patientin mit systemischer Hefepilzinfektion

Über *Candida albicans* wurde uns an der Universität einiges beigebracht, und in meiner Praxis behandelte ich später Hunderte von Frauen wegen Scheideninfektionen durch diesen Hefepilz (man spricht auch von *Candida*-Mykose, Moniliasis oder Soor) so, wie ich es gelernt hatte. Vor sieben Jahren verblüffte mich dann eine meiner Patientinnen, die mir erzählte, daß sie von einem angesehenen, diätetisch orientierten Arzt wegen einer mikrobiologisch nicht nachweisbaren, *systemischen* (den ganzen Organismus betreffenden) Hefepilzinfektion behandelt werde. Als sie meine Meinung über das mir damals schleierhafte therapeutische Vorgehen des Kollegen wissen wollte, war ich zunächst geneigt, alles als Humbug abzutun. Doch rief ich mich gleich zur Ordnung; denn ich hätte ja dann genau die Reaktion gezeigt, die ich bei den Gegnern der innovativen Medizin so bedauerlich finde – nämlich mir das Mäntelchen des Experten umgehängt, um etwas abzuwerten, von dem ich in Wirklichkeit keine Ahnung hatte. Ich sagte also freundlich: »Das scheint mir theoretisch sehr interessant. Ich werde mich kundig machen müssen, um Sie richtig beraten zu können.«

Kurz und gut, ich kam erst ein Jahr später wieder auf das Problem zurück, als einer meiner ernährungswissenschaftlich orientierten Kollegen mich nach einem gemeinsamen Abendessen ansprach: »Übrigens, ich habe neuerdings zwei frühere Patienten von dir, denen du anscheinend nicht so recht helfen konntest. Ich habe sie nochmals gründlich untersucht und festgestellt, daß sie eine *Candida*-Infektion hatten. Ich habe ihnen Nystatin gegeben, und jetzt ist alles in Ordnung.« Klar, daß ich mich jetzt in Windeseile gründlichst über die sogenannte systemische Hefepilzinfektion informierte.

Und dann nahm ich mir dieselben Patienten wieder vor, die ich bislang mit einem etwas erweiterten Verständnis dessen, was ihre Symptome verursacht haben könnte, behandelt hatte. Bevor ich Ihnen berichte, was ich dabei gelernt habe, sollen Sie aber das Nötigste über *Candida*-Infektionen erfahren.

Was Sie über Candida *wissen sollten*

Normalerweise denken wir nicht darüber nach, welche Bedeutung die Mikroorganismen, die in unserem Darm leben, für unsere Gesundheit haben. Unser Verdauungstrakt ist natürlicherweise von über vierhundert miteinander konkurrierenden Mikroorganismen besiedelt. Beim gesunden Menschen finden sie sich in einem ausgewogenen Verhältnis, so daß keiner der Mikroorganismen das physiologische Gleichgewicht der Darmflora stört. Freilich ist die Darmflora anfällig für verschiedene innere und äußere Streßeinwirkungen. Falls ein gestörtes Gleichgewicht dazu führt, daß Hefen die normale Flora des Kolons überwuchern, dann handelt es sich zumeist um *Candida albicans*. Wenn *Candida albicans* sich im Darmtrakt über Gebühr vermehrt, bewirkt sie ein Ungleichgewicht, das ein so buntes Spektrum von Symptomen erzeugt, daß geradezu eine »Unterlassungsdiagnose« die Folge sein muß. Damit will ich ausdrücken, daß Millionen

Menschen über die betreffenden Symptome klagen, ohne jemals richtig diagnostiziert zu werden. Die meisten Menschen, auch orthodoxe Ärzte, denken bei *Candida albicans* an Soor, eine Hefepilzinfektion in Mund oder Scheide. Das ist aber nur die Spitze eines Eisbergs.

Welche Organsysteme werden von Candida *infiziert?*

Eine überschießende Vermehrung von *Candida albicans* findet sich bevorzugt in folgenden Organsystemen: im Magendarmtrakt (mit Völlegefühl vor allem im Dickdarm, schlechter Resorption von Vitaminen und Mineralstoffen, Lebensmittelallergie und -intoleranz, Übelkeit, Durchfall), im Urogenitalsystem (häufiges Wasserlassen, Brennen, Schmerzen, Schwellungen, übler Geruch) und in den Atemwegen (örtlich begrenzte oder diffuse Pneumonie, Lungenemphysem, Bronchitis, chronische Nebenhöhlenentzündung, retronasale Sekretionen).

Zu den charakteristischsten Symptomen zählen Völlegefühl, Unverträglichkeit oral eingenommener Vitamine (speziell die aus Bierhefe gewonnenen) sowie eine Überempfindlichkeit gegen Lebensmittel, die Hefe- oder Schimmelpilze enthalten. *Candida* bewirkt sehr häufig Lebensmittelunverträglichkeiten. Außerdem können allgemeine körperliche Symptome wie Schwäche, Vergeßlichkeit und Depressionen auftreten.

Frauen, die hormonelle Empfängnisverhütungsmittel nehmen, sind anfälliger für *Candida*-Infektionen; wie das zustandekommt, ist aber nicht geklärt. Auch bei Diabetikern, mit Antibiotika behandelten oder fehlbzw. mangelernährten Menschen (vor allem bei hohem Zuckerverzehr), bei Frauen mit übertriebenen Hygienegewohnheiten (nur örtlich) und bei emotional stark gestreßten Personen treten *Candida*-Infektionen häufiger auf. Die genannten Faktoren führen im Körper zu Veränderungen, die das physiologische Gleichgewicht der Darmflora durcheinanderbringen.

Infektion ist innerlich und äußerlich möglich

Das exzessive Wuchern der Hefekolonien, das ein so breites Spektrum von Beschwerden auslöst, kann auf verschiedene Arten zustandekommen. Am häufigsten handelt man sich eine Candidosis (= *Candida*-Infektion) durch die Behandlung oder Überbehandlung mit Antibiotika ein. Die natürliche Candida-Besiedlung kann aber auch durch sexuelle Kontakte zum Wuchern stimuliert werden. Und zwar nimmt man an, daß beim Geschlechtsverkehr Hefen übertragen werden, die eine rasche Vermehrung der vorhandenen *Candida albicans* auslösen.

Candida albicans kann nicht nur Magen-Darm-Trakt, Harnwege und Atemwege infizieren, sondern auch äußere Körperpartien wie Haut und Nägel befallen. Da der Hefepilz die inneren Schleimhäute in der Regel nicht passieren kann, handelt es sich nicht um eine *systemische* Infektion im strengen Sinn, obwohl wir diesen Begriff benutzen (echte systemische Hefepilzinfektionen, bei denen die Erreger über das Blut in den gesamten Organismus gelangen, sind sehr selten und äußerst gefährlich). Die Haut an Körperöffnungen, wie Scheide, After oder Mund, stammt entwicklungsgeschichtlich vom Ektoderm, dem äußeren Keimblatt, und bildet sozusagen Einstülpungen der Körperoberfläche. Die Epithelien der Schleimhäute, zum Beispiel Darmschleimhaut, sind aus dem inneren Keimblatt, dem Entoderm, entstanden. Korrekt müssen wir die häufigen, allgemeinen Candida-Infektionen an den Übergangszonen (Mund, After, Harnröhre, Scheide) als *mukokutane* (Haut und Schleimhaut betreffende) *Candidosis* bezeichnen. Unter den Auswirkungen der Candidosis sind die im psychischen Bereich oft am schlimmsten. Die psychische Verfassung der Betroffenen kann so charakteristisch sein, daß sie vom erfahrenen Arzt bald erkannt wird. Die meisten der Patienten wirken neurotisch, scheinbar hypochondrisch, negativ eingestellt, benommen und verwirrt, bedrückt und scheinbar desinteressiert an einer Besserung ihrer Gesundheit. Dies mag das Ergebnis einer langen Reihe frustrierender Konsultationen bei Ärzten sein, die nicht imstande waren, das Problem der Patienten zu erkennen. Angenommen, ein solcher Patient leidet auch noch an einer reaktiven Hypoglykämie (was für die meisten Candida-Infizierten zutrifft) sowie einer Reihe von Lebensmittelunverträglichkeiten und einer Überempfindlichkeit gegen diverse Chemikalien (beides wird durch eine Candidosis gefördert), dann wird die mangelhafte emotionale Stabilität verständlich. Wegen der psychischen Symptomatik wird die Candida-Infektion nicht selten als psychiatrische Krankheit fehldiagnostiziert und mit Psychopharmaka behandelt, anstatt sie einer gezielten diätetischen Behandlung zuzuführen.

Häufigkeit der Candidosis

In den knappen fünf Jahren, seit ich die Diagnose der Candidosis als allgegenwärtiges medizinisches Problem zu erkennen lernte, kam ich, indem ich die Reaktionen meiner Patienten beobachtete, zu dem Schluß, daß wahrscheinlich ein gutes Viertel von ihnen an dieser Form der Candida-Infektion leidet. Dabei ist zu bedenken, daß ich die meisten dieser Patienten zuvor wegen anderer Störungen behandelt habe.

Warum nehmen Candida-Infektionen zu?

Die offenbar *epidemische Zunahme der Candidosis* ist auf verschiedene Einflüsse unserer modernen Lebensweise zurückzuführen. An erster Stelle ist hier die Ernährung, insbesondere der hohe Zuckerverbrauch, zu nennen. So wie Zucker, mit Hefe vermengt, einen Teig »gehen« läßt, steigert er auch die Aktivität der Hefepilze in unserem Körper. Es gibt deutliche Hinweise, daß die Zahl der Candida-Infektionen unter anderem mit steigendem Zuckerkonsum zunimmt. Auch der amerikanische Ärzteverband vertritt die Auffassung, daß vielen Patienten durch eine Diät, die dem Rechnung trägt, geholfen werden kann.

Der zweite Faktor kommt mit den Antibiotika ins Spiel, die in den vierziger Jahren eingeführt wurden. Daß Antibiotika, vor allem oral verabreichte, das Wachstum von *Candida albicans* anheizen, ist erwiesen. Auch für die hormonellen Empfängnisverhütungsmittel, die es seit den sechziger Jahren gibt, steht fest, daß sie Frauen für extreme *Candida*-Besiedelung anfällig machen.

Auch Quecksilber spielt eine Rolle

Der vierte Faktor wirkt sich womöglich am stärksten aus, nämlich Quecksilber in Form von Amalgam für Zahnfüllungen. Da ich das Thema Quecksilbervergiftung in einem gesonderten Kapitel behandeln werde, will ich jetzt nur auf einen Punkt eingehen. Quecksilber hemmt das Immunsystem auf sehr spezifische Weise, und genau dies könnte dem exzessiven Candida-Wachstum zugrundeliegen. Eine Möglichkeit, wie Amalgame das

Immunsystem beeinträchtigen könnten, hat der amerikanische Zahnarzt Dr. David Eggleston aufgezeigt, indem er Quecksilberamalgamfüllungen legte bzw. wieder entfernte. Dies führte jeweils zu dramatischen Veränderungen der T-Lymphozytenzahl. (T-Lymphozyten sind die aus dem Thymus stammenden, kleinsten weißen Blutkörperchen, die für die regelrechte Funktion des Immunsystems unentbehrlich sind.) Eggleston konnte bei einem Patienten, dem er sechs Amalgamfüllungen entfernte, eine Zunahme der T-Lymphozytenzahl um 55,3 Prozent nachweisen. Als er vier Füllungen wieder einbrachte, sank die T-Lymphozytenzahl um 55 Prozent! Ähnlich angelegte Studien wären erforderlich, um zu beweisen, daß eine Hemmung des Immunsystems durch Quecksilber zu Candidosis führen kann.

Wir kennen einen weiteren Zusammenhang: *Candida albicans* (und andere Mikroorganismen) kann normale giftige Quecksilberdämpfe in zehnmal so giftiges, biologisch aktives Methylquecksilber umwandeln, das in Gehirn, Leber, Milz und Nieren gespeichert und nur äußerst langsam wieder ausgeschieden wird.

Betrachtet man die möglichen ursächlichen Faktoren wie Zucker, Antibiotika, orale Kontrazeptiva und Amalgamfüllungen, dann steht zu vermuten, daß Infektionen durch *Candida albicans* seit mehr als sechzig Jahren auf dem Vormarsch sind. Erst neuerdings aber beginnen wir, sie ernst zu nehmen und sie als das zu diagnostizieren, was sie sind: nämlich eine meist durch Antibiotika ausgelöste Störung im Gleichgewicht der physiologischen Flora. Und drei von vier auslösenden Faktoren gehen auf das Konto der edelsten Berufe, sind also tatsächlich und leider iatrogen, das heißt, ärztlich verursacht.

Candidosis – eine alternativmedizinische Diagnose

Die Geschichte einer Krankheit, die ich hier erzählt habe, ist ganz typisch für die Schulmedizin. Die mukokutane Candidosis ist eine Erkrankung, die durch einen Mikroorganismus verursacht, durch Laboruntersuchung diagnostiziert, von Pathologen und Mikrobiologen erforscht, ambulant und stationär mit Antibiotika (freilich andere als jene, welche die Krankheit herbeiführen) und anderen Medikamenten behandelt und über die in medizinischen Zeitschriften und Lehrbüchern geschrieben wird. Die komplementäre Medizin hat die Candidosis als eines der großen klinischen Probleme erkannt, die dringend gelöst werden müssen. Bevor ich die komplementärmedizinischen Maßnahmen eingehender erläutere, sollen zwei exemplarische Fallgeschichten vorgestellt werden.

Gloria MacNeil

Als Gloria MacNeil mich am 3. August 1983 zum erstenmal konsultierte, klagte sie über arthritische Schmerzen, vor allem in den Händen. Sie war außerdem beunruhigt, weil sie in den vergangenen sechs Wochen 25 Pfund abgenommen hatte, unter Haarausfall und neuerdings an Gedächtnisschwäche litt.

»Ich bin jetzt 67 und weiß ja, daß ich älter werde, aber ich kann mir wirklich nicht vorstellen, daß meine Beschwerden vom Alter kommen. Irgendwas stimmt nicht, aber bisher hat mir keiner sagen können, was das ist.«

Im Verlauf unseres Gesprächs erfuhr ich noch, daß Gloria auf viele Dinge allergisch reagierte, alljährlich von Heuschnupfen geplagt wurde und sich seit zehn Jahren von einem Allergologen behandeln ließ. Wegen der Allergien hatte sie eine ziemlich strenge Eliminationsdiät befolgt und sich dabei ganz wohl gefühlt.

Vor einem Jahr war sie krank geworden und hatte Antibiotika nehmen müssen. Damals begann sie, bei der Diät zu schummeln, und hörte schließlich ganz damit auf. Zu erwähnen ist noch, daß sie von da an die Vitaminpillen, die zu ihrer Diät gehört hatten, nicht mehr vertrug.

»Erst dachte ich, daß es an den Vitaminen läge, die ich damals nahm, und wechselte die Marke. Außerdem vergewisserte ich mich, daß die Vitamine nicht aus Bierhefe gewonnen waren, denn gegen die bin ich allergisch. Ich ging dann zu meinem Hausarzt, der nichts von Vitaminen hält. Zufällig hat er eine Zusatzausbildung als Pharmakologe, und Sie können sich denken, daß er mir abriet, weiter Vitamine zu schlucken.«

Gloria berichtete, daß weder der Hausarzt noch der Allergiespezialist ihr hatte helfen können. Als es ihr immer schlechter ging, beschloß sie, mich zu konsultieren.

Wir untersuchten sie gründlich und machten natürlich auch einen Glukosetoleranztest. Glorias Blutzucker schoß in der ersten halben Stunde nach dem Probetrank von 90 auf 210 und sank anschließend innerhalb von drei

Stunden auf 53 mg% (was nach meiner Erfahrung nicht für eine reaktive Hypoglykämie, sondern auch für einen latenten Diabetes spricht). Da die Patientin orale Vitamingaben nicht vertrug, erhielt sie ein Vitamin-Mineralstoff-Gemisch als intravenöse Infusion (u. a. Vitamin C, Magnesium, Vitamin-B-Komplex). Um mögliche Lebensmittelunverträglichkeiten auszuschließen und eine ausreichende Energiezufuhr zu sichern, verordnete ich Gloria eine modifizierte kohlenhydratarme Diät.

Zwei Angaben in Glorias Krankengeschichte ließen mich vermuten, daß sie an einer extremen *Candida*-Besiedelung leiden könnte: die allmähliche Verschlimmerung ihrer Symptome nach der Antibiotikatherapie und die plötzlich auftretenden »allergischen« Reaktionen auf die Vitaminpillen.

Bei ihrem Termin am 19. September berichtete Gloria, sie fühle sich zwar etwas besser, ihre Symptome seien jedoch immer noch vorhanden. Da wir damals noch keine zytotoxischen Tests machen konnten, führten wir einen Elektroakupunkturtest nach *Voll* durch, der zwar schlechter zu reproduzieren ist, aber Lebensmittelunverträglichkeiten aufzudecken vermag und den Vorteil hat, daß man sofort ein Ergebnis erhält. Bei Gloria schlug das Gerät heftig aus, als Getreide, Bohnen und Bierhefe getestet wurden. Die Bierhefe war also ein weiterer Hinweis und bestätigte meinen Verdacht, daß Glorias Beschwerden auf einer Candidosis beruhen könnten. Darüber hinaus ergab der Test auch eine mäßige Reaktion bei Nüssen, Mais und Weizen. Natürlich wurden diese Lebensmittel sofort vom Ernährungsplan gestrichen. Bei ihrem Termin am 25. Oktober fühlte sich die Patientin deutlich besser. Sie hatte mehr Energie, und die arthritischen Beschwerden waren weitgehend verschwunden. Auch das Gedächtnis funktionierte wieder besser, und der Haarausfall war viel geringer. Aus dieser Besserung des gesamten Befindens schloß ich, daß die bisherige diätetische Therapie ausreichend war, und gab ihr weiterhin zweimal wöchentlich Vitamin-Mineralstoff-Infusionen.

Als Gloria am 21. November zur Nachuntersuchung kam, sah sie gesünder aus.

»Ich fühle mich fantastisch. Ich glaube, die Infusionen helfen mir sehr.«

Die Symptome gingen nun sehr rasch zurück, und sogar die Hände wurden besser. Die Behandlung wurde bis zum Jahresende beibehalten.

Eine Analyse der Haare auf Spurenelemente im Januar 1984 ergab einen Mangel an Chrom, Magnesium und Eisen bei Gloria. Da sie aber immer noch keine Vitamine schlucken konnte (ein Zeichen, daß die Candidosis nicht ausgeheilt war), gab ich ihr Vitamine – dabei eine etwas höhere Dosis Vitamin A – und Mineralstoffe weiter per Infusion und ergänzte auch die fehlenden Spurenelemente. Bei der Untersuchung am 10. Februar gab Gloria an, sie fühle sich besser, aber noch nicht hundertprozentig in Ordnung.

Ich komme nun zum Nutzen des zytotoxischen Tests bei Candidosis. Nachdem wir diesen Test in unser Repertoire aufgenommen hatten, wurde er auch bei Gloria durchgeführt. Er ergab eine starke Reaktion bei Austern, Eiern, Krabben, Orangen, Parmesankäse, Mandeln, Sesamsaat, Pflaumen und Weizen; eine mäßige Reaktion bei Mais, Weißmehl, Rohrzucker, Linsen und Erbsen. Ich erklärte Gloria, daß sie die Lebensmittel, auf die sie überempfindlich reagierte, künftig meiden müsse. Außerdem entschied ich, daß jetzt eine gezielte medikamentöse Behandlung der *Candida*-Infektion fällig sei, und verordnete ihr zwei Millionen Einheiten Nystatin täglich. (Über das Antimykotikum Nystatin reden wir noch ausführlich.)

Als Gloria im März wieder zu uns kam, ging es ihr viel besser, und die arthritischen Beschwerden in den Händen waren fast weg. Ich erhöhte die Nystatin-Tagesdosis auf fünf Millionen Einheiten. Nach ein paar Monaten zeigten die zytotoxischen Tests, daß die Überempfindlichkeit gegen Lebensmittel, mit Ausnahme von Käse und Senf, korrigiert war.

Gloria verbrachte einen herrlichen Sommer ohne den gewohnten Heuschnupfen. Der Allergologe, dem ihr gutes Befinden auffiel, bestärkte sie, ihre Diät zu befolgen. Irgendwann während des Sommers bekam sie dann einen kleinen Hautausschlag. Da sie meinte, er sei durch Nystatin verursacht, setzte sie das Medikament ab. Außerdem beging sie Diätsünden, aß Käse mit Kräckern, trank Kaffee und futterte Apfeltorte. Ich sah sie wieder, nachdem sie über zwei Monate lang ohne Nystatin und ohne Diät gelebt hatte. Sie kam wegen eines Arthritisschubes, der mich nicht weiter überraschte.

Gloria wollte wissen, ob das Absetzen des Nystatins den Schub verursacht haben könnte. Ich erklärte ihr, daß es wohl eher die Apfeltorte war, und erinnerte sie, daß *Candida albicans* eine Hefe ist, deren Vermehrung durch Zucker angeheizt wird. Nach ein paar Wochen berichtete Gloria, die arthritischen Beschwerden hätten wieder aufgehört und sie habe beschlossen, künftig keinen Zucker mehr zu essen. Um sie zu bestärken, wies ich auf die drei besonderen Gründe hin, warum sie Zucker meiden soll wie die Pest: die Lebensmittelüberempfindlichkeit, die womöglich ihre arthritischen Beschwerden auslöst; die reaktive Hypoglykämie bei gleichzeitigem latentem Diabetes; ferner die Hefeinfektion, die durch Zucker gefördert wird.

Gloria ist noch immer nicht geheilt. Sie bekommt Rückfälle, wenn sie sich in schimmelpilzbefallener oder staubiger Umgebung aufhält und bei jeder Abweichung von ihrer Diät. Die meiste Zeit aber ist sie völlig symptomfrei.

Judith Camaratta: Candidosis und reaktive Hypoglykämie

Am 16. Februar 1984 hatte Judith Camaratta ihren ersten Termin im Atkins Center. Sie berichtete, daß sie in den letzten beiden Monaten zweimal an einer doppelseitigen Lungenentzündung erkrankt war.

»Keiner hat mir helfen können. Ich fühle mich dauernd elend. Ständig habe ich Halsweh und geschwollene Drüsen. Ich bin ewig müde und total vergeßlich geworden. Die Ärzte sagen mir, das käme von der Unterzuckerung und weil ich überhaupt in ganz schlechter Verfassung bin; ich soll mich in Geduld fassen. Aber so kann ich doch nicht leben!«

Erst kürzlich hatte Judith sich in einem Krankenhaus durchuntersuchen lassen, aber »die haben auch nur meine Hypoglykämie festgestellt«.

In diesem Fall hatten Schulmediziner eine Hypoglykämie diagnostiziert. Allerdings war ich schockiert, als ich hörte, daß der Arzt Judith Betablocker verschrieben hatte (diese Medikamente bremsen das Absinken des Blutzuckers über eine Blockierung des Streßhormons Adrenalin), obwohl eine diätetische Behandlung völlig ausreichend ist. Noch schlimmer fand ich Judiths bisherige Ernährungsweise. Sie aß kein Frühstück, aber viermal in der Woche Kuchen, und sie verzehrte täglich Obst und Fruchtsäfte.

Unsere Untersuchung bestätigte die reaktive Hypoglykämie. Judiths Blutzucker stieg in der ersten halben Stunde von 80 auf 110 und fiel dann innerhalb drei Stunden auf 42 mg%. Die Patientin ist 1,60 m groß und wog 149 Pfund.

Ich verordnete Judith die kohlenhydratarme Diät und die ergänzenden Nährstoffe, die bei uns zur Standardtherapie gehören. Zwar hatte ich wegen des niedrigen Blutzuckers den Verdacht, daß auch eine Infektion mit

Candida albicans vorliegen könnte, zog aber daraus noch keine therapeutischen Konsequenzen. Etwa einen Monat später hatte Judith wieder einen Termin. Sie war sieben Pfund leichter geworden und hatte eine (erwünschte) Ketose, das heißt, ihr Körper verbrannte die Fettvorräte, um Energie zu gewinnen. Sie fühlte sich kräftiger, hatte aber nach wie vor Beschwerden. Ich ließ deshalb einen zytotoxischen Test machen. Dieser ergab eine ausgeprägte Überempfindlichkeit gegen Weinessig, Käse, Schimmelpilze, Rindfleisch, Huhn, Rohrzucker, Mais, Speisepilze, Weizen sowie auch gegen *Candida*. Dieses Unverträglichkeitsprofil ist typisch für Patienten mit Candidosis.

Ich bestand darauf, daß Judith auf alle kritischen Lebensmittel einschließlich Zucker, Hefe und schimmelpilzhaltiger Produkte verzichtete.

Beim nächsten Termin berichtete sie:

»Meine Symptome hab' ich immer noch. Sie sind aber so gering, daß ich weiß: ich bin endlich auf dem Weg der Besserung.«

Da ich meiner Sache ganz sicher war, zumal Judith noch immer nicht symptomfrei war, entschied ich mich, die extreme *Candida*-Besiedelung des Darms mit Nystatin zu reduzieren. Als Judith sich wieder vorstellte, wog sie 138 Pfund, und ihr Stoffwechsel war noch ketotisch. Sie sagte:

»Ich fühle mich großartig. Letztes Mal ging es mir ja schon besser, aber längst nicht so gut wie jetzt. Übrigens funktioniert auch mein Gedächtnis wieder normal.«

Ab September 1984 erhielt Judith zusätzlich Kaprylsäure (eine gesättigte Fettsäure mit fungizider Wirkung) und Antioxidantien (reaktionsverzögernde Katalysatoren, Rezeptur im Anhang C). Ihr gesundes Aussehen bewies, wie sehr sich ihr gesamtes Befinden gebessert hatte. Sie war endlich symptomfrei und behauptete, jetzt viel gesünder zu sein. Wie sie das wissen könne, fragte ich sie.

»Also, am meisten fällt mir auf, daß ich mich früher todsicher ansteckte, wenn meine Tochter oder jemand in der Firma, wo ich arbeite, eine Erkältung hatte. Und jetzt passiert mir das nicht mehr, ich werde einfach nicht krank! Das ist zu schön, um wahr zu sein. Vorher ging es mir körperlich und seelisch miserabel, es war furchtbar. Jetzt geht es mir super! Ich freue mich wieder an meiner Tochter und gehe gerne zur Arbeit. Mit meinen 35 Jahren kam ich mir wie eine alte Frau vor, aber jetzt fühle ich mich wieder jung, und das soll auch so bleiben.«

Was zeigen uns diese Fallgeschichten?

Aus Tausenden von Patienten, die bei uns erfolgreich wegen einer *Candida*-Infektion behandelt wurden, habe ich nur zwei exemplarische herausgegriffen. Doch auch weitere 998 erfolgreich behandelte Patienten würden nichts beweisen. Natürlich ist es sehr befriedigend, Kranken helfen zu können, bei denen konventionelle ärztliche Mittel versagten.

Die Tatsache, daß unser diagnostisch-therapeutisches Konzept nicht wissenschaftlich »bewiesen« und anerkannt ist und daher nicht generell angewandt wird, bedeutet, daß ungezählte Frauen und Männer keine eigentlich kausale Behandlung erhalten, weil sich ihre Ärzte auf die medikamentöse Beseitigung der Hefepilze beschränken. »Unbewiesen« ist für viele Ärzte gleichbedeutend mit »widerlegt«.

Was lehren uns diese Fallgeschichten?

Beide Patientinnen waren zuvor von tüchtigen, pflichtbewußten Schulmedizinern behandelt worden, und doch erkannten diese nicht, daß eine *Candida-albicans*-Infektion bestand. Wie ist das möglich?

Im wesentlichen zeigten die Patientinnen nicht die Symptome, die der konventionelle klinische Mediziner bei einer Hefepilzinfektion erwartet und nach denen er sucht. Ihre Scheuklappen verdanken diese Ärzte ihrer orthodoxen Aus- und Fortbildung. Ohne einen Riecher, dem das Wissen um die Häufigkeit von extremem Kandidabefall zugrundeliegt, konnte ein Arzt aus den Symptomen der Patientinnen kaum auf die richtige Diagnose kommen. Ich konnte die Diagnose nur stellen, weil mir die Krankheit und ihre Symptomatik geläufig sind und weil ich mit dem zytotoxischen Test vertraut bin.

Das diagnostische Instrumentarium, wie zum Beispiel der zytotoxische Test, ist für Schulmediziner und Komplementärmediziner gleich wichtig. Der orthodoxe Arzt braucht die Diagnose, um zum Nutzen des Patienten therapeutisch eingreifen zu können. Dem Komplementärmediziner ist die Diagnose eine Basis, auf der er den Patienten lehrt, die eigene Heilung selbst zu betreiben. Das schulmedizinische Instrumentarium vermag die groben Abweichungen von der Norm zu erfassen. Der Komplementärmediziner verfügt darüber hinaus über eine Reihe diagnostischer Verfahren, die ihn über Nährstoffmängel und diffizilere Parameter informieren. Der Glukosetoleranztest ist das Beispiel eines diagnostischen Instruments, dem konventionelle und komplementär orientierte Ärzte unterschiedliche Bedeutung beimessen. Wie der zytotoxische Test kann er den Arzt zur Diagnose ernährungsbedingter Störungen führen.

Worauf achtet der Komplementärmediziner?

Das unmißverständlichste Symptom einer allgemeinen Candidosis ist das Völlegefühl, verbunden mit einer Auftreibung des Unterbauchs. Falls das Völlegefühl sich nach Genuß von Bier, Brot, Nudeln, Süßigkeiten oder Fruchtsäften verschlimmert, weist dies erst recht auf die Infektion hin. An erster Stelle der Mitverursacher steht eine vorausgegangene Antibiotikatherapie. Je öfter ein Mensch mit Antibiotika behandelt wurde, desto sicherer wird die Diagnose zutreffen.

Auch wenn eine Patientin die Pille genommen hat oder nimmt, ist eine Candidosis wahrscheinlicher. Häufige Symptome sind ferner schlechtes Allgemeinbefinden, Schwächegefühl, Vergeßlichkeit, depressive Anwandlungen, Haarausfall sowie arthritisähnliche Gelenkbeschwerden. Bei Patienten, die an einer reaktiven Hypoglykämie leiden, kann eine Verschlechterung des Befindens eintreten, die weit über die charakteristischen hypoglykämisch bedingten Symptome hinausgeht. Ein ziemlich sicheres Zeichen ist es auch, wenn ein Patient orale Vitamingaben schlecht verträgt. Nahezu neunzig Prozent der Patienten, die keine Vitaminpillen vertragen, leiden an einer extremen *Candida*-Besiedelung. Wir erkundigen uns stets, ob ein Patient überempfindlich auf Hefe und Schimmelpilze reagiert, wie sie z. B. in Hefebackwaren, Bier, Speisepilzen, Käse, Senf und Weinessig enthalten sind. Auch nach einer Überempfindlichkeit gegen Sporen in der Atemluft muß gefragt werden. Solche Sporen finden sich oft in feuchten Räumen, z. B. Badezimmer, Keller, Ferienhäuschen am Wasser usw. Nicht zuletzt muß das Gebiß des Patienten auf Amalgamfüllungen untersucht werden.

Diese lange Liste von Symptomen soll Sie nicht verleiten, selbst den Doktor zu spielen. Vielmehr möchte ich Sie veranlassen, falls Sie so wie viele andere betroffen sind, die nötigen Schritte zu unternehmen, um kompetente Hilfe zu finden. Wie die therapeutische Strategie im Atkins Center aussieht, erfahren Sie auf den nächsten Seiten.

Der therapeutische Versuch

Sicher ist Ihnen aufgefallen, daß ich bei den oben beschriebenen Fallgeschichten gegen eine Grundregel der Schulmedizin verstoßen, nämlich ohne gesicherte Diagnose behandelt habe. Dies tat ich, weil die Reaktion der Patientinnen auf die Behandlung (mit Nystatin) meine Verdachtsdiagnose bestätigen sollte. Dieses Vorgehen bezeichnet man als therapeutischen Versuch. Der Komplementärmediziner kann sich den therapeutischen Versuch leisten, weil die sanften Mittel, deren er sich bedient, die Gesundheit fördern. Schlimmstenfalls erzielt er keine Wirkung. Ein Medikament wie Nystatin bildet eine Ausnahme, obwohl es *relativ* sicher ist. Die ersten therapeutischen Maßnahmen beinhalteten Diät und Nährstoffgaben, die sich ungeachtet der speziellen Diagnose in jedem Fall günstig auswirken mußten.

Abgesehen davon, daß jeder Mensch von einer starken Einschränkung des Zuckerverzehrs und einer Stabilisierung des Blutzuckerspiegels profitiert, ist die zucker- und kohlenhydratarme Ernährung speziell für Candida-Infizierte sehr vorteilhaft.

Die richtige Ernährung bei Candidosis

Vielen meiner Leser dürfte aufgefallen sein, daß ganz allgemein eine Verschiebung von der kohlenhydratarmen Ernährung der siebziger Jahre zu einer an komplexen Kohlenhydraten reichen Ernährung in den achtziger Jahren stattgefunden hat. *An der menschlichen Physiologie hat sich indessen nichts geändert.*

Jeder Mensch hat einen individuell funktionierenden Stoffwechsel (metabolische Konstitution) und entsprechend verschiedene gesundheitliche Probleme einschließlich einer Liste von Lebensmittelunverträglichkeiten. Es ist an der Zeit, daß wir statt über Diäten etwas über *diätetische Prinzipien* lernen. Viele Ernährungswissenschaftler sind sich heute einig, daß Patienten, die an einer allgemeinen Candidosis leiden, Zucker (auch sehr süßes Obst), Alkohol, stärkehaltige Speisen, die meisten Getreide, Milchprodukte und durchgegorene Lebensmittel (z. B. Weinessig) meiden sollten. Mit anderen Worten, die moderne hefepilzkillende Diät ist meiner kohlenhydratarmen Diät, mit der ich 1972 an die Öffentlichkeit trat, sehr ähnlich.

In der Tat läßt sich nicht leugnen, daß eine kohlenhydratarme Ernährung nützlich ist, um Hefepilzinfektionen therapeutisch zu beherrschen. Wie bereits erwähnt, bewirkt beim Hefeteig die Zugabe von ein bißchen Zucker zum Hefe-Mehl-Gemisch, daß der Teig »aufgeht«. Ebenso wirkt Zucker im menschlichen Darm als »ideales Kulturmedium« für die Vermehrung von *Candida albicans*. Und das sehen wir auch in der Praxis. Die zuckerarme Diät hilft unseren *Candida*-Patienten vielleicht mehr als unsere anderen therapeutischen Maßnahmen. Der beste Beweis dafür dürften die Patienten sein, die sich nach monatelanger multifaktorieller Therapie nur den kleinen »Ausrutscher« leisteten, Zucker zu essen, und prompt die Rückkehr ihrer Symptome erleben mußten! Wenn ich heute die therapeutischen Erfolge betrachte, die ich in den sechziger und siebziger Jahren mit der Atkins-Diät erzielte, scheint mir, daß bei meinen Patienten oft auch eine Candidosis beseitigt wurde. Insbesondere bin ich ziemlich sicher, daß die zahllosen Patienten, bei denen unter Kohlenhydratbeschränkung die Magendarmbeschwerden sofort zurückgehen, in der Regel eine extreme *Candida*-Besiedelung aufweisen.

Spezielle Maßnahmen bei Candida-*Infektion*

Vielleicht haben Sie sich gewundert, daß ich in den beiden oben geschilderten Fällen ein Pharmazeutikum, das Nystatin, verwendete. »Erst glaubt man, er hat was gegen Fertigarzneimittel, und dann benutzt er selbst welche«, mögen Sie protestieren und sich fragen, wie das zusammenpaßt.

Darauf kann ich nur antworten, daß ich mich von der rein naturheilkundlichen Medizin, welche die Schulmedizin ausschließt, der komplementären Medizin zugewandt habe, die alle Heilkunst zum Wohl des Kranken akzeptiert. Nystatin wird aus Schimmelpilzen gewonnen und kann bei entsprechend empfindlichen Personen allergische Reaktionen auslösen, häufiger sind diese aber durch die sogenannte Herxheimer-Reaktion bedingt. Sie tritt beispielsweise auf, wenn große Mengen Hefezellen in ganz kurzer Zeit absterben und ihre giftigen Zerfallsprodukte erneut Immunreaktionen hervorrufen. Diese Reaktion ist zwar ein gutes Zeichen, sie muß aber gesteuert werden. Ich erreiche dies, indem ich einleitend eine niedrige Dosis Nystatin gebe (etwa 500 000 Einheiten) und danach allmählich auf 4 bis 8 Millionen Einheiten erhöhe.

Nystatin wird im Darmtrakt nicht resorbiert. Es wirkt somit nicht systemisch, sondern nur an Ort und Stelle. Falls eine *Candida*-Infektion von Scheide, Harnblase, Mund, Nase oder anderen Regionen besteht, ist das allerdings ein Nachteil. Für diese Indikationen verfügt die Schulmedizin über andere Medikamente, die allerdings mit höheren Risiken behaftet sind. Für die gezielte Behandlung ziehe ich übrigens die bereits erwähnte Kaprylsäure vor. Sie ist sicherer als Nystatin, aber weniger wirksam. Als Fettsäure paßt sie in den Rahmen einer diätetischen Therapie. Häufig beginne ich die Behandlung mit Kaprylsäure und kombiniere dann eventuell mit Nystatin, um eine stärkere Gesamtwirkung zu erzielen.

Das therapeutische Vorgehen im Atkins Center

Wir behandeln grundsätzlich multifaktoriell. An allererster Stelle steht der kohlenhydrat- und hefearme Diätplan, der für den einzelnen Patienten erarbeitet wird, um ausgeprägte Lebensmittelunverträglichkeiten auszuschalten. Dann verbessern wir die normale Darmflora mit Hilfe von Azidophilus- und/oder Bifiduskulturen. Häufig geben wir auch homöopathische Verdünnungen von *Candida*. Die Patienten erhalten außerdem stets eine gezielte zusätzliche Nährstoffzufuhr. Selbstverständlich haben Kaprylsäure und Nystatin einen gebührenden Platz in diesem therapeutischen Programm.

Ferner beziehen wir die allergischen Aspekte der Gesundheitsstörungen in die Behandlung ein, indem wir eine Neutralisierung der Hefepilze anstreben. Diese Behandlungsweise ist von der Hyposensibilisierung der klassischen Allergologie abgeleitet. Bei einer Hyposensibilisierung erhält der Patient eine ungefährliche Minimaldosis der allergieauslösenden Substanz, die ganz allmählich über einen bestimmten Zeitraum gesteigert wird, bis der Patient nach etwa einem Jahr genügend blockierende Antikörper gebildet hat und gegen die Substanz (relativ) unempfindlich geworden ist.

Die Neutralisationstechnik

Arzt oder medizinisch-technische Assistentin führen eine Serie von intradermalen Tests durch, bei denen absteigende Verdünnungen der zu prüfenden

Hefen oder Schimmelpilze (»Antigene«) in die Haut eingebracht werden. Am Injektionsort lösen die Testsubstanzen einen Nesselausschlag aus. Bei irgendeiner Verdünnung aber wird keine Hautreaktion mehr erfolgen. Diese Verdünnung bezeichnen wir als neutralisierende Dosis. Die ermittelte Neutralisationsdosis wird in der Folge in Form von Injektionen oder Tropfen zur sublingualen Anwendung therapeutisch verabreicht. Mit diesem Verfahren erreichen wir nach einstündigem Durchtesten eine Hyposensibilisierung, für die nach der klassischen Methode ein Jahr benötigt würde.

Klingt toll, was? Wird aber von Allergologen als »nicht bewiesen« abgelehnt, nur weil sie sich mit der vertrauten Hyposensibilisierung und mit der traurigen Erfahrung, daß nicht jede Allergie behandelbar sei, bequem eingerichtet haben.

Heilende Nährstofftherapie

Zusätzlich setzen wir bei der Behandlung von *Candida*-Infektionen vor allem folgende Nährstoffe ein: Da Candida-Patienten im allgemeinen keine Bierhefe vertragen, ist zunächst eine spezielle Vitaminrezeptur erforderlich. Therapeutisch kommt also nur eine hefefreie Form des Vitamin-B-Komplexes infrage. Hier ist besonders das Biotin von Interesse. In hohen Dosen – ich gebe 5 bis 15 Milligramm täglich – scheint es das Wachstum von *Candida albicans* zu hemmen.

Auf die therapeutischen Eigenschaften der Eikosapentaensäure und Gammalinolensäure werde ich später noch eingehen. Sie spielen hier ebenfalls eine wichtige Rolle, desgleichen die ganze Palette der Antioxidantien, besonders das Beta-Karotin. Von den Mineralstoffen geben wir im allgemeinen Magnesium, Zink und Mangan. Alle diese Maßnahmen bilden im Verein mit der jeweiligen, individuell angepaßten Ernährungsumstellung das Konzept unserer komplementärmedizinischen Therapie.

Ein kompliziertes Behandlungsprogramm?

Wenn die Schulmedizin überhaupt phantasievoll genug ist, an die Möglichkeit einer Candidosis zu denken, behandelt sie diese sehr simpel. Der Patient bekommt das entsprechende Antimykotikum, fertig! Und Sie fragen: »Warum ist das bei denen so einfach und bei Ihnen so umständlich?«

Ärzte, die mit Medikamenten behandeln, wissen auch über ihre Gefahren Bescheid. Und sie lernen, wie gefährlich die Kombination verschiedener Präparate sein kann. Deswegen wird, schon aus Vorsicht, die einfachste Behandlung die richtige sein. Dagegen lernen Ärzte, die diätetisch im weitesten Sinn behandeln, sehr bald, wie das Zusammenwirken der einzelnen Nährstoffe funktioniert. Eine Therapie, deren Grundregel die Ausgewogenheit ist, kann nicht einfach sein. Der komplementärmedizinisch orientierte Arzt muß alle wesentlichen therapeutischen Grundlagen berücksichtigen.

Hoffentlich konnte ich Ihnen am Beispiel der Diagnose und diätetischen Behandlung der Candidosis als Allgemeinerkrankung aufzeigen, welche Vorteile die Komplementärmedizin gegenüber der üblichen, vereinfachenden Vorgehensweise der Schulmedizin bietet. Wir Komplementärmediziner können eine Verdachtsdiagnose stellen, weil wir dem Patienten zuhören. Wir sorgen dafür, daß der Patient optimal mit Nährstoffen versorgt wird. Wir konzentrieren uns auf die eigentlichen Ursachen des Leidens. Wir stärken sein Immunsystem. Und wir verwenden nur Medikamente, die dem Patienten maximalen Nutzen bei geringsten schädlichen Nebenwirkungen bringen.

9. Kapitel

Vergiftung durch Quecksilberamalgam: Wann wachen die Zahnärzte endlich auf?

Es ist noch gar nicht so lange her, daß ich Patienten, deren Laborbefunde hohe Quecksilberkonzentrationen auswiesen (was sich typischerweise bei der Analyse der Haare auf Spurenelemente herausstellt), bloß fragte, ob sie beruflich mit Quecksilber in Berührung kämen oder ob sie häufig Thunfisch und Schwertfisch verzehrten. Der Gedanke, die Zahnärzte könnten den mit Abstand am meisten verwendeten Werkstoff für Zahnfüllungen etwa nicht auf eine mögliche Giftwirkung geprüft haben, war so abwegig, daß ich Quecksilbervergiftungen auch nicht im entferntesten mit den Zähnen in Zusammenhang gebracht hätte!

Sobald man sich aber einmal mit iatrogenen Krankheitsursachen befaßt, die ja heute keineswegs selten sind, dann wird zuvor Undenkbares auf einmal offensichtlich. Im Bereich der Zahnmedizin bedeutet dies: *Ein Großteil der Quecksilbervergiftungen sind durch Amalgamfüllungen verursacht, wie sie die meisten Menschen haben (oder hatten).*

Amalgamfüllungen können giftig sein

Quecksilber ist ein giftiges Schwermetall, das jedes Organsystem schädigen kann. Eine Vergiftungsursache, die immer wieder diskutiert wird, ist das Quecksilber in Zahnfüllungen, den Amalgamen. (In der Zahnmedizin werden *Silberamalgame* verwendet, das sind Legierungen aus Silber und Zinn, die durch Zusatz des flüssigen Quecksilbers zu einer plastischen Masse verarbeitet werden. Problematisch bei Amalgamfüllungen ist, daß sie korrodieren können; in diesem Fall wird das Quecksilber frei und gelangt in die Organe, wo es als schweres Zellgift wirkt.) Das anorganische Quecksilber gelangt aus den Amalgamfüllungen über die Lunge und den Magendarmtrakt in den Organismus. Es wird in seiner biologisch aktiven Form als Methylquecksilber gespeichert. Toxische Quecksilberspiegel schädigen Gehirn und Nervensystem. Die *akute* Quecksilbervergiftung, die durch einmalige starke Exposition entsteht, äußert sich mit Symptomen wie Erbrechen, Durchfall, Lungenentzündung, Entzündung der Mundschleimhaut, Metallgeschmack, Bewußtlosigkeit. Zu einer *chronischen* Quecksilbervergiftung kommt es, wenn geringe Mengen des Metalls über längere Zeit einwirken. Die chronische Quecksilbervergiftung ist tückisch. Es dauert oft Jahre, bis die chronische Vergiftung schließlich zu Symptomen führt. Von der chronischen Quecksilbervergiftung sind das Nervensystem, besonders das Gehirngewebe, Herz und Kreislauf, die Immunabwehr betroffen. Die ständige unterschwellige Giftwirkung kann im Laufe der Zeit die Immunfunktionen lahmlegen und eine Reihe degenerativer Krankheiten auslösen. Wenn das Immunsystem zusammenbricht, reichen die Reaktionen von der bloßen Unpäßlichkeit bis hin zu akuten Krankheitsbildern wie Asthma oder Störungen der Herz-Kreislauf-Funktion.

Nachweis der Quecksilbervergiftung

Außer der Haaranalyse führen wir im Atkins Center den Quecksilberdampftest durch. Hierfür benutzen wir ein kleines Gerät mit einem Meßfühler, der den Quecksilbergehalt der Luft registriert. Der jeweilige Meßwert wird von einer Digitalanzeige abgelesen. Wir gehen mit dem Meßfühler über die Kauflächen der Zähne, ohne diese zu berühren, und wie ein Geigerzähler schlägt das Gerät bei jeder ausgasenden Amalgamfüllung aus. Wenn der Test positiv ausfällt (derzeit bei mehr als 50 Prozent unserer Patienten!), bestimmen wir noch die Quecksilberkonzentrationen in Blut und Urin.

Sehr häufig finden wir auch bei Personen, die keine Amalgamfüllungen haben oder hatten, hohe Quecksilberkonzentrationen in den Haaren, im Blut und im Urin. Es gibt also außer beruflicher Exposition oder Amalgamfüllungen offensichtlich noch andere Ursachen einer Quecksilbervergiftung, und dazu zählt die Ernährung. Deswegen erkundige ich mich auch bei den Patienten, ob sie Thunfisch und Schwertfisch essen und wieviel.

Im folgenden stelle ich zwei Fallbeispiele vor, in denen eine Quecksilbervergiftung vorlag, aber nicht erkannt wurde. Die Diagnose einer Quecksilbervergiftung ist insofern schwierig, als der Arzt die Krankheitszeichen zwar sehr leicht feststellen kann, oft jedoch den Zusammenhang mit Quecksilber nicht zu erkennen vermag.

Carol Drury: zu viele Symptome

»Daß mich die Zahnbehandlung krank gemacht hatte, begriff ich erst, nachdem ich sämtliche Amalgamfüllungen hatte entfernen lassen.«

Als Carol Drury, eine international anerkannte Künstlerin, im Juni 1983 ins Atkins Center kam, klagte sie über eine Reihe von Beschwerden, die ihr Arzt sich nicht erklären konnte.

»Mein Doktor meinte, die Steifigkeit meiner Hände und Finger käme von einer Arthritis, und verschrieb mir ein Antirheumatikum. Von dem Medikament wurde mir so übel, daß ich es nach einer Woche absetzte.«

Da Carol auch über ständige Schmerzen in der Achselhöhle klagte, wurde sie zur Krebsuntersuchung geschickt, aber das Ergebnis war negativ. Danach war sie, weil sie immer wieder Weinkrämpfe bekam, jahrelang in psychiatrischer Behandlung.

Carol hatte viele Ärzte konsultiert, und eine angesehene Klinik hatte sogar eine reaktive Hypoglykämie bei ihr diagnostiziert, was ja in der Schulmedizin sehr selten vorkommt. Eine gewisse Hilfe war ihr ein Heilpraktiker, der ihr die Zusammenhänge zwischen Ernährung und Gesundheit klarmachte. Dennoch hatte sie trotz einer Diät weiterhin zahlreiche Beschwerden: Steifigkeit der Hände und Finger, vor allem links, Schmerzen in der Achselhöhle und in der Brust, extreme Schläfrigkeit nach den Mahlzeiten, Magenschmerzen und Konzentrationsschwäche. Wegen der Beschwerden, die auffälligerweise nach dem Verzehr bestimmter Speisen auftraten, tippte Carol selbst auf Lebensmittelunverträglichkeiten.

Die Patientin hatte keine Gewichtsprobleme. Der Glukosetoleranztest bestätigte eine reaktive Hypoglykämie. Bei der Haaranalyse ergaben sich hohe Quecksilber- und Kupfer- sowie niedrige Zinkkonzentrationen. Mit den zahnmedizinischen Aspekten der Quecksilbervergiftung befaßte ich mich damals noch nicht. Mir fiel allerdings auf, daß Carol pro Woche fünf Dosen Thunfisch aß, und ich riet ihr, darauf zu verzichten und die zukkerfreie insulinregulierende Diät zu befolgen. Begleitende Maßnahmen waren die Standardnährstofftherapie (Basistherapeutikum; *Anhang C*) und die zusätzliche Gabe von Niacinamid, Vitamin B_6, Vitamin C und Paraaminobenzoesäure (PABA).

Fünf Wochen später litt sie nicht mehr unter Schläfrigkeit nach dem Essen. Ihre Magenbeschwerden sprachen auf eine Akupunkturbehandlung an. Im September berichtete Carol, sie fühle sich »hundert Prozent besser« als vor der Behandlung. Natürlich konnte davon eigentlich keine Rede sein, da Carol immer noch auf bestimmte Lebensmittel überempfindlich reagierte, kalte Hände und Füße, quälende Schmerzen in der Achselhöhle und in der linken Brust hatte.

»Als ich kürzlich in meinem Terminkalender blätterte, fiel mir auf, daß einige meiner Beschwerden, wie linksseitige Ohrenschmerzen und stechende Schmerzen in Arm und Bein, regelmäßig nach meinen Terminen beim Zahnarzt auftreten.«

Von da an wurde eine Quecksilberausleitung mit hohen Dosen Vitamin C, Selen, Glutathion und Zystein durchgeführt. Nach dreiwöchiger Behandlung lag die Quecksilberausscheidung im Urin mit 48,7 Nanogramm/ 24 Stunden immer noch über der Norm. Inzwischen hatte ich aber begriffen, daß die meisten chronischen Quecksilbervergiftungen durch Silberamalgamfüllungen verursacht sein dürften. Deshalb schlug ich Carol vor, ihre Zahnfüllungen testen zu lassen.

Einem Mitarbeiter erzählte die Patientin später:

»Als Dr. Atkins mir riet, meine Plomben testen zu lassen, erklärte mein Zahnarzt ihn für verrückt und zeigte mir einen ganzen Stapel von wissenschaftlichen Publikationen, in denen die Amalgamthese verworfen wird.«

Zunächst blieb alles beim alten. Inzwischen wurde Carol mit dem zytotoxischen Test auf Lebensmittelintoleranzen untersucht. Das Ergebnis war eine Unverträglichkeit von Getreide, Hefen und Schimmelpilzen, Zucker und Tomaten. Wir revidierten die Vitaminverordnung, um auch die kleinsten Spuren von Bierhefe zu tilgen, und führten eine hefefreie Rotationsdiät durch. Bis März 1984 besserte sich daraufhin das Kältegefühl in Armen und Beinen dramatisch.

Lassen wir nun einen Zahnarzt zu Wort kommen.

Ich drängte Carol nun, einen Zahnarzt aufzusuchen, der das Amalgamproblem ernst nahm. Er empfahl, alle Amalgamfüllungen zu entfernen. »Berücksichtigt man die hohen Quecksilberkonzentrationen, die Harnanalyse und Quecksilberdampftest ergaben«, befand der Zahnarzt, »und die Tatsache, daß die Patientin bereits optimal diätetisch behandelt wurde, dann war die Entfernung ihrer Amalgamfüllungen die letzte therapeutische Konsequenz. In mehreren Sitzungen wurden die Füllungen entfernt, und zwar zuerst jene, die den stärksten Ausschlag des Testgerätes hervorriefen.«

Zahnärzte, die eine kritische Einstellung zum Amalgam haben, messen nicht nur ausgasendes Quecksilber, sondern auch das Potentialgefälle im Mund. Dieses entsteht, weil keine Metallegierung dieselbe Zusammensetzung hat. Elektrochemisch betrachtet entspricht jede Füllung einer Elektrode und der Speichel dem Elektrolyt. In diesem sogenannten galvanischen Element fließt ein elektrischer Strom, und zwar vom Metall des höheren Potentials zu dem des niedrigeren. Dabei wird die Legierung mit dem niedrigeren Potential aufgelöst.

Carols Befinden besserte sich erst, nachdem sämtliche Amalgamfüllungen durch einen neutralen Werkstoff ersetzt worden waren. Doch lassen wir sie selbst berichten:

»Als der Zahnarzt nach und nach die alten Füllungen herausnahm, ging es mir zunehmend besser. Ganz zu Anfang traten allerdings alle Beschwerden – Übelkeit, Magenschmerzen und andere körperliche Beschwerden – verstärkt auf. Ich konnte mir gar nicht vorstellen, daß meine verflixten Plomben an all den Symptomen schuld waren. Als dann die ganze Zahnsanierung abgeschlossen war, hatte ich keine Lebensmittelallergie mehr, mein Kopf war klar, die Magenschmerzen waren wie weggeblasen. Die Hypoglykämie habe ich immer noch, deswegen muß ich bei meiner Diät bleiben.«

Daß die Symptome sich verschlimmerten, während die Amalgamfüllungen entfernt wurden, ist normal und zeigt die Notwendigkeit dieser Behandlung. Im Atkins Center prüfen wir derzeit, ob es sinnvoll ist, die Zahnsanierung mit einer EDTA-Chelattherapie zu kombinieren (EDTA ist die Abkürzung für Äthylendiamintetraessigsäure, einen Chelatbildner; vgl. Kapitel 14).

Monica Flanagan: eine lange Krankheitskarriere

»Als Teenager bekam ich eine Unmenge Allergien. Außerdem hatte ich ständig Löcher in den Zähnen. Und ich kriegte oft solches Herzflattern, daß ich am ganzen Körper zitterte und glaubte, sterben zu müssen.«

Als Monica 1985 das Atkins Center aufsuchte, war sie übergewichtig. Sie war Mitte dreißig, wollte eigentlich Schauspielerin und Sängerin werden, aber ihr schlechter Gesundheitszustand vereitelte ihre Pläne. Sie litt nicht nur unter unkontrollierbarem Herzjagen, sondern außerdem unter Durchfall, Darmkrämpfen, Rückenschmerzen, rascher Ermüdbarkeit, Übergewicht und Heißhungerattacken. Sie hatte noch so viele andere Beschwerden, daß der Platz, den unser Anamneseformular dafür vorsieht, nicht ausreichte. Seit ihrem zehnten Lebensjahr, als sie im Verlauf einer Blinddarmoperation eine Niereninfektion bekommen hatte, schluckte sie jede Menge Pillen. Die Liste der Ärzte, die sie im Laufe der Zeit konsultiert hatte, las sich wie ein Ärzteadreßbuch, und aus den Medikamenten, die sie schon genommen hatte, konnte man eine kleine »Rote Liste« zusammenstellen: zahlreiche Antibiotika, Herzmittel, Magen-Darm-Mittel, Kortison, Ovulationshemmer – quer durch den Garten der Pharmakologie.

Im August 1985 machten wir uns daran, Monicas scheinbar komplizierte Probleme zu lösen. Sie bekam die kohlenhydratarme Atkins-Diät und folgende begleitende therapeutische Maßnahmen verordnet: Standardnährstoffrezeptur, Antioxidantienrezeptur, außerdem zusätzlich Mangan, Magnesiumorotat, Kalziumorotat, Nachtkerzenöl, Phenylalanin, Octacosanol, zusätzlich die Vitamine B_{12} und B_6, Folsäure und PABA (Paraaminobenzoesäure). Bei den Vitamin- und Mineralstoffgaben mußten wir die therapeutisch wirksamen Dosen nach und nach aufbauen, da die Patientin die Gesamtdosis anfangs nicht vertrug. Wegen des positiven *Candida*-Befundes gaben wir Monica homöopathische Verdünnungen von *Candida albicans* sowie Kaprylsäure. Das Ergebnis des zytotoxischen Tests war positiv für *Candida*, Bierhefe, Mozzarella, Krabben und noch einige andere Lebensmittel. Das erhöhte Immunglobulin IgE veranlaßte uns, Allergietests durchzuführen. Da der Intradermaltest eine allergische Hautreaktion auf Hefen und Schimmelpilze ergeben hatte, erhielt Monica diese Stoffe als Sublingualtropfen in Verdünnungen, welche die Hautreaktion neutralisierten.

Der Nachweis der Quecksilbervergiftung:

Der Glukosetoleranztest war bei Monica normal. Die Haaranalyse ergab niedrige Mangan-, Magnesium- und Kalziumkonzentrationen, vor allem aber einen beträchtlich erhöhten Quecksilberwert. Der Quecksilberdampftest zeigte erhöhte Werte auf der linken Seite des Kauorgans. In den beiden folgenden Monaten nahm Monica leichter ab, und die Intervalle zwischen ihren Heißhungeranfällen wurden größer. Mit der kohlenhydratarmen Diät hörten die Durchfälle auf. Das Medikament, das sie gegen ihre Herzrhythmusstörungen nehmen mußte, konnte niedriger dosiert werden. Absetzen konnte sie es noch nicht, und sie fühlte sich auch weiterhin schlapp. Wir schickten Monica nun zu dem Zahnarzt, der beratend für uns tätig war und prüfen sollte, ob ihre Amalgamfüllungen entfernt und durch nichtmetallische Komposits (Keramik-Kunststoff-Verbindungen) ersetzt werden mußten. Dies geschah in Etappen ab Oktober.

»Nachdem ein Viertel meiner Füllungen ersetzt war, merkte ich, daß meine Herzanfälle aufhörten. Ich brauchte kein Medikament mehr.«

Anfang November benötigte Monica keine Medikamente mehr und stellte fest, daß sich ihre Dysmenorrhö (schmerzhafte Regelblutung) ebenfalls gebessert hatte.

»Wenn ich vorsprechen muß, bin ich zwar immer noch aufgeregt, aber das ist normal. Ich kann wieder singen, ohne daß mir die Luft wegbleibt, und fühle mich auch wieder kräftiger.«

Nachdem sämtliche Amalgamfüllungen entfernt waren, gaben wir Monica sechs Vitamin-C-Infusionen, um etwaige Quecksilberrückstände aus den Geweben auszuschwemmen. Wir nutzen dabei die Eigenschaften der Askorbinsäure (= Vitamin C), Schwermetalle zu binden (Chelatbindung). Monica erhielt darüber hinaus eine komplette Vitamin-Mineralstoff-Therapie.

»Als ich dann die Vitamine bekam, beobachtete ich, daß ich morgens ohne Schmerzen aufwachte. Auch meine gewohnten Rückenschmerzen hörten auf. Gegen Ende der Zahnbehandlung beschloß ich, einen Aerobic-Kurs zu machen. Ich habe vor Freude geheult, als ich merkte, daß ich wieder turnen konnte.«

Monicas Befinden hatte sich zwar unter unserer anfänglichen Diät- und Nährstofftherapie etwas gebessert, aber kuriert wurde sie erst, als wir die Amalgamfüllungen ersetzen ließen. Diät und Nährstoffangaben sowie die Konsequenzen aus den Allergietests halfen, die Gewichtsprobleme, die Hungerattacken, Darmkrämpfe und Durchfälle zu beseitigen. Nach der Zahnsanierung kam Monica wieder zu Kräften, die Rückenschmerzen ließen nach, und sie brauchte erfreulicherweise kein Herzmittel mehr zu nehmen.

Die Lehren aus diesen beiden Fallgeschichten

Wie bei den meisten Patienten wies uns auch bei Carol und Monica die positiv ausgefallene Haaranalyse auf das Quecksilberproblem; denn die Blutanalysen hatten nichts ergeben. Das läßt darauf schließen, daß die Quecksilberkonzentration in den Haaren den klinischen Zustand eines Patienten genauer spiegelt als der Quecksilberblutspiegel. Die Quecksilberkonzentration im Urin informiert offenbar besonders präzise, in welchem Umfang das Gift durch Diät, Antioxidantien, Gebißsanierung, homöopathische Quecksilbergaben oder Bindung in Chelatform eliminiert wird. Zwar wird das in den Organzellen gespeicherte Quecksilber durch das Entfernen von Amalgamfüllungen nicht gleich beseitigt, aber wenn erst die Ursache des Übels ausgemerzt ist, werden die Giftspeicher rascher entleert. Und das läßt sich an der Quecksilberausscheidung im Urin ablesen.

Das Wirkprinzip der Quecksilbermobilisierung durch Nährstoffe

Quecksilber mobilisierende Nährstoffe wie Selen, Glutathion, Zystein und Vitamin C haben eine besondere Affinität zu diesem Schwermetall und gehen Komplexbindungen mit ihm ein. Dadurch wird das Gift dem Gewebe, in dem es gespeichert ist, entzogen. Vor und nach der Quecksilbermobilisierung, deren Verfahren wir dem verstorbenen Dr. CARLTON FREDERICKS verdanken, werden die Quecksilberkonzentrationen im Blut und Urin bestimmt. Wenn wir beobachten, daß diese Werte nach dreiwöchiger Therapie stark ansteigen, fahren wir mit der Nährstoffsubstitution fort, bis sie zu sinken beginnen. Die Elimination des Quecksilbers aus den Speichern gelingt auch mit Hilfe der Chelattherapie (siehe 14. Kapitel).

Wenn wir die Diskussion über die Unterschiede zwischen Schulmedizin und Komplementärmedizin auf die Diagnose und Therapie der Quecksilbervergiftung ausweiten, wird deutlich, daß die betroffenen Patienten im Rahmen der Komplementärmedizin die besseren Heilungschancen haben dürften.

Der springende Punkt ist die Art, wie an das Problem des Patienten herangegangen wird. Der Schulmediziner schert seine Patienten diagnostisch und therapeutisch über einen Kamm. Der komplementärmedizinisch arbeitende Arzt trachtet, das gestörte Zusammenspiel zwischen den Organen und zwischen Leib und Seele wiederherzustellen. Erste Voraussetzung dafür ist, daß er die individuellen Ursachen einer Störung ergründet und beseitigt. Die Diagnose ist sekundär.

Wenn man bedenkt, daß die Quecksilbervergiftung, da sie ja alle möglichen Organsysteme beeinträchtigt, eine Fülle verschiedener Diagnosen und Befindensstörungen hervorbringt, leuchtet ein, warum das komplementärmedizinische Konzept das fruchtbarere ist.

Das erklärt auch, warum bei Monicas unzähligen, durch die Quecksilbervergiftung bedingten Beschwerden eine Diagnose nach der anderen gestellt wurde und niemand auf die eigentliche Ursache kam, nämlich Quecksilbervergiftung. Sobald einer ihrer Ärzte irgendwas diagnostiziert hatte, suchte er gar nicht erst weiter. Der komplementärmedizinische Ansatz hingegen geht davon aus, daß alle schädlichen Faktoren, die bei einem Patienten wirksam sein könnten, identifiziert werden müssen. Die Therapie besteht darin, alles regulierend zu beeinflussen, was das innere Gleichgewicht stören könnte.

Die Wirkung des Quecksilbers im Organismus

Die Giftwirkung von Schwermetallen wie Quecksilber beruht vor allem darauf, daß sie lebenswichtige Enzyme im menschlichen Stoffwechsel blokkieren. Enzyme bestehen aus langen Ketten von Aminosäuren und wirken bei allen wichtigen biochemischen Reaktionen als Katalysatoren. Ohne diese enzymatische Steuerung wäre kein pflanzliches und tierisches Leben möglich. Nun hat speziell das Quecksilber eine starke Affinität zu bestimmten schwefelhaltigen Enzymen. Die sogenannten Sulfhydrylgruppen an den Aminosäuren dieser Enzyme werden vom Quecksilber verdrängt und dadurch inaktiviert. Mit diesem Trick kann Quecksilber beispielsweise die Enzyme hemmen, die für die Bildung von Cholesterin oder Steroidhormonen verantwortlich sind, oder die Antioxidationswirkung von Zystein blokkieren, das unter anderem das Immunsystem günstig beeinflußt und an der Reparatur der DNS (Desoxyribonukleinsäure; Proteinverbindung in den Zellkernen) beteiligt ist.

Einfluß des Quecksilbers auf das Immunsystem

Amalgame beeinträchtigen das Immunsystem. Im vorigen Kapitel wies ich darauf hin, daß Antibiotika das Immunsystem schwächen und dies zu einem überschießenden Wachstum von *Candida albicans* führen kann. Manche Wissenschaftler behaupten, die chronische Amalgamvergiftung unterdrücke bestimmte Immunreaktionen auf ähnliche Weise. Andere haben nachgewiesen, daß Quecksilber die Lymphozyten (körpereigene Abwehr) angreift. Dies wiederum hat chronische Infektionen, Erkältungsneigung oder andere Immunstörungen zur Folge.

Quecksilber in der Industrie

Seit den achtziger Jahren ist bekannt, daß Quecksilber durch Kaugummikauen aus Amalgamfüllungen frei werden kann. In-vitro-Experimente ergaben außerdem eine toxische Wirkung von Amalgamen auf Zellkulturen.

Das Quecksilber in unserem Körper stammt aber nicht ausschließlich aus Zahnfüllungen. Hohe Quecksilberbelastungen können durch berufliche Exposition entstehen, etwa bei der Herstellung von Thermometern (ich verbiete meinen Patienten, auf dem Fieberthermometer herumzukauen!), Batterien, Farben, Kosmetika, Pharmazeutika (z. B. Mercurochrom). Doch auch die Belastung der Umwelt durch Quecksilber darf nicht vernachlässigt werden. Nicht ohne Grund wird z. B. in der BRD eine Verordnung vorbereitet, nach der in Zahnarztpraxen Amalgamabscheider eingebaut werden müssen, damit keine Amalgame ins Abwasser gelangen.

Quecksilber im Fisch

Problematisch als Vergiftungsursache sind die Quecksilberkonzentrationen im Fisch. Aus Industrieanlagen gelangt jährlich tonnenweise Quecksilber in die Umwelt und zu einem großen Teil schließlich ins Wasser, wo es durch Mikroorganismen in das noch giftigere, fettlösliche Methylquecksilber umgewandelt wird, das dann die Nahrungskette der Lebewesen bis zum Fisch durchläuft. Am Ende dieser Kette steht schließlich der Mensch. Die zulässige Quecksilberbelastung von Lebensmitteln ist in Richtlinien festgelegt. Für Fisch und Fischerzeugnisse betragen die höchstzulässigen Grenzwerte zum Beispiel in den USA und in der Schweiz 0,5 ppm, in der BRD 1 ppm (1 ppm = 1 mg/kg). Ob die Richtlinien strikt befolgt werden, steht auf einem anderen Blatt. Da die Kontrollen stichprobenartig erfolgen, sind bei der Handelsware je nach Fischart, -alter und -größe sowie Fanggebiet starke Schwankungen möglich. Traurige Berühmtheit erlangten die durch eine chemische Fabrik verursachten irrsinnigen Quecksilberkonzentrationen in der Minemata-Bucht (Japan). Einwohner eines Fischerdorfes an der Bucht erkrankten nach dem Verzehr von kontaminiertem Fisch. Die Minemata-Krankheit führte zu schweren, oft tödlichen Schädigungen des Nervensystems. Fast alle Nachkommen der Erkrankten waren mißgebildet oder geistig behindert.

10. Kapitel

Kopfschmerz: Vorbeugen heißt oft heilen

An einer Reihe verschiedener, teilweise schwerster Erkrankungen werden im vorliegenden Buch die Unterschiede zwischen der heute überwiegend praktizierten Medizin und komplementärmedizinischem Vorgehen aufgezeigt. Ganz besonders deutlich werden diese Unterschiede aber auch, wenn man einmal bei einem Symptom, dem Kopfschmerz, den jeweiligen diagnostischen und therapeutischen Ansatz vergleichend betrachtet. Dieses Symptom kennt praktisch jeder aus eigener Erfahrung. Es ist so verbreitet und setzt den davon Betroffenen dermaßen zu, daß es Krankheitswert hat. Welch ein ernstes Problem vor allem der chronische Kopfschmerz darstellt, geht schon aus der Tatsache hervor, daß es zahlreiche Spezialeinrichtungen gibt, in denen man versucht, sich dieses Leidens anzunehmen.

Kopfschmerz im Wandel der Zeit

Früher behandelten Kopfschmerzkranke ihr Leiden durch Selbstmedikation, sie besorgten sich und schluckten Aspirin oder andere frei verkäufliche Schmerztabletten. Wenn die Kopfschmerzen überhandnahmen oder die Pillen nicht genügend wirkten, suchten die Geplagten den Hausarzt auf. Der wiederum verschrieb in der Regel stärkere Schmerzmittel, nachdem er mehr oder weniger erfolgreich versucht hatte, den Kopfschmerz und seine möglichen Ursachen diagnostisch abzuklären.

Da Kopfschmerz ein äußerst vielschichtiges Problem ist, konnte es nicht ausbleiben, daß fortschrittliche Krankenhäuser spezialisierte Abteilungen – Schmerzkliniken – einrichteten, in denen man sich der betroffenen Patienten intensiv annimmt. Die Vorstellung, daß besonders erfahrene und qualifizierte Ärzte die Kopfschmerzkranken diagnostisch und therapeutisch betreuen, ist natürlich bestechend, allerdings können Schmerzkliniken nach meiner Erfahrung durchaus Nachteile aufweisen.

Unzulänglichkeit der Kopfschmerzkliniken

Praktisch alle Kopfschmerzkliniken arbeiten nach einem konventionellen medizinischen Konzept, und das bedeutet:

- Schwerpunkt auf anatomisch-funktioneller Diagnostik (teure Apparatemedizin, beispielsweise Computertomographie und dergleichen).
- Starkes Widerstreben, die Ursache von Kopfschmerzen im diätetischen Bereich zu suchen.
- Vernachlässigung der Individualität der Kopfschmerzkranken, statt dessen starre Zuordnung zu diagnostischen Kategorien.
- Schwerpunkt der Behandlung vornehmlich auf symptomatischer Pharmakotherapie anstatt auf Prävention.
- Statt Freiheit von Symptomen und Medikation wird medikamentös erzielte Besserung als befriedigendes Therapieergebnis gewertet.

Diese Kritik an der durchschnittlichen Schmerzklinik habe ich nicht formuliert, um die Unzufriedenheit mit der etablierten Medizin zu schüren, sondern aus der Sicht eines praktizierenden Arztes, der im Laufe der Jahre unzählige Kopfschmerzpatienten behandelt hat und dabei erleben durfte, daß bei mehr als neunzig Prozent dieser Patienten der Kopfschmerz nicht durch medikamentöse Therapie oder auch durch therapeutisch wirksame Vitaminkombinationen beseitigt wurde, sondern *durch präventive Maßnahmen, nachdem die Kopfschmerzursache herausgefunden war*. Es steht zweifelsfrei fest, daß die einzig richtige Behandlung des Kopfschmerzes in der Prävention besteht. Bis auf ein paar bemerkenswerte Ausnahmen, auf die ich gleich eingehen werde, ist fast immer eine Prävention möglich.

Formen des Kopfschmerzes

Die Komplementärmedizin sucht zunächst nach der *Ursache* des Ungleichgewichts, das den Kopfschmerz bewirkt. Natürlich gibt es verschiedene Arten von Kopfschmerzen. Sie können auf Störungen und krankhaften Veränderungen der Halswirbelsäule, der Nackenmuskeln, der Kieferhöhlen oder der Blutgefäße beruhen, Ausdruck von Gewebsentzündungen im Kopfbereich, Begleiterscheinung innerer Erkrankungen oder Folge mechanischer Traumen sein. Kopfschmerzen können durch Nahrungsmittel und Getränke (Käse, Eiscreme, Schokolade, Alkohol, um nur einige zu nennen) hervorgerufen werden. Es kann sich um einen Migränekopfschmerz handeln. Der Charakter von Kopfschmerzen wird meist sehr anschaulich als drückend, dumpf, klopfend, pulsierend, stechend, berstend geschildert. Eine psychische Komponente ist oft unverkennbar. Im folgenden erläutere ich einige häufig vorkommende Kopfschmerzformen.

Myogene und arthrogene Kopfschmerzen

Sie werden vielfach für die häufigste Kopfschmerzform gehalten, sind aber nach meiner Erfahrung seltener als vaskuläre Kopfschmerzen. Wenn der Schmerz nicht klopfend ist, spricht vieles dafür, daß er auf Muskelverspannungen und Fehlstellungen von Halswirbeln beruht. Diese sprechen auf gezielte manuelle Therapie an. Unterstützend werden Physiotherapie, physikalische Therapie, Akupunktur und Akupressur angewandt.

Kopfschmerzen infolge von Verdrängungsprozessen

Diese Schmerzen werden durch krankhafte Veränderungen an Schädel und Gehirn ausgelöst, beispielsweise durch Massenblutungen oder Tumoren, die auf schmerzempfindliche Strukturen drücken, aber auch bei einer Hirnhautentzündung. Da Kopfschmerzen somit Zeichen einer lebensgefährlichen Erkrankung sein können, wundert es nicht, daß viele Ärzte aus begreiflicher Angst vor einer Fehldiagnose oft routinemäßig die aufwendigsten Untersuchungen veranlassen; denn hier kann die rechtzeitige richtige Diagnose lebensrettend sein. Die Kehrseite dieser zumeist unnötigen apparativen Diagnostik ist eine vermeidbare Kostensteigerung im Gesundheitswesen.

Meines Erachtens sind die technisch aufwendigen und teuren Diagnoseverfahren erst gerechtfertigt, wenn die einfachen, bewährten Verfahren, die ich in diesem Kapitel erläutern werde, nicht den erwarteten therapeutischen Erfolg bringen.

Durch Nahrungsmittel bedingter chronischer Gefäßkopfschmerz

Nachdem Sie nun wissen, daß Kopfschmerzen einen sehr ernsten Hintergrund haben können, wollen wir uns jenem weniger gefährlichen Kopfschmerztyp zuwenden, der in neun von zehn Fällen beseitigt werden kann, und zwar nicht durch eine symptomatische medikamentöse Behandlung, sondern durch präventive Maßnahmen, die sich möglichst gezielt gegen die Ursachen richten.

Immer wieder haben »Kopfschmerzkoryphäen« den Gefäßkopfschmerz klassifiziert und beispielsweise in verschiedene Migräneformen, Cluster-Kopfschmerz (serienweise auftretend), Histamin-Kopfschmerz und zahlreiche weitere Formen unterteilt, die sich jeweils durch besondere Merkmale auszeichnen.

Im Atkins Center halten wir es freilich für sinnvoller, alle gefäßbedingten Kopfschmerzen als *toxisch* anzusehen und die toxischen Faktoren in jedem einzelnen Fall herauszufinden. Wir haben die Erfahrung gemacht, daß diese sogenannten toxischen Kopfschmerzen im allgemeinen beseitigt oder gut beherrscht werden können, wenn die auszulösenden Faktoren auf diätetischem Wege eliminiert oder, falls dies nicht vollständig möglich ist, ihre Wirkungen durch Gabe von Vitaminen und anderen Nährstoffen abgeschwächt werden.

Nahrungsmittel als Kopfschmerzauslöser

Das Thema Kopfschmerz interessiert mich immerhin so sehr, daß wir dem Atkins Center eine Spezialabteilung für diätetische Kopfschmerzbehandlung angliedern wollen. Es versteht sich von selbst, daß ich mich über die Entwicklungen auf diesem Gebiet ständig auf dem laufenden halte. Und danach kann ich mich des Eindrucks nicht erwehren, daß auch der diätetische Ansatz bei Diagnose und Therapie des Kopfschmerzes umstritten ist. Die Schulmedizin räumt zwar ein, daß es einen Kopfschmerz durch tyraminhaltige Lebensmittel wie Käse, durch Genuß oder Entzug von Kaffee, Genuß von Schokolade, Eiscreme oder verschiedenen anderen Lebensmitteln gibt, beharrt aber darauf, daß andere Kopfschmerzformen überwiegen, und berücksichtigt demzufolge die diätetischen Faktoren weniger, als geraten ist.

Unsere therapeutischen Ergebnisse

Sofern sie die verordneten diätetischen Maßnahmen befolgen, werden neun von zehn unserer Kopfschmerzpatienten völlig beschwerdefrei, wie Hunderte von Fallgeschichten belegen. Meistens sind diese nicht sonderlich interessant: Patienten, die über chronische, klopfende Kopfschmerzen klagen, eine blutzuckerstabilisierende, unverträgliche Lebensmittel eliminierende Diät verordnet bekommen und damit nach zwei bis drei Wochen schmerzfrei sind.

Damit Sie sehen, wie maßgeschneidert eine derartige diätetische Behandlung sein muß, stelle ich Ihnen jetzt wieder zwei Fallgeschichten vor.

Roberta Stein

»Es ist das reinste Wunder. Solange ich zurückdenken kann, bin ich morgens schon mit Kopfschmerzen aufgestanden. Ich hatte die Schmerztabletten auf dem Nachtschränkchen liegen, damit ich sie morgens gleich zur Hand hatte. Bevor ich im Atkins Center behandelt wurde, war ich tablettensüchtig und war schließlich beim Psychiater gelandet. ... Und jetzt bin ich wieder fit, kann denken, bin klar im Kopf.«

Roberta Stein litt seit ihrem fünfzehnten Lebensjahr an Migräne. Ihre bisherigen konventionellen Ärzte hatten sie bis zur Tablettenabhängigkeit behandelt.

Sie klagte auch über Magen-, Speiseröhren- und Ulkusprobleme und meinte, diese könnten vielleicht mit ihrer Migräne oder den verordneten Medikamenten zusammenhängen. Drei Wochen, bevor sie zu ihrem Termin bei uns kam, hatte sie aus eigener Initiative mit einer kohlenhydratarmen Diät begonnen und festgestellt, daß Anzahl und Dauer ihrer Migräneanfälle dabei abnahmen. Sie wollte wissen, ob wir ihr zu ihrer offenbar hilfreichen Diät noch weitere Maßnahmen empfehlen könnten.

Zuerst erzählte Roberta übrigens, daß sie, seit sie vor zwei Jahren das Rauchen aufgegeben hatte, gute zwanzig Pfund zugelegt habe. Während ihrer Diät hatte sie nun schon etwas abgenommen.

Die Ärzte hatten Roberta gegen ihre Migräne starke Medikamente bis hin zu Morphium verschrieben. Die Nebenwirkungen waren zum Teil so massiv, daß die Patientin einmal sogar einen schweren Autounfall baute.

Beim ersten Untersuchungstermin stand sie noch unter Behandlung mit diversen Pharmaka, darunter Valium. Ansonsten hatte sie in letzter Zeit Cafergot® (Kombinationspräparat gegen Migräne, enthält Ergotamin und Koffein) und Propranolol genommen. Die letzte Substanz, ein Beta-Blokker, hemmt die Wirkung von Adrenalin und Noradrenalin (hier geht man davon aus, daß unter anderem die gefäßerweiternde Wirkung des Adrenalins den Migräneanfall auslöst).

Keines der vielen Medikamente vermochte Robertas Schmerzen zu beseitigen.

Auch die Ärzte einer renommierten Schmerzklinik kamen nicht weiter. Sie prüften immerhin die Aspekte Ernährung und Umwelt und rieten schließlich zum Verzicht auf Schokolade und Zucker sowie, wegen einer nachgewiesenen Milchzuckerintoleranz, auf Milch, hielten es aber nicht für nötig, einen Glukosetoleranztest zu machen. Statt dessen führten sie noch eine Reihe anderer Untersuchungen durch – und dann verschrieben sie Roberta wieder Schmerztabletten.

Unser Laborscreening ergab eine reaktive Hypoglykämie, eine leichte Anämie (Blutarmut), wohl infolge starker Menstruationsblutungen, und einen niedrigen Kalziumspiegel, den wir dem Verzicht auf Milch und Milchprodukte zuschrieben.

Wir setzten als erstes sämtliche Medikamente ab. Roberta wurde auf streng kohlenhydratarme Diät gesetzt und bekam außerdem das Basistherapeutikum plus zwei Tabletten Tryptophan abends sowie täglich drei Gramm Vitamin C und 500 Milligramm Vitamin B_6 verordnet.

Nur zehn Tage später berichtete Roberta: »Ich fühle mich prima. Kein Kopfweh, mehr Schwung. Ich kann wieder besser schlafen.«

Man kann darüber spekulieren, was Robertas Kopfschmerzen so rasch beseitigt hat. Nach meiner Erfahrung war es die blutzuckerstabilisierende Wirkung der kohlenhydratarmen Diät, die sich bei hypoglykämisch bedingten Kopfschmerzen schon so oft bewährt hat. Eine andere Erklärung wäre, daß Roberta auf bestimmte Kohlenhydrate, die wir vom Ernährungsplan strichen, überempfindlich reagiert hatte. Auch das antioxidativ wirkende Vitamin C, das bestimmte biochemische Reaktionen blockieren kann (zum Beispiel die Umwandlung von Nitriten zu Nitrosamin), könnte zum therapeutischen Erfolg beigetragen haben.

In den folgenden Monaten hatte Roberta gelegentlich leichte, wie sie meinte, erträgliche Kopfschmerzen. Sie nahm weiter ab. Mit der Zeit fiel es ihr jedoch schwer, ihre Diät konsequent zu befolgen. Jedes Mal, wenn sie »schwach« wurde, nahm sie zu und bekam Kopfschmerzen und Magenbeschwerden. Wenn sie dann wieder ihre Diät hielt, hörten die Symptome auf.

Aus Robertas Fallgeschichte kann man etwas Wesentliches lernen: daß nämlich mitunter nur eine kohlenhydratarme Ernährung notwendig ist, um chronische Kopfschmerzen zu beherrschen. Die Tatsache, daß Robertas Kopfschmerzen praktisch bei jeder Diätsünde wiederkehrten, ist Beweis genug, daß die Besserung kein zufälliges Ergebnis ist. Um dieses Ergebnis verallgemeinern zu können, muß man nur beobachten, wie oft diese diätetischen Maßnahmen, die bei Roberta so erfolgreich waren, sich auch bei anderen, individuellen Fällen bewähren.

Die folgende Fallgeschichte illustriert eine andere Problematik.

Margaret Dempsey

Als Margaret Dempsey mich im August 1984 erstmals konsultierte, erzählte sie mir, sie fühle sich die meiste Zeit »gräßlich« und sei »ungenießbar«. Sie war übergewichtig, schlief schlecht und war ständig ängstlich und gereizt. Als ich Margaret aufforderte, ihre Hauptbeschwerden zu beschreiben, schilderte sie letztlich die klassische Symptomatik einer menstruationsabhängigen Migräne. Sie litt an einem ausgeprägten prämenstruellen Syndrom (PMS), das ihr nicht nur vor, sondern auch während und sogar kurz nach der Periode Probleme bereitete. Diese Beschwerden waren meist von schweren migräneartigen Kopfschmerzen mit Übelkeit und Ausbrüchen von kaltem Schweiß begleitet. Der Hausarzt hatte sie in den letzten fünf Jahren mit Psychopharmaka behandelt, deren Nebenwirkungen nicht ausblieben. Seit sie die Medikamente nahm, fühlte sie sich »total bematscht«.

Als wichtigster Befund stellte sich bei Margarets gründlicher Untersuchung eine reaktive Hypoglykämie heraus. Daher ordnete ich unsere kohlenhydratarme Standarddiät an. Hinzu kam die spezielle Therapie mit den Nährstoffen, die sich uns beim prämenstruellen Syndrom und bei menstruationsbedingten Kopfschmerzen bewährt haben, nämlich das Basistherapeutikum, zusätzliche Vitamin-B_6-Gaben, ferner Folsäure, Niacin, B_{12},

Vitamin C, Mangan, Magnesiumorotat, Kalzium und Tryptophan. Dazu nahm Margaret dreimal täglich eine Normaldosis Nachtkerzenöl, das der wichtigste Lieferant der Gammalinolensäure ist. Einen Monat später, im September, berichtete Margaret, daß weder die prämenstruellen Symptome noch die Kopfschmerzen aufgetreten waren. Sie fühlte sich auch nicht mehr ängstlich und gereizt.

»Ich fühle mich wie neugeboren! Früher war ich ständig so niedergeschlagen. Jetzt bin ich wie ausgewechselt. Vorher fühlte ich mich wie Schrott, jetzt wie ein Porsche Carrera!«

Was zeigen diese beiden Fallgeschichten?

Die geschilderten Fälle zeigen nicht bloß einen Zusammenhang zwischen Kopfschmerz und Ernährung beziehungsweise Menstruationszyklus. Sie stehen beispielhaft für etwa tausend behandelte Fälle, von denen immerhin zwischen achtzig und neunzig Prozent durch präventive Maßnahmen nach dem Prinzip, die *Kopfschmerzursachen herauszufinden und zu beseitigen*, deutlich gebessert wurden. Als Ursachen stellen sich meist Störungen der Blutzuckerregulation oder Lebensmittelallergien und -intoleranzen heraus.

Prävention statt medikamentöser Therapie

Es genügt keineswegs, wie dies leider immer noch zu häufig geschieht, chronische Kopfschmerzen symptomatisch mit den verschiedensten Medikamenten zu behandeln, als da sind Analgetika, entzündungshemmende Mittel, Beta-Blocker, Antidepressiva, Vasokonstriktiva, Muskelrelaxantien, Antihistaminika usw. Fast alle diese mehr oder weniger stark wirkenden Medikamente haben auch unerwünschte Nebenwirkungen. Viele können bei unkontrollierter Anwendung, zu der Kopfschmerzpatienten verständlicherweise neigen, eine gefährliche Arzneimittelabhängigkeit heraufbeschwören. Vom Pillenschlucken wird man in den seltensten Fällen gesünder! Und doch muß ich oft harte Überzeugungsarbeit leisten, um meine Patienten zu lehren, daß es bessere Lösungen gibt. *Ein Mensch ohne Beschwerden und ohne Pillen ist gesünder als einer ohne Beschwerden und mit Pillen*. Das sollte doch jedem einleuchten!

Jede Einnahme von Medikamenten, auch solchen ohne unerwünschte Nebenwirkungen, bedeutet stets ein gewisses Risiko. Oft treten nämlich arzneimittelbedingte Schäden erst nach Jahren auf, so daß sich der Zusammenhang zwischen Ursache und Wirkung nur sehr schwer nachweisen läßt. Nicht einmal der erfahrene Arzt könnte sicher beurteilen, ob an einer späteren Erkrankung, wie zum Beispiel Knochenmarksschädigung, Autoimmunkrankheit, Krebs oder auch nur eine geschwächte Abwehrkraft, womöglich ein vor längerer Zeit genommenes Medikament ursächlich mitbeteiligt ist. Und doch kann beim chronischen Kopfschmerz nicht immer auf eine medikamentöse Therapie völlig verzichtet werden; denn eine Erfolgsquote von neunzig Prozent bei diätetischen Maßnahmen ist kein Trost für jene zehn Prozent Patienten, denen damit nicht zu helfen ist. Für diese Patienten können die Errungenschaften der Schulmedizin den Unterschied zwischen Leiden und Wohlbefinden ausmachen.

Kopfschmerztherapie im Atkins Center

An zwei knappen Fallgeschichten läßt sich natürlich nicht aufzeigen, wie wir im Atkins Center das Kopfschmerzproblem angehen. Deswegen werde ich unsere übliche Arbeitsweise erläutern. Ich sagte bereits, daß wir die Ursachen des Kopfschmerzes aufspüren und daraus unser Präventivprogramm entwickeln. Daraus folgt, daß wir einige Detektivarbeit leisten müssen und öfters auch nach der Methode »Versuch und Irrtum« verfahren. Auch konservative Mediziner lehnen den Zusammenhang zwischen Gefäßkopfschmerz und Ernährung heute nicht generell ab: nämlich niedrige oder schwankende Blutzuckerspiegel und individuelle Lebensmittelintoleranz. Am Beginn unserer Untersuchungen stehen immer der Glukosetoleranztest und die zytotoxische Untersuchung.

Wie bei Roberta und Margaret ergibt der Glukosetoleranztest praktisch bei jedem zweiten oder dritten Patienten mit vaskulärem Kopfschmerz eine reaktive Hypoglykämie. Schon eine geeignete kohlenhydratarme Diät wird in der Regel bei den meisten Patienten die Kopfschmerzen wesentlich lindern oder beseitigen. Wenn diese Strategie erfolglos ist, führt gewöhnlich die Fahndung nach Lebensmittelintoleranzen weiter. Wir halten die zytotoxische Untersuchung für eine besonders geeignete und schnelle Methode, um die individuellen Unverträglichkeiten eines Patienten zu bestimmen.

Etwas aufwendiger ist es, Störungen am Bewegungsapparat (besonders Halswirbelsäule und Nackenmuskeln) auszumachen oder Giftstoffe und Allergene in der Umwelt zu erfassen. Wenn unsere Tests uns nichts verraten, klammern wir versuchsweise verdächtige Faktoren aus und beobachten, ob der Kopfschmerz verschwindet und ob er wiederkehrt, wenn wir den betreffenden Faktor wieder zulassen.

Eine aufschlußreiche Studie

Inzwischen belegen übrigens auch Untersuchungen aus dem Lager der Schulmedizin, daß Lebensmittelunverträglichkeiten als Ursache von Kopfschmerz ernstgenommen werden müssen. Der englische Kinderarzt J. EGGER veröffentlichte mit vier Kollegen im Oktober 1983 die Ergebnisse einer Studie an einer Londoner Kinderklinik. Die Studie umfaßte 88 Kinder unter zehn Jahren, die im vorausgegangenen Halbjahr mindestens einmal wöchentlich migräneartige Kopfschmerzen gehabt hatten. Egger und Mitarbeiter untersuchten anhand einer Eliminationsdiät, ob bei diesen Kindern Lebensmittelallergien als Kopfschmerzursache infrage kämen.

Drei bis vier Wochen lang gaben die englischen Ärzte den Kindern eine Diät aus je einer Sorte Fleisch, Kohlenhydrat, Obst, Gemüse, ergänzt durch Vitamingaben. Bei den Kindern, deren Befund sich unter dieser Ernährung besserte, wurden der Reihe nach weitere Lebensmittel zugefügt. Wenn keine Besserung eintrat, wurde eine neue Suchdiät begonnen. Nachdem die Lebensmittelintoleranzen identifiziert und ausgeschaltet waren, hörten bei 93 Prozent der Kinder die Kopfschmerzen auf. Es stellte sich heraus, daß die meisten Kinder gegen mehrere Lebensmittel (in einem Fall: 24!) überempfindlich waren. Mehr als zwanzig Kinder hatten eine Intoleranz gegen Kuhmilch, Eier, Weizen, Schokolade und Orangen, gegen Weißzucker interessanterweise nur zwei Kinder.

In einem Doppelblindversuch mit vierzig Kindern der Gruppe konnten Egger und Mitarbeiter die Ergebnisse ihrer ersten, unkontrollierten Studie bestätigen. Ursprünglich hatten sie die Hypothese vom ernährungsbedingten Kopfschmerz widerlegen wollen, und nun war ihnen unfreiwillig genau das Gegenteil gelungen.

Ein interessanter Nebenbefund dieser Studie ist, daß in dieser Altersgruppe häufig auftretende Beschwerden, wie Bauchschmerzen, Verhaltensstörungen, epileptische Anfälle, Asthma und Ekzeme, ebenfalls durch Ernährungsumstellung gebessert wurden.

Nährstofftherapie mit Vitamin C

Die Nährstofftherapie der Komplementärmediziner ist mit Sicherheit risikoärmer als die übliche medikamentöse Therapie.

Durch toxische Stoffe ausgelöste Kopfschmerzen lassen sich mit bestimmten entgiftend wirkenden Nährstoffen bessern. Vitamin C zum Beispiel hat eine ausgeprägte Schutzwirkung nicht nur beim nitratbedingten Kopfschmerz. Es wirkt außerdem antihistaminisch, was beim chronischen Cluster-Kopfschmerz therapeutisch genutzt werden kann. Über die Wirkungsmechanismen des Vitamins wissen wir leider noch zu wenig.

Weitere therapeutische Maßnahmen

Verschiedene Ärzte haben festgestellt, daß toxisch bedingte Kopfschmerzen durch Bioflavonoide verhütet oder gelindert werden können. Zu den wirksamsten Substanzen dieser Stoffgruppe zähle ich das Querketin. Auch Pantothensäure, speziell das Pantethin, wirkt präventiv. Ich nutze außerdem die ganze Palette der Antioxidantien wie Vitamin E, Selen, Zystein, Glutathion und andere (mehr darüber im Kapitel über Chelattherapie). Wollen Sie wissen, wie ich mein China-Restaurant-Syndrom vermeide? Entweder nehme ich vor dem Restaurantbesuch 2 Querketin-, 3 Pantethin-Tabletten, ½ Teelöffel Vitamin C und 2 Kapseln von der Antioxidantien-Rezeptur, oder ich gehe mexikanisch essen.

Manchmal hilft unseren Migränepatienten Tryptophan. Die Wirkung beruht darauf, daß bei Migräne oft ein Serotoninmangel im Gehirn besteht und Tryptophan als Vorstufe dieses biogenen Amins zur Auffüllung der Serotoninspeicher führt. Ein therapeutischer Versuch, vor allem bei Kopfschmerz im Gefolge eines prämenstruellen Syndroms, lohnt sich auch mit Gammalinolensäure und Eikosapentaensäure, die im Nachtkerzenöl beziehungsweise in Lachsöl enthalten sind.

Da wir als Komplementärmediziner alle therapeutischen Möglichkeiten nutzen, verordnen wir auch Heilkräuter. Meine sehr guten Erfahrungen mit dem Mutterkraut (Chrysanthemum parthenium) wurden inzwischen auch durch eine Doppelblindstudie englischer Kollegen bestätigt.

An erster Stelle unserer Kopfschmerztherapie stehen also Diätetik und Nährstofftherapie. Die Pharmakotherapie setzen wir nur dann ein, wenn alle anderen Behandlungsmaßnahmen keine Besserung bewirken.

11. Kapitel

Frauenbeschwerden: Nährstofftherapie bringt Linderung

Besonders deutlich zeigen sich die Unterschiede zwischen Schulmedizin, alternativer Medizin und ihrer modernen Synthese, der Komplementärmedizin, auf dem Gebiet der Gynäkologie (Frauenheilkunde).

Wie bei anderen Fachgebieten ist auch in der Frauenheilkunde therapeutisch zwischen konservativem und chirurgischem Vorgehen zu unterscheiden. Die nichtoperative Behandlung setzt, wie in kaum einem anderen Fach, großes endokrinologisches Wissen voraus. Anders ausgedrückt, es besteht ein viel engerer Zusammenhang mit dem empfindlichen Gleichgewicht der Drüsen, die den weiblichen Reproduktionszyklus mit seinen täglichen und allmonatlichen Veränderungen, das Heranreifen zur geschlechtsreifen Frau und die allmähliche Abnahme der Fortpflanzungsfähigkeit steuern. Bedenkt man den komplizierten weiblichen Hormonhaushalt – Östrogen, Progesteron, Gelbkörperhormon, Laktationshormon, Nebennieren- und Hypophysenhormone –, dann praktiziert auch ein Frauenarzt, der schulmedizinisch orientiert ist, im Grunde orthomolekulare Medizin, da er ja durch seine Therapie das physiologische Gleichgewicht der Hormone herzustellen bemüht ist. Darum wundert es nicht, daß diese Ärzte – übrigens unangefochten – über Nährstoffe diskutieren, die in den weiblichen Hormonhaushalt eingreifen. Viele moderne Gynäkologen empfehlen beispielsweise beim prämenstruellen Syndrom Vitamin B_6, Magnesium und Gammalinolensäure, ohne daß man sie gleich verteufelt.

Es gibt aber auch eine düstere Seite der Frauenheilkunde. Während seiner Facharztausbildung lernt der künftige Frauenarzt vor allem zu operieren, und das hat Folgen, die Ihnen, wenn Sie gynäkologischen Rat suchen, zunächst nicht klar sein mögen: Der konsultierte Gynäkologe befindet sich in einem Zwiespalt, da er Sie einerseits nach bestem Wissen und

Gewissen beraten will, er andererseits aber, wenn als therapeutische Alternative ein chirurgischer Eingriff infrage kommt, diese Lösung vorzieht; ist sie doch in der Regel einträglicher als eine oft langwierige konservative Behandlung.

Es gibt kritische Äußerungen von etlichen Ärzten, die behaupten, daß ein großer Prozentsatz der Gebärmutterentfernungen unnötig ist. Insbesondere die Vereinigten Staaten waren vor Jahren berüchtigt wegen der hohen Zahl von Hysterektomien, vor allem an relativ jungen Frauen.

Der therapeutische Ansatz der Komplementärmedizin

Welche Möglichkeiten bietet nun die alternative Frauenheilkunde gegenüber der operationsfreudigen orthodoxen Gynäkologie? Leider können alternative Behandlungsverfahren, wie Akupunktur, Heilkräuter, Homöopathie, Physiotherapie und andere, nur bei einem relativ begrenzten Spektrum gynäkologischer Beschwerden helfen. Erfolgversprechend ist erst ein Ansatz, der die Ursache der gynäkologischen Probleme berücksichtigt – die allmähliche Entgleisung der Drüsenfunktionen – und der speziell durch *ernährungswissenschaftliche* Methoden das endokrine System zu seiner funktionellen Norm zurückführt.

Dennoch blieb die orthodoxe Frauenheilkunde lange Zeit auch in der Komplementärmedizin therapeutische Norm. Erst die bahnbrechenden Leistungen von CARLTON FREDERICKS, dem kürzlich verstorbenen Papst der Ernährungswissenschaften, brachten hier die Wende.

Carlton Fredericks entwickelte wirksame *diätetische* Behandlungsprogramme für Frauen, die zuviel oder die zu wenig Östrogen bilden. Wo doch die gängige Meinung war, man könne bei Frauen mit Hormonstörungen das hormonelle Gleichgewicht nur durch Zufuhr von Hormonen wieder auf die Reihe bringen! Nimmt man die geniale Arbeit des Mediziners und Biochemikers DAVID F. HORROBIN hinzu, der nachwies, daß Prostaglandin E_1 (das heißt die Gammalinolensäure als Vorstufe) bei der Regulation des weiblichen Hormonhaushaltes eine wichtige Rolle spielt, dann wird erneut klar, daß die Ernährungswissenschaften einen Grundpfeiler der Komplementärmedizin darstellen.

Auf den folgenden Seiten erläutere ich anhand von Beispielen, wie wir im Atkins Center ernährungswissenschaftliche Prinzipien bei den häufigsten gynäkologischen Beschwerden anwenden. Zunächst einmal: Es ist uns gelungen, drei verschiedene Standardtherapiepläne aufzustellen – der eine fördert die Östrogenbildung, der andere hemmt sie und der dritte stabilisiert das hormonelle Gleichgewicht auf der Basis von Gammalinolensäure. Ein vierter Therapieplan auf ernährungswissenschaftlicher Basis, mit dem eine stärkere Gestagenbildung stimuliert werden könnte, steht noch aus. Allerdings ergab eine amerikanische Doppelblindstudie, daß die tägliche Gabe von 150 I.E. (Internationale Einheiten) Vitamin E den Progesteronspiegel erhöht. Falls dieses Ergebnis durch weitere Studien bestätigt wird, wäre das eine erfreuliche Perspektive.

Im folgenden sind die Anwendungsbereiche der drei erwähnten therapeutischen Strategien zusammengefaßt:

Therapieplan zur Steigerung der Östrogenbildung

Menopausensymptome
- Atrophie der Scheidenschleimhaut
- Dysplasie des Gebärmutterhalses
- Osteoporose

Primäre Amenorrhö (Regelblutung ist noch nicht eingetreten)
Sekundäre Amenorrhö (Regelblutung hat vier Monate ausgesetzt)
Infertilität (Unfruchtbarkeit; manche Formen)

Therapieplan zur Dämpfung der Östrogenbildung

Uterusmyome
Endometriose
Menorrhagie (verlängerte Regelblutung; manche Formen)
Mastopathie (fibrozystische)
Brustkrebs

Hormonelle Stabilisierung durch Gammalinolensäure

Prämenstruelles Syndrom (PMS)
Ovarialzysten (bestimmte Formen)

Seit Dr. Carlton Fredericks die Leitung unserer ernährungswissenschaftlichen Abteilung übernahm, hatten wir reichlich Gelegenheit, seine Hypothesen in der Praxis zu prüfen. Wir wollten nicht nur wissen, ob das Konzept der Nährstofftherapie bei gynäkologischen Beschwerden wirksam war, sondern auch, wie zuverlässig und wie intensiv es funktionierte. Da ich der These, ein hormonelles Ungleichgewicht könne durch Nährstoffe normalisiert werden, anfangs skeptisch gegenüberstand, war ich angenehm überrascht zu sehen, daß bei den meisten Patientinnen eine ganz ähnliche klinische Besserung eintrat wie bei den nachstehend geschilderten Fällen.

Virginia Russell

»... und dann hieß es plötzlich, ich hätte ein Myom. Der Doktor wollte mir Primolut® verschreiben. Falls das nicht helfen würde, meinte er, müßte eine Ausschabung gemacht und vielleicht sogar die Gebärmutter herausgenommen werden.«

Virginia, die in der gynäkologischen Abteilung eines großen städtischen Krankenhauses als Krankenschwester arbeitete, wußte selbstverständlich, daß jede Veränderung im Menstruationszyklus untersucht werden muß, und kannte auch die »besten« Gynäkologen. Deshalb konsultierte sie auch, als ihre Periode in kürzeren Abständen und schließlich schon zweimal im Monat auftrat, ihren Frauenarzt. Dieser fand zunächst nichts und bestellte sie zu einer Nachuntersuchung in ein paar Monaten. Sie ging hin, und dieses Mal, im November 1984, tastete er ein Myom von der Größe einer Orange.

Myome sind gutartige Tumoren in der muskulösen Wand der Gebärmutter. Sie kommen recht häufig vor, besonders im mittleren Alter, und sind sehr selten eine Vorstufe zur Entwicklung eines Karzinoms. Sie sind mit verstärkten Menstruationsblutungen verbunden und führen folglich leicht zu einer Eisenmangelanämie (Blutarmut). Viele Ärzte unterlassen es, die Frauen zu informieren, daß Myome während der Wechseljahre oft aufhören zu wachsen und sich mit der Menopause sogar zurückbilden können. Virginia war sichtlich schockiert und erregt, daß der Gynäkologe ihr ein Gestagen (Primolut®) verschrieben hatte.

»Als Krankenschwester lese ich selbstverständlich, was auf dem Beipackzet-

tel steht. Ich wußte bereits, daß solche Medikamente nicht ohne Risiko sind, aber nachdem ich das gelesen hatte, wurde mir fast schlecht vor Angst. Mir wurde klar, daß Hormonpillen mein Problem nicht lösen, sondern allenfalls maskieren oder gar verschärfen würden. Obwohl ich Krankenschwester bin und den Patienten zurede, ihre Medikamente zu nehmen, finde ich, daß jeder das Recht hat zu erfahren, warum er ein bestimmtes Medikament nehmen soll.«

Virginia erklärte dem Gynäkologen, sie habe beschlossen, die Hormontabletten nicht zu nehmen. Da sie vor Jahren Bekanntschaft mit der Homöopathie gemacht hatte, wußte sie, daß es andere Behandlungsmöglichkeiten gab. Der Arzt ließ sich auf keinen Streit ein und sagte bloß: »Na schön, tun Sie, was Sie nicht lassen können.«

Virginia konsultierte mich erstmals im Dezember 1984. Außer dem Myom hatte sie noch andere Probleme. Sie war zum Beispiel reichlich übergewichtig und hatte schon eine beachtliche Karriere von Reduktionsdiäten hinter sich, deren Erfolg aber nie von Dauer gewesen war. Ich verordnete ihr eine stark kohlenhydratreduzierte Diät und das östrogendämpfende Basistherapeutikum; denn meist besteht bei Myomen eine Überaktivität des Östrogens. Virginia erhielt außerdem unsere Antioxidantien-Rezeptur und zusätzlich Vitamin C, ferner Bioflavonoide, Zink, Vitamin E und Nachtkerzenöl.

Das von Dr. Fredericks entwickelte östrogendämpfende Basistherapeutikum enthält auch Nährstoffe, die man als lipotrope Faktoren bezeichnet. Die wichtigsten sind Cholin, Inositol und Methionin. Virginia erhielt diese drei Nährstoffe insgesamt in Tagesdosen von je 1 500 Milligramm.

Allmählich verlor Virginia ihre überflüssigen Pfunde. Da sie über Völlegefühl klagte und da Myompatienten häufig an einer Candidosis leiden, wurde sie im April 1985 auf *Candida albicans* untersucht. Die Tests ergaben eine erhöhte Abwehrreaktion gegen *Candida*, so daß wir auch das Therapieprogramm für Candidosis mit Gaben von Acidophilus, Kaprylsäure, Quillaja sowie einer homöopathischen Zubereitung von *Candida* anordneten. Bei der Untersuchung auf Lebensmittelintoleranzen stellte sich heraus, daß Virginia bestimmte Vollkornprodukte nicht vertrug, die sie daher künftig zu meiden hatte.

Die Patientin nahm weiter ab und ließ sich im Mai 1985 erneut gynäkologisch untersuchen. Dieses Mal sagte ihr der Arzt, das Myom sei kleiner geworden.

»Ich sprang ganz aufgeregt vom Untersuchungsstuhl und sagte: ›Sind Sie sich klar, daß wir dies ohne Medikamente geschafft haben?‹«

Der Gynäkologe freute sich zwar über den gebesserten Befund seiner Patientin, interessierte sich aber nicht für die Behandlung, der er zu verdanken war. Als sich Virginia drei Monate später nachuntersuchen ließ, hatte sich das Myom vollständig zurückgebildet!

Rhonda Eisman

»Ich war außer mir. Ich hatte Schmerzen im Unterbauch, im Becken und im Kreuz. Weder der Gynäkologe noch der Internist noch der Chirurg konnte etwas feststellen, aber die Schmerzen quälten mich unaufhörlich.«

Wegen ihrer Schmerzen wurde Rhonda im September 1984 in eine Klinik eingewiesen, wo man eine Endometriose diagnostizierte. Die Endometriose ist eine vermutlich entwicklungsgeschichtlich bedingte Störung, bei der sich funktionierende Gebärmutterschleimhaut (Endometrium) außerhalb des Uterus im Bauchraum, speziell in der Beckenregion, findet. Das östrogenempfindliche, versprengte Endometriumgewebe kann bei hohen Östrogenspiegeln unter Umständen krebsig entarten. Die Endometriose ist mit starken Schmerzen und sogar Blutungen verbunden. Die Schulmedizin behandelt die Endometriose durch operative Entfernung der (östrogenbildenden) Eierstöcke und/oder durch Gabe von Hormonen, die den Östrogenspiegel senken, zum Beispiel Orgametril®. Bei Rhonda wurde am rechten Eierstock eine Endometriumzyste operativ entfernt. Dennoch hatte sie weiterhin Schmerzen. Darauf meinte ihr Frauenarzt ziemlich überraschend, daß es sich bei ihr nicht um ein gynäkologisches Problem handle. Zwei Ärzte und drei Sorten Medikamente später hatte Rhonda immer noch Schmerzen, die um die Zeit des Eisprungs begannen und dann jeweils zwei Wochen anhielten.

Nachdem ich Rhonda im August 1985 kennengelernt und untersucht hatte, setzte ich sie erst einmal auf kohlenhydratarme Diät. (Sie war etwas übergewichtig, und der Glukosetoleranztest hatte eine reaktive Hypoglykämie ergeben.) Außerdem führten wir ein ähnliches östrogendämpfendes Therapieprogramm durch wie bei Virginia, d. h. wir verabreichten Cholin, Methionin, Inositol, Nachtkerzenöl und Vitamin E sowie darüber hinaus die Antioxidantien-Rezeptur, Vitamin C, Bioflavonoide und – als Konsequenz aus der Haaranalyse – Zink, Mangan und Chrom.

Nach knapp drei Monaten hatte Rhonda wieder einen Termin bei uns. »Ich fühle mich schon viel besser«, berichtete sie, »aber etwas wundert mich. Normalerweise fangen meine Schmerzen in der Zyklusmitte an, und dann habe ich eine schlimme Zeit, bis meine Blutung einsetzt, aber diesen Monat merke ich gar nichts.«

»Haben Sie schon mal daran gedacht, daß Ihr Zustand sich gebessert haben könnte?«

Kurz und gut, Rhondas Schmerzen kamen schließlich doch, dauerten aber nur einen Tag. Die nächsten drei Zyklen verliefen nahezu schmerzfrei. Lassen wir Rhonda noch einmal zu Wort kommen:

»Die kohlenhydratarme Diät bekommt mir sehr gut. Offenbar vertrage ich Kohlenhydrate schlecht. Es ist unglaublich, meine Endometriose macht mir keine Schmerzen mehr, und mein Mann meint, ich sei wie ausgewechselt. Ich nehme nur natürliche Substanzen zu mir, und den Rest besorgt mein eigener Körper. Mein Mann versteht nicht, warum die meisten Ärzte gleich zu stark wirkenden Medikamenten greifen müssen. Es gibt doch andere Möglichkeiten! Ich hoffe, daß auch andere Frauen das begreifen.«

Bedenken Sie bitte, daß die Schmerzen bei Endometriose sich im Laufe der Zeit steigern, bis die verzweifelte Patientin auf dem Operationstisch landet, wo man sie dann mehr oder weniger vollständig von ihrem Leiden befreien wird. Seit Mitte 1987 haben wir etwa fünfzig Frauen, die an den verschiedenen, in der Tabelle genannten Beschwerden litten, der östrogendämpfenden Behandlung unterzogen. Die Ergebnisse waren so gut (deutlich gebessert 62 Prozent, subjektiv gebessert 16 Prozent, unverändert 22 Prozent), daß wir behaupten dürfen, eine wirksame ernährungswissenschaftlich begründete Therapie entwickelt zu haben.

Freilich wollte sich kein orthodoxer Kollege dafür interessieren. Ich fragte Dr. Fredericks nach der wissenschaftlichen Grundlage seiner östrogenkonvertierenden Therapie mit den Methylgruppenlieferanten, wie man Cholin, Methionin und Inosit auch nennen kann. Solche Methylgruppen spielen bei der Biosynthese eine wichtige Rolle.

»Ich bin mir da nicht sicher«, erwiderte er. »Den Anstoß gaben die Ergebnisse von Studien aus den dreißiger und vierziger Jahren, die besagen, daß Östradiol, die aktivste Form des Östrogens, hauptsächlich in der Leber in seine weniger aktive Form Östriol konvertiert (abgebaut) wird. Östriol wird anscheinend nicht in den Methylierungsprozeß einbezogen. Cholin,

Inosit und Methionin hingegen waren und sind nach wie vor die besten Nährstoffe zur Förderung des Leberstoffwechsels, die ich kenne.«

Soweit die Stellungnahme des Ernährungswissenschaftlers Carlton Fredericks, die ich jedem Gynäkologen ans Herz legen möchte. Das Thema wäre eine wissenschaftliche Untersuchung wert. Inzwischen werde ich als Empiriker dieses therapeutische Programm zum Nutzen meiner Patientinnen weiterhin praktizieren. Es mag aus orthodoxer Sicht unbewiesen sein, aber es hat bisher vielen Frauen geholfen und noch keiner geschadet.

Analyse der Fallgeschichten

Dem orthodoxen Gynäkologen stehen für Hormonstörungen viele therapeutische Möglichkeiten zur Verfügung. Er kann je nach Fall Östrogen oder Progesteron verschreiben oder andere Hormone anwenden, die indirekt in den weiblichen Hormonhaushalt eingreifen.

Der ernährungswissenschaftlich orientierte Arzt hat den Vorteil, daß seine therapeutischen Maßnahmen keine unerwünschten Nebenwirkungen erzeugen. Nachteilig ist, daß die Substanzen, die er anwendet, nicht immer jede von ihm gewünschte hormonelle Wirkung einzuleiten vermögen.

Ein Beispiel für die mangelnde Spezifität der diätetischen Behandlung ist, daß der Arzt die Vorstufe von Östrogenen zuführen kann, indem er die Grundsubstanz Sterin (das vielgeschmähte Cholesterin) verabreicht. Diese Sterine sind aber ebenfalls Bausteine für die Synthese von weiblichen und männlichen Sexualhormonen und Nebennierenhormonen. Vielleicht will aber der Arzt ein anderes therapeutisches Ziel erreichen. Es wurde bereits darauf hingewiesen, daß die Möglichkeit, das Östrogen zu inaktivieren, dem Nährstoffexperten viele therapeutische Alternativen bietet. Noch mehr therapeutische Chancen ergeben sich daraus, daß die Östrogenbildung verbessert werden kann.

Pro und contra Östrogen

Als ich noch überwiegend Patienten mit Übergewicht oder Störungen des Zuckerstoffwechsels behandelte, entwickelte ich eine echte Abneigung gegen Östrogen. Sie hatte nichts damit zu tun, daß reines Östrogen bestimmte

Krebsarten fördert. Vielmehr beobachtete ich jahrelang immer wieder, daß sich eine Östrogentherapie äußerst nachteilig auf den Blutzuckerspiegel auswirkt. Bei mindestens 600 Frauen habe ich aus diesem Grund veranlaßt, daß sie die Östrogene absetzten, die man ihnen gegen Wechseljahresbeschwerden verordnet hatte. Die reine Östrogentherapie kann folgende Auswirkungen auf den Blutzuckerspiegel haben:

- Sie kann einen niedrigen Blutzucker weiter senken.
- Sie kann aus einer latenten eine manifeste Hypoglykämie machen.
- Sie kann beim Diabetiker den Blutzuckerspiegel sogar steigern.

Mit anderen Worten, reines Östrogen verschärft die bereits extreme Reaktion des Insulins auf die Kohlenhydrate in unserer Nahrung. Die konventionelle Frauenheilkunde, die oft auf Östrogenpräparate zurückgreift, lehnt diese Betrachtungsweise ab. Die Diskussion um Gefahren und Nutzen der Östrogentherapie ist noch längst nicht beendet.

Die Unsicherheit bezüglich der Wirkung von Östrogen auf den Blutzucker liegt teilweise darin begründet, daß dieses Hormon den Blutzuckerspiegel bei manchen Frauen senkt und bei anderen steigert. Da diese Wirkungen sich rechnerisch scheinbar gegenseitig aufheben, werden sie folglich von der Schulmedizin ignoriert. Hinzu kommt, daß die bisherigen Studien zum Thema über einen zu kurzen Zeitraum erfolgten und nicht berücksichtigen, daß es bis zu zwei Jahren dauern kann, bis deutliche Veränderungen des Blutzuckers erkennbar werden.

Obwohl die Östrogentherapie oft unumgänglich ist, will man eine Osteoporose verhüten oder behandeln, bin ich nicht glücklich darüber. Wenn eine Frau Osteoporose-gefährdet ist und ihr Blutzuckerspiegel keine Probleme bereitet, dann mögen Östrogengaben durchaus zulässig sein, freilich unter der Voraussetzung, daß eine kombinierte Östrogen-Gestagen-Therapie erfolgt. (Über die sichere Östrogen-Substitution nach der Menopause informiert ausführlich und kompetent das Buch *»Östrogen. Was heutige sichere Therapie zu bewirken vermag«* von L. NACHTIGALL und J. R. HEILMAN, Ariston Verlag, Genf/München 1987). Wenn jedoch Störungen der Blutzuckerregulation im Vordergrund stehen, muß der Arzt einige schwere Entscheidungen treffen. Deswegen war ich gezwungen, alternative Behandlungsmöglichkeiten für Osteoporose und andere mit den Wechseljahren auftretende Probleme zu finden. Ich befaßte mich daraufhin auch mit der Biochemie des Östrogens und war überrascht festzustellen, daß ein Vitamin des B-Komplexes, die Folsäure (Folat), die Östrogenwirkung steigert. Das gleiche stellte sich auch für Paraaminobenzoesäure (PABA) heraus, die Bestandteil des Folsäuremoleküls ist und laut Carlton Fredericks »wahrscheinlich das aktive Prinzip im Zusammenspiel dieses Vitamins mit Östrogen darstellt«.

Da wir von Kollegen erfahren hatten, die Folsäure bei anderen krankhaften Störungen in höherer als der üblichen Dosis verabreichten, gaben auch wir bei Frauen mit bestimmten klimakterischen Beschwerden versuchsweise höhere Dosen. Auf diese Weise haben wir im Atkins Center Hunderte von Frauen behandelt. Folsäure scheint östrogenähnlich zu wirken, ohne aber mit den Gefahren dieses Hormons behaftet zu sein. Bevor ich ausführlicher auf Menopause, Östrogentherapie und speziell auf die Osteoporose eingehe, möchte ich eine Fallgeschichte vorstellen, die belegt, wie Folsäure anstelle von Östrogen eingesetzt werden kann.

Bessie Turner

Die 52jährige Bessie Turner ist eine resolute Person. Sie arbeitet halbtags und ist außerdem stark in der Gemeindearbeit engagiert. Als ich sie kennenlernte, klagte sie über Störungen ihres Menstruationszyklus. Ihre Blutungen wurden immer schwächer und traten unregelmäßig auf. In den vergangenen zwei Jahren war der Zyklus unregelmäßig gewesen, und ein halbes Jahr, bevor sie mich konsultierte, hatte die Periode ausgesetzt. Damals bekam sie die ersten Hitzewallungen, die sich allmählich häuften. Sie litt außerdem an starken Stimmungsschwankungen, fühlte sich deprimiert und gereizt.

»Die Hitzewallungen machten mich bald närrisch. Eigentlich bin ich ein fröhlicher Mensch, aber jetzt war ich sogar für meinen Mann ungenießbar.«

Da der Glukosetoleranztest ergeben hatte, daß Bessie an einer reaktiven Hypoglykämie litt, verordnete ich ihr die kohlenhydratarme Diät. Sie erhielt außerdem täglich folgende Nährstoffe: 800 I.E. (Internationale Einheiten) Vitamin E, 2 000 Milligramm Vitamin C, 1 500 Milligramm PABA, 6 Kapseln eines Ginseng-Präparates und verschiedene Heilkräuter als Teezubereitung, ferner 60 Milligramm Folsäure (auf drei Einzeldosen verteilt) sowie zusätzlich 600 Milligramm Vitamin C.

Nach vierwöchiger Diät und Nährstoffsubstitution hatte Bessie abgenommen und fühlte sich wohler. Diese Tendenz hielt an. Nach drei Monaten Behandlung aber geriet Bessie in Panik und rief mich an, weil sie wieder ihre Tage bekommen hatte. Das sei zu erwarten gewesen, beruhigte ich sie. Auch im folgenden Monat hatte sie eine Blutung, aber keine Hitzewallungen mehr. Es ist abzusehen, daß die Blutungen immer seltener werden und schließlich die Menopause eintreten wird.

Etwa in der Mitte der Behandlung tauchten plötzlich wieder die Hitzewallungen auf. Ich setzte die Folsäure ab, und darauf verschwanden sie, um ein paar Monate später wiederzukehren. Unter erneuten Folsäuregaben hörten sie wieder auf. Ich kann nur spekulieren, wie dieses interessante Phänomen zustandekam: Offenbar ist der Hormonstoffwechsel bestrebt, im Gleichgewicht zu bleiben, und wenn Folsäure zu lange (in hohen Dosen) eingenommen wird, können die erneuten Hitzewallungen ein Ungleichgewicht in der einen oder anderen Richtung anzeigen. Diese Reaktion habe ich mehrfach bei Patientinnen beobachten können. Unter der Folsäuretherapie verschwinden im allgemeinen die Hitzewallungen; auch die für die Wechseljahre typische trockene Scheidenschleimhaut normalisiert sich weitgehend, und viele Frauen können dadurch wieder eine lustvolle Sexualität erleben. Leider ist die Anwendng von Folsäure als Alternative zum Östrogen bisher nicht in großem Maßstab untersucht worden. Nur über die therapeutische Wirkung der Folsäure bei Frauen, die durch Einnahme oraler Kontrazeptiva eine Muttermunddysplasie hatten, liegen Berichte vor. Hier genügten schon Tagesdosen von 10 Milligramm, um einen befriedigenden therapeutischen Effekt zu erzielen.

Rund um die Wechseljahre

Wenn eine Frau nach dem vierzigsten Lebensjahr mindestens ein Jahr lang ihre Monatsregel nicht bekommt, ist in der Regel die Menopause eingetreten, das bedeutet, daß ihre Fortpflanzungsfähigkeit erloschen ist. Laut Statistik kommt die Hälfte der weiblichen Bevölkerung um das fünfzigste Lebensjahr in die Wechseljahre. Damit verbunden sind meist durch den zunehmenden Östrogenmangel bedingte Hitzewallungen, beginnende Osteoporose (Knochenbrüchigkeit) und Schmerzen beim Geschlechtsverkehr. Zu diesen Problemen können sich Kopfschmerzen, labile Gemütsverfassung (vor allem Neigung zu Depressionen), Gereiztheit, Heißhunger, Schlafstörungen und Herz-Kreislauf-Beschwerden gesellen. Die letztgenannten Beschwerden hängen womöglich nur indirekt mit dem Östrogenmangel zusammen und könnten vielmehr auf einer reaktiven Hypoglykämie beruhen, die durch das endokrine Ungleichgewicht infolge Sistierens der Ovulation verschlimmert wird. Folglich müßte das Behandlungsprogramm aus Diätetik und Nährstofftherapie, das für die reaktive Hypoglykämie (7. Kapitel) erarbeitet wurde, bei diesen Beschwerden helfen. Und das tut es auch.

Osteoporose nach der Menopause

Da die Osteoporose innerhalb der ersten drei Jahre nach der Menopause beginnt, liegt es auf der Hand, daß hier ein ursächlicher Zusammenhang besteht. Die Osteoporose ist bei alten Menschen, vor allem bei Frauen, außerordentlich verbreitet und verschlimmert sich im Laufe der Jahre. Sie besteht in einem Abbau der Knochensubstanz bei gleichzeitiger Minderung der Knochendichte. Dies führt zu Schmerzen am Bewegungsapparat infolge veränderter Statik, zu Abnahme der Körpergröße und zu der gefürchteten Knochenbrüchigkeit.

Wie eine Osteoporose entsteht, ist noch nicht eindeutig geklärt. Die meisten Forschungsergebnisse sprechen dafür, daß sowohl der Östrogenmangel als auch kalziumarme Ernährung beteiligt sind.

Nicht ganz einig sind sich die Ärzte, ob man die Osteoporose der Frauen nach der Menopause präventiv oder therapeutisch durch eine Östrogensubstitution beeinflussen soll. An diesem Problem scheiden sich auch alternative Geister. Die Wirkung des Östrogens ist ein zweischneidiges Schwert. Einerseits bremst es über eine Förderung der Kalziumresorption den Knochenabbau, andererseits kann reines Östrogen die Entwicklung von Brust- und Gebärmutterkrebs begünstigen, die Blutgerinnung fördern und die Leberfunktion beeinträchtigen.

Welche Behandlungsmöglichkeiten gibt es noch?

Die Komplementärmediziner haben sich gründlich mit den Möglichkeiten auseinandergesetzt, die Osteoporose mit Nährstoffen, diätetischen Maßnahmen und mit Heilkräutern zu behandeln. Die Osteoporose kann verhütet werden, ohne daß man stets auf Östrogen zurückgreifen muß.

Das Element Kalzium muß, da der Körper es nicht selbst bilden kann, mit der Nahrung zugeführt werden. Um in die Blutbahn resorbiert zu werden, ist das Kalzium auf Vitamin D angewiesen. Dieses wird entweder über die Nahrung zugeführt oder seine Bildung im Körper durch Sonnenlicht eingeleitet. Wichtige im Knochengewebe enthaltene und benötigte Mineralstoffe sind außerdem Phosphor, Magnesium und, in geringerem Grad, Silizium. Kalzium und Phosphor wirken antagonistisch, sie sind Gegenspieler. Zuviel Phosphor kann den Kalziumspiegel senken und zu Verlust von Knochensubstanz führen. Große Mengen Phosphor finden sich leider in vielen raffinierten und industriell verarbeiteten Lebensmitteln (zum Beispiel als Dickungs- oder Geliermittel). Die Mehrzahl der Bevölkerung nimmt zuviel Phosphor zu sich, daher empfehlen die Ernährungswissenschaftler eine Senkung des Verzehrs.

Die entscheidende Substanz für die Osteoporosetherapie ist meines Erachtens nicht so sehr Kalzium, sondern vielmehr Magnesium. Zwar konkurrieren Kalzium und Magnesium an der Zellmembran (wobei zum Beispiel bei Herzkranken das Magnesium dominieren sollte, um den Herzrhythmus zu stabilisieren und Spasmen der Koronargefäße zu verhindern), doch ist ihr Mengenverhältnis in Blut und Knochen ganz verschieden. Im Blut ist es direkt proportional: wenn die Konzentration der einen Substanz zunimmt, steigt auch die der anderen an. Somit kann Magnesium genutzt werden, um die Kalziumverwertung zu steigern. Entsprechend enthält die Nährstoffrezeptur gegen Osteoporose, die wir im Atkins Center verwenden, fast ebensoviel Magnesium wie Kalzium, darüber hinaus noch Vitamin D, Vitamin A, Silizium, Zink und Chondroitinsulfat sowie selbstverständlich Folsäure.

Ist Östrogen für jede Frau geeignet?

Zunächst möchte ich vorausschicken, daß man bei Frauen zwei Stoffwechseltypen unterscheiden muß. Der eine Typ ist schlank, eher zierlich und nicht sehr ausgeprägt weiblich. Diese Frauen bilden relativ wenig Östrogen. Sie sprechen gut auf eine Östrogentherapie (kunstgerecht kombiniert mit Gestagen) nach der Menopause an. Natürlich bekommt ihnen Folsäure ebenfalls gut. Den anderen, entgegengesetzten Hormontyp verkörpern eher üppige Frauen, die leicht übergewichtig werden (besonders am Oberkörper), oft hohe Triglyzerid- und Insulinspiegel haben und zu Blutzuckerstörungen neigen. Bei ihnen verstärkt Östrogen die bestehende Disposition und sollte deswegen wohl besser nicht verordnet werden. Stattdessen sollte eine Behandlung mit hochdosierter Folsäure versucht werden.

Jedenfalls bietet die Folsäurebehandlung dem Arzt und der Patientin die Möglichkeit, die Wirkungen zu erzielen, die sie sich von der Östrogentherapie erwarten, ohne deren unerwünschte Nebenwirkungen zu riskieren. Die Wirkung der Folsäure ist so ausgezeichnet, daß ich guten Gewissens vielen Patientinnen raten kann, sie anstelle von Östrogen zu nehmen, vor allem wenn folgende Veranlagungen sowie frühere oder aktuelle Krankheiten oder Befunde gegeben sind:

Erkrankungen des Herzens und des Kreislaufsystems,
Diabetes,
Bluthochdruck,
erhöhte Triglyzeridspiegel,
erhöhter Cholesterinspiegel,
Neigung zu Übergewicht,
Candidosis,
Schlaganfall,
fehlende Bereitschaft, das Rauchen aufzugeben (Rauchen potenziert die Wirkung des Östrogens),
Flüssigkeitsretention,
Erkrankungen der Leber und der Gallenblase,
Brustkrebs,
Mastopathie,
Thrombophlebitis,
Thromboembolie,
ungeklärte Blutungen aus der Scheide,
ungeklärte Regelstörungen,
Myome,
Endometriose.

Auch wenn eine Patientin an Symptomen und Beschwerden leidet, die auf eine reaktive Hypoglykämie hinweisen, rate ich ihr von einer Östrogentherapie ab, nämlich:

Müdigkeit,
Stimmungslabilität, Depressionen, Angst,
Gereiztheit,

Anfälle von Panik,
Heißhunger,
Krampfpotentiale im Elektroenzephalogramm,
Kopfschmerzen,
schizophrene Symptome, Verwirrtheit oder andere Zeichen einer psychiatrischen Erkrankung,
Herzjagen (Mitralklappenprolaps),
Völlegefühl,
multiple Sklerose,
peptisches Geschwür,
Reizkolon.

Selbstverständlich gibt es immer noch Frauen, auf die keiner der genannten Punkte zutrifft und denen wegen Hitzewallungen, Schmerzen beim Verkehr infolge Atrophie der Scheidenschleimhaut, Osteoporose, gynäkologischer Operation oder einer Symptomatik, bei der sich Östrogen bereits bewährt hat, das Hormon gegeben werden sollte, natürlich mit Progesteron kombiniert, um eine optimale Wirkung zu erzielen. Diesen Frauen verordne ich außerdem Folsäure, PABA, Zink und Vitamin E. Ich habe den Eindruck, daß sie dann mit geringeren Östrogendosen auskommen.

Der Beitrag der Komplementärmedizin zur Frauenheilkunde beschränkt sich aber nicht auf die Regulierung des Östrogenspiegels. Das häufigste gynäkologische Problem, das prämenstruelle Syndrom (PMS), hängt mit einer anderen Stoffwechselkette zusammen, und diese läßt sich praktisch sofort korrigieren. Je nach Statistik leiden zwanzig bis sechzig Prozent der geschlechtsreifen Frauen an einem prämenstruellen Syndrom.

Prämenstruelles Syndrom – was ist das?

Wie schon der Name verrät, ist das prämenstruelle Syndrom eine allmonatlich einige Tage vor der Regelblutung auftretende Befindensstörung, die sich zumeist in Form von Gereiztheit, Beschwerden in den Brüsten, Ödemen (Wasseransammlung in den Geweben), Gewichtszunahme, Heißhunger auf Süßes, Kopfschmerzen, Depression und Erschöpfung äußert.

Seit einiger Zeit nehmen auch orthodoxe Mediziner das prämenstruelle Syndrom ernst, was freilich nicht besagt, daß sie sich auf die rechte Therapie verstünden. Im folgenden schildere ich die typische Fallgeschichte eines prämenstruellen Syndroms, wie wir es immer wieder im Atkins Center sehen.

Veronica Chandler

»Mein Leben war der reinste Alptraum. Ich hatte mich nicht im Griff. Am liebsten hätte ich mich in ein Mäuseloch verkrochen, so elend fühlte ich mich.«

Als Veronica mich konsultierte, hatte sie fünfzehn Pfund Übergewicht. Sie klagte, daß sie vor ihrer Periode unbeherrscht sei, eine Gier nach Schokolade habe und deswegen in der Woche vor der Blutung immer vier bis sieben Pfund zunehme. Ihr Gynäkologe hatte ihr gegen diese prämenstruellen Spannungen Tranquilizer verschrieben. Von den Pillen wurde Veronica ganz dösig. Ein anderer Gynäkologe hatte sie mit Progesteron behandelt, was ihr zunächst geholfen hatte. Doch nach zwei Monaten bekam sie wieder abnorme Eßgelüste, und nach weiteren vier Wochen kam noch eine fürchterliche Gereiztheit hinzu.

Eine Ernährungsstörung

Beim Glukosetoleranztest, den wir mit Veronica im Atkins Center durchführten, schoß der Blutzucker zuerst auf 180 Milligrammprozent und sank innerhalb der nächsten drei Stunden auf 52 Milligrammprozent. Die Ergebnisse der anderen Untersuchungen waren normal, abgesehen von der zytotoxischen Untersuchung auf Lebensmittelallergien und -intoleranzen. Veronica reagierte überempfindlich auf *Candida* und andere Hefen, auf Schimmelpilze und Milchprodukte, vor allem auf Hüttenkäse, ferner auf Mais, Weizen, Zwiebeln und Grapefruit. Dies war ein recht interessanter Befund, weil Veronica praktisch jeden Tag ausgerechnet Hüttenkäse und Grapefruits aß. Wenn sie sich was Gutes tun wollte, futterte sie hemmungslos Schokolade in allen Variationen oder Popcorn.

Veronica wunderte sich, daß sie gegen die Lebensmittel, die sie gerne aß, empfindlich war. Es fiel ihr denn auch schwer, die kohlenhydratarme Atkins-Diät konsequent zu befolgen und vor allem auf Zucker zu verzichten.

»Ich hungerte immer noch nach Süßigkeiten, aber nicht mehr so gierig. Doktor Atkins meinte ja, ich würde erst bei der übernächsten Periode eine Besserung spüren, aber ich dürfte wirklich keine Süßigkeiten essen«, erzählte sie meiner Assistentin. Bei der nächsten Periode, die in zwei Wochen fällig war, hatte sich nicht viel geändert, allerdings war sie weniger stimmungslabil. Nach der Periode fühlte sie sich kräftiger, und es fiel ihr leichter, die Diät zu befolgen. Vier Wochen später wurde sie nicht von Stimmungsschwankungen heimgesucht, und dieses Mal verlief die Periode bis auf ein leichtes Völlegefühl ganz unproblematisch. In den folgenden sechs Monaten hatte Veronica überhaupt keine prämenstruellen Beschwerden.

»Aber als dann die Weihnachtstage kamen, war mir alles egal. Ich stürzte mich auf alles, was auf den Tisch kam, Süßes inklusive. Kurz danach trat mein prämenstruelles Syndrom mit allem Drum und Dran wieder auf. Das war mir eine Lehre – hoffe ich jedenfalls.«

Das therapeutische Prinzip

Wegen der Instabilität des Blutzuckers und wegen ihres Übergewichts sollte Veronica die kohlenhydratarme Diät befolgen. Nachdem sie fünfzehn Pfund abgenommen hatte, durfte sie unbegrenzt erlaubte, kohlenhydratarme Gemüse essen sowie täglich eine Tasse stärkehaltige Lebensmittel, auf die sie im Allergietest nicht reagiert hatte. Eine neuere Studie hat interessanterweise ergeben, daß PMS-Patientinnen mehr raffinierten Zucker, mehr industriell verarbeitete Kohlenhydrate und mehr Milchprodukte essen als Frauen ohne PMS. Dieser Studie zufolge dürften Nährstoffe wie die B-Vitamine, Zink, Mangan und Eisen bzw. ein Mangel daran bei der Entstehung eines prämenstruellen Syndroms eine Rolle spielen.

Mit dem Beginn der diätetischen Behandlung nahm Veronica zudem L-Glutaminsäure vor den Mahlzeiten (wenn sie Lust auf Süßes hatte), Nachtkerzenöl, Vitamin B_6, Magnesiumorotat, Zink und Mangan. Diese Behandlung wurde durch Antioxidantien, Folsäure und Vitamin B_{12} sublingual ergänzt. Nach vier Monaten wurde die Dosierung des Nachtkerzenöls und einiger anderer Nährstoffe herabgesetzt. Nachdem bis auf das Völlegefühl alle Symptome verschwunden waren, kümmerten wir uns um die Candidosis und gaben Veronica Kaprylsäure, Acidophilus sowie in neutralisierender homöopathischer Verdünnung aus Schimmelpilzen und Hefen zubereitete Tropfen.

Der Gesamteindruck

In unserer hauseigenen Statistik steht Veronica in der Rubrik der zu hundert Prozent gebesserten Patientinnen. Sie leidet nicht mehr an einem prämenstruellen Syndrom. Nach der Auswertung unseres Krankengutes erzielen wir dieses optimale Ergebnis bei rund 64 Prozent unserer Patientinnen, eine mäßige Besserung bei weiteren 24 Prozent.

Unsere Behandlungserfolge beim prämenstruellen Syndrom decken sich mit denen einer Studie anderer Autoren an 150 Frauen, die zuvor auf keine Behandlung angesprochen hatten und dann einfach mit Nachtkerzenöl behandelt wurden. Aus der Summe dieser Befunde kann ich nur folgern, daß die Zufuhr ausreichender Mengen Gammalinolensäure, wie sie das Nachtkerzenöl bereitstellt, den entscheidenden Schritt bei der PMS-Behandlung bedeutet. David Horrobin glaubt nachgewiesen zu haben, daß Frauen mit PMS die Linolsäure aus der Nahrung weniger effizient in Gammalinolensäure umzuwandeln vermögen.

Da der Nährstoff Gammalinolensäure keinerlei Risiko birgt, ist es ein grobes Versäumnis, wenn der Arzt eine Frau, die an einem prämenstruellen Syndrom leidet, nicht mit Nachtkerzenöl oder Kernöl aus Schwarzen Johannisbeeren, das ebenfalls GLA enthält, behandelt.

Die Tatsache, daß bei einer von acht Patientinnen keine Besserung eintrat, beruht darauf, daß die betreffende Frau die Diät nicht konsequent befolgte oder es uns nicht gelang, alle ihre Allergien gegen Chemikalien und Lebensmittelintoleranzen herauszufinden. Mit anderen Worten, die Patientin aß vielleicht Lebensmittel, die sie hätte weglassen müssen. Das prämenstruelle Syndrom ist eine stark ernährungsabhängige Störung.

Diagnose eines prämenstruellen Syndroms

Es gibt keine zwei Frauen, bei denen die Symptomatik des prämenstruellen Syndroms gleich wäre. Veronica Chandler hatte ihre individuelle Symptomatik, in die womöglich ihre Lebensmittelintoleranzen und die Candidosis hineinspielten. Auch wenn viele Frauen ähnliche Symptome haben, muß das jeweilige Behandlungsprogramm maßgeschneidert sein. Der amerikanische Frauenarzt Guy E. Abraham hat ein brauchbares Schema für Diagnose und Therapie des prämenstruellen Syndroms entwickelt.

Abraham unterteilt das prämenstruelle Syndrom in vier Untergruppen, deren jede eine Liste der häufigsten Symptome enthält. Frauen, die der Untergruppe A zuzuordnen sind, leiden besonders unter Angstzuständen, Gereiztheit und nervösen Spannungen, die etwa in der Mitte des Zyklus beginnen und sich bis zur Regelblutung steigern. Zur Gruppe B zählen die Frauen, die prämenstruell zunehmen, Ödeme, Bauch- und Brustbeschwerden bekommen. Nach Angabe mancher Autoren fallen mehr als sechzig Prozent unter diese Gruppe. Vielleicht essen sie mehr Salz, oder das Zusammenspiel der Nebennierenhormone ist bei ihnen gestört. Bei den Frauen der Untergruppe C wurde eine positive Korrelation zwischen Heißhungerattacken und Streß nachgewiesen. Die Betroffenen klagen oft über Schwäche, Müdigkeit, Herzjagen und Kopfschmerzen. Der erhöhte Zuckerverzehr führt bei diesen Frauen zu einer reaktiven Hypoglykämie. Unter Streß haben sie einen größeren Energiebedarf und eine ausgesprochene Gier nach Süßem.

Die Frauen der Untergruppe D fühlen sich prämenstruell depressiv, möchten sich verkriechen und sind selbstmordgefährdet. Auch Ängstlichkeit und Gereiztheit, Leitsymptome der Gruppe A, treten bei diesen Frauen auf, außerdem Verwirrtheit, Denkstörungen, Lethargie und Wortfindungsstörungen. Allenfalls drei Prozent der PMS-Patienten sind reine D-Typen. Hier dürfte das Ungleichgewicht zwischen Östrogenabfall und Progesteronzunahme in der Zyklusmitte, eventuell verschärft durch einen Nährstoffmangel, eine Rolle spielen. Nährstoffmangel kann zu Streß und hormonellem Ungleichgewicht führen.

Natürlich können die Patientinnen mit prämenstruellem Syndrom therapeutisch nicht über einen Kamm geschoren werden. Bei den meisten jedoch ist eine Ernährungsumstellung notwendig, die durch Nährstoffsubstitution, körperliches Training, Streßabbau, Beratung und gegebenenfalls durch Medikamente ergänzt werden sollte. Eine ausreichende Zufuhr von Gammalinolensäure macht allerdings Medikamente (meist Präparate mit Progesteron-Wirkung) im allgemeinen überflüssig.

Bedenkt man, daß Millionen Frauen an einem prämenstruellen Syndrom leiden, dann wird klar, wie notwendig ein neuer therapeutischer Ansatz ist. Wir sind vom Erfolg unseres Behandlungskonzepts so überzeugt, daß wir am Atkins Center in Kürze eine Fachabteilung für die Behandlung des prämenstruellen Syndroms eröffnen werden, in der ein Ernährungswissenschaftler, ein Gynäkologe, ein Chirotherapeut, ein Akupunkteur, ein Internist, unterstützt durch die Abteilung für klinische Ökologie (die Spezialisten für Allergien und Lebensmittelintoleranzen), zusammenarbeiten werden. Diese interdisziplinäre Zusammenarbeit zum Wohl der Patienten ist eines der Ziele der Komplementärmedizin.

Teil II: Herz- und Kreislauferkrankungen

12. Kapitel
Herzleiden in komplementärmedizinischer Sicht

Im wesentlichen sind es zwei Gründe, die mich veranlassen, der Behandlung von Herzkranken in diesem Buch einen verhältnismäßig breiten Raum zu widmen. Zum einen bin ich Kardiologe und behandle Herzpatienten schon seit dreißig Jahren. Zum anderen zählen in allen westlichen Ländern Herzleiden zu den größten medizinischen Problemen und stehen mit an der Spitze der Todesursachen. Daß Schulmediziner weder an der Universität noch in der Klinik oder bei Fortbildungsveranstaltungen ausreichende Kenntnisse in den Ernährungswissenschaften erwerben, habe ich bereits erwähnt. Ich leite daraus eine beunruhigende These ab: *Ein orthodoxer Kardiologe, sei er auch leitender Arzt an einer Universitätsklinik, ist wahrscheinlich nicht die geeignetste Person, um einen Herzkranken zu behandeln.* Besser aufgehoben ist der Patient bei einem Komplementärmediziner, der sich in Diätetik und Nährstofftherapie auskennt. Diese Behandlungsverfahren können das Wohlbefinden des Patienten wiederherstellen, indem sie das Herz regenerieren, anstatt bloß die Manifestation der Erkrankung zu verhindern.

Schulmedizin: Das Herz braucht Nahrung

Auch die Schulmediziner befassen sich ausführlich mit ernährungswissenschaftlichen Prinzipien. Da heißt es beispielsweise, die Fett-, Salz-, Cholesterin- oder Kalorienzufuhr müsse eingeschränkt werden. Die allgemeinen Richtlinien dieser Ärzte sind aber manchmal falsch, und da sie die Feinheiten der Nährstofftherapie noch nicht beherrschen, sind sie mit der kunstgerechten Handhabung überfordert. Fragen Sie mal einen orthodoxen Kardiologen, was er über den therapeutischen Nutzen von Omega-3-Fettsäuren, Prostaglandin-E_1-Vorstufen, Magnesiumorotat und -aspartat, L-Karnitin, Koenzym Q (Ubichinon), L-Taurin, Garlizin, Bromelain oder gar Lezithin, Vitamin B_6 oder Antioxidantien bei Erkrankungen des Herzens und des Kreislaufs weiß. In der Regel werden sein Wissen und seine praktischen Erfahrungen mit diesen Substanzen dürftig sein. Gleichwohl *müßte* er sie verwenden, weil sie erwiesenermaßen wirksam sind.

Streit um die richtige Ernährung

Bemißt man den Erfolg eines Arztes nach seinem Einkommen, dann bin ich mäßig erfolgreich. Definiert man jedoch seinen Erfolg über die Zahl der Patienten, denen er half, gesund zu werden, dann bin ich sicher ein erfolgreicher Kardiologe.

Wer allerdings meine umfangreiche Dokumentation von Fallgeschichten durchsieht, muß (wie auch ich) wie vom Donner gerührt sein, daß die therapeutischen Erfolge überwiegend einer Umstellung der Patienten auf neue Eßgewohnheiten zu verdanken sind. Die meisten meiner Patienten haben uneingeschränkt Eier, Butter, Sahne, Rindfleisch, Meeresfrüchte und andere wegen ihres hohen Cholesteringehaltes verbotene Lebensmittel verzehrt und einen großen Bogen gemacht um Weißbrot, gelatinehaltige Desserts, Sorbets, Fruchtsäfte, Bananen, polierten Reis, Nudeln, Diätmargarine und sonstige Lebensmittel, die bei mancher sogenannten Herzdiät erlaubt werden. Meine Idealdiät für Herzkranke ist praktisch das Gegenteil der Ernährungsweise, die von den meisten orthodoxen und alternativen Kollegen empfohlen wird. Nun werden Sie mich vielleicht fragen, ob die Kollegen falsch behandeln, wenn meine Therapie so erfolgreich ist.

Viele Wege führen nach Rom

Vergleicht man die Ergebnisse der Atkins-Diät mit der schulmedizinisch empfohlenen Ernährungsweise, dann sieht man, daß *beide* sinnvoll sein können. Es geht also nicht um die Frage, welche Diät wirkt, sondern welche bei wem besser wirkt. Solange sich niemand dazu aufrafft, eine vergleichende Studie beider Diäten durchzuführen, kann jeder auf der Überlegenheit seiner Methode beharren. Und hinter mir steht die Phalanx von 35 000 erfolgreich behandelten Patienten.

Nebenbei bemerkt: Es wurde nachgewiesen, daß fettarme Ernährung einige Vorteile hat, aber es steht nicht eindeutig fest, daß diese durch die Fettreduktion bedingt sind. Diese Diätformen verbieten vor allem das hastige Verschlingen von Fast Food, und das bedeutet auch Entzug von mehr als reichlichen Mengen leerer Kohlenhydrate bzw. einfacher Zucker. Insofern eignen sie sich gut für Herzkranke, und das ist nicht weiter erstaunlich.

Zucker ist so ungesund für Herzpatienten, daß jede zuckerarme Diät sich bei den Patienten günstig auswirken wird. Das beweist aber nicht, daß die Einschränkung der Nahrungsfette den therapeutischen Erfolg bewirkt.

Bevor ich Ihnen schildere, wie ich Patienten mit Herzleiden behandle, sollen Sie aber noch einiges Wissenswerte über moderne Kardiologie erfahren.

Die vier wichtigsten Herzleiden

Eine Reihe von Herzleiden, wie zum Beispiel angeborene Herzfehler oder rheumatisch bedingte Herzfehler mit Klappendefekten, Myo-, Endo- und Perikarditis, Kardiomyopathie und andere werden wir im folgenden außer acht lassen. Wir werden uns mit den vier großen Herzleiden beschäftigen, die insgesamt 95 Prozent der Klientel eines Kardiologen stellen. Es sind dies der Bluthochdruck (oder die Hypertonie), die Herzleistungsschwäche (oder Herzinsuffizienz), die Herzrhythmusstörungen und die koronare Herzkrankheit (KHK oder ischämische Herzerkrankung).

Bei diesen vier Krankheiten des Herzens entfaltet die kohlenhydratarme, sogenannte Atkins-Diät nachweislich verschiedene günstige Wirkungen.

Vorteile der Atkins-Diät bei Patienten mit Herzleiden

In der medizinischen Literatur am besten belegt ist die harntreibende (diuretische) Wirkung einer kohlenhydratarmen Kost. Wenn Sie beispielsweise mit einer Atkins-Diät beginnen, werden Sie sich wundern, wieviel öfter als gewohnt Sie in den nächsten 48 Stunden zur Toilette rennen müssen.

Infolge ihrer entwässernden Wirkung eignet sich die kohlenhydratarme Diät zur Grundbehandlung von Bluthochdruck und Herzinsuffizienz, die beide klassische Indikationen für Diuretika sind. In meiner praktischen Arbeit hat sich vor allem immer wieder die blutdrucksenkende Wirkung der kohlenhydratarmen Diät bestätigt.

Der regulierende Effekt der Diät auf den Herzrhythmus beruht auf der Stabilisierung des Blutzuckers. Da die Diät die Differenz zwischen maximalem Anstieg und Abfall des Blutzuckers auf das kleinste Maß einstellt, benötigt der Körper weniger herzstimulierendes Adrenalin, um den rasch sinkenden Blutzucker wieder anzuheben.

Die Wirkung der Diät auf die tückische koronare Herzkrankheit wurde bereits vor fünfzig Jahren beschrieben und geschieht wahrscheinlich über mehrere Mechanismen. Mit diesem Thema werden wir uns im nächsten Kapitel beschäftigen.

13. Kapitel

Die koronare Herzkrankheit

In den zivilisierten Ländern steht die ischämische oder koronare Herzkrankheit unter den Todesursachen mit an erster Stelle. Zu dieser lebensbedrohenden Erkrankung kommt es, wenn der Herzmuskel ungenügend mit Blut (und somit auch Sauerstoff) versorgt wird. Dies geschieht, wenn die Blutgefäße, die das Herz ernähren (die Herzkranzgefäße oder Koronargefäße), entweder infolge einer Stenose (in diesem Fall eine Verengung durch Ablagerungen in der Gefäßwand, Arteriosklerose) oder wegen Gefäßspasmen (Gefäßkrämpfen) nicht normal durchgängig sind.

Ischämische Herzkrankheit

Mit diesem Namen bezeichnet der Arzt also die mangelhafte Blutversorgung des Herzmuskels durch die Koronargefäße. Als Folge der Ischämie tritt ein akuter Sauerstoffmangel im Gewebe ein, der sich als *Angina-pectoris-Anfall* äußert. Auslösend wirkt oft schwerer Streß, wie etwa eine starke körperliche Anstrengung oder seelische Belastung. Der Angina-pectoris-Anfall macht sich durch einen präkordialen Schmerz bemerkbar, das ist ein meist hinter dem Brustbein sitzender, in den linken Arm oder die linke Hälfte von Hals und Unterkiefer ausstrahlender, vernichtender Schmerz mit Engegefühl, Atemnot und Todesangst.

Herzinfarkt

Am häufigsten äußert sich die koronare Herzkrankheit als Angina pectoris und als Herzinfarkt (= Myokardinfarkt). Beide entstehen infolge einer mangelhaften Blutversorgung des Herzmuskels durch Verengung oder Spasmen der Herzkrankgefäße, unterscheiden sich aber insofern, als der Herzmuskel sich nach dem Angina-pectoris-Anfall wieder erholt, während beim Myokardinfarkt ein Teil des Herzmuskels, der durch ein verstopftes Kranzgefäß von der Blutversorgung abgeschnitten wurde, unwiderruflich abstirbt. Oft geht dem Infarkt eine Angina pectoris voraus. Mit fortschreitender Arteriosklerose (Gefäßverkalkung) wird das Lumen der Koronargefäße immer enger, bis eines Tages ein solches Gefäß nicht mehr durchgängig ist. Man spricht dann von einem Verschluß oder eine Okklusion des Koronargefäßes. Kompliziert wird der akute Myokardinfarkt durch eine verminderte Pumpleistung des Herzens (Stauungsinsuffizenz, akutes Lungenödem), Schock (der arterielle Kreislauf bricht zusammen, der Blutdruck ist nicht mehr meßbar), grobe Herzrhythmusstörungen bis zum oft tödlichen Kammerflimmern, Ablösung von Blutgerinnseln (Embolus), Herzstillstand. Dies sind nur einige der Komplikationen, durch die bei einem akuten Herzinfarkt plötzlich der Tod eintreten kann, noch bevor der Patient überhaupt in der Klinik landet.

Gefahrensignal Angina pectoris

Wenn ein Patient an pektanginösen Beschwerden leidet, treiben alle Ärzte – orthodoxe wie alternative – einen riesigen diagnostischen Aufwand, um genau zu klären, ob die Symptomatik wirklich durch das Herz bedingt ist. Bestätigt sich die Verdachtsdiagnose eines Herzleidens, dann wird der Patient zu einer Änderung seiner (meist ungesunden) Lebensweise und, wenn ihn ein orthodoxer Arzt behandelt, zur Einnahme von Medikamenten oder sogar zu einer Herzoperation verdonnert. In diesem Vorfeld erweist sich einer der größten Vorzüge der Schulmedizin – nämlich die Forderung und Fähigkeit, eine *exakte Diagnose* zu stellen. Und hier zeigt sich auch, daß es für die Komplementärmedizin zwingende Gründe gibt, sich das beste sowohl der Schulmedizin als auch der alternativen Medizin zu eigen zu machen.

Diagnose der koronaren Herzkrankheit

Mehr als vierzig Jahre stellte das Elektrokardiogramm (EKG) praktisch das einzige apparative Mittel dar, um die koronare Herzkrankheit zu diagnostizieren. Das EKG ist die Aufzeichnung der Aktionsströme des Herzens. Es zeigt meist charakteristische Veränderungen, gibt aber nicht selten auch irreführende Information. Nur der besonders geschulte und erfahrene Arzt vermag ein EKG richtig zu deuten. Ein über längere Zeit aufgezeichnetes Belastungs-EKG, bei dem der Patient meßbar körperlich belastet wird (zum Beispiel am Fahrradergometer), kann über eine mangelhafte Durchblutung der Herzkranzgefäße Auskunft geben. Im Belastungs-EKG des ischämischen (unzureichend durchbluteten) Herzens können sich Anomalien darstellen, die beim Ruhe-EKG verborgen bleiben.

Einen Schritt nach vorne bedeutete es, als vor etwa dreißig Jahren die Koronarangiographie entwickelt wurde, die eine Darstellung der Koronargefäße einschließlich Verengungen und Verschluß ermöglicht. Bei diesem Verfahren wird über einen Katheter ein Farbstoff ins Herz geschleust, der sich in den Koronarien verteilt. Die Verteilung dieses Farbstoffs läßt sich mit Hilfe von Röntgenstrahlen sichtbar machen.

Ein Nachteil der Koronarangiographie ist, daß die Gefäße bei einer spastisch bedingten Angina pectoris normal erscheinen. Außerdem kann der Arzt gelegentlich durch einen Gefäßverschluß alarmiert werden und dabei vielleicht übersehen, daß die zugehörige Herzregion ausreichend über Kollateralgefäße (Blutgefäße, die einen Umgehungskreislauf bilden) durchblutet wird. Eine solche Fehleinschätzung führt leicht zur unnötigen Operation am Herzen.

Hauptnachteil der Koronarangiographie ist, daß es sich um eine invasive Methode handelt – das heißt das risikoreiche Einführen eines Instrumentes von außen (Armvene) in das Herz nur zu diagnostischen Zwecken. Die Statistik weist aus, daß die Koronarangiographie einen von tausend Untersuchten das Leben kostet und daß zahlreiche andere schwere Komplikationen erleiden. Dagegen gibt es heute nichtinvasive Methoden, mit denen der Arzt feststellen kann, ob die einzelnen Regionen des Herzmuskels ausreichend durchblutet sind. Zu diesem Zweck wird eine radioaktiv markierte Substanz, deren Strahlenbelastung geringer ist als die einer Röntgenuntersuchung, in den Blutkreislauf eingebracht und ihr Weg durch die Blutgefäße mit einer Spezialkamera verfolgt. Nichtinvasive Verfahren sind zum Beispiel die Szintigraphie und die Radionuklidangiographie. Man sollte sie den invasiven Methoden vorziehen.

Gleichwohl ist die Koronarangiographie unentbehrlich, wenn einem Patienten eine Herzoperation, beispielsweise ein Bypass, bevorsteht, bei dem ein Koronargefäßverschluß oder eine Stenose mit Hilfe einer operativ geschaffenen Kollaterale (etwa ein Stück Beinvene) umgangen wird. In letzter Zeit ist die Bypassmanie der Gefäßchirurgen scharf kritisiert worden.

Die Indikation zur Bypass-Operation muß künftig weniger großzügig gestellt werden; denn die Langzeitwirkung dieses Eingriffs ist vielfach schlechter als die der medikamentösen Dauertherapie.

Vorteil der heroischen Maßnahmen

Es ist hier nicht der Ort, die heroischen Maßnahmen zu erläutern, die bei der Behandlung eines akuten Herzinfarktes notwendig sind. Nur soviel sei gesagt, daß der Infarktpatient in der Intensivstation einer apparativ gut ausgestatteten orthodoxen Klinik besser aufgehoben ist als in einem Zentrum, in dem ernährungswissenschaftliche Medizin praktiziert wird. Nichts ist so effizient bei der Behandlung eines medizinischen Notfalls wie die moderne Schulmedizin. Der Behandlung lebensbedrohlicher Zustände bei Koronarkranken verdankt die Schulmedizin nicht zuletzt ihren guten Ruf. Die lebensrettenden Maßnahmen der Schulmedizin sind heroisch: Medikamente stabilisieren den Herzrhythmus oder verhüten Schock und Herzversagen; blockierte Blutgefäße werden durch Ballondehnung oder enzymatisch wieder durchgängig gemacht; unter Einsatz der Herz-Lungen-Maschine wird am offenen Herzen operiert usw. Die Ernährungswissenschaft kann optimal erst wirksam werden, nachdem die Lebensgefahr für den Patienten beseitigt ist.

Trotz all der technischen Möglichkeiten haben Infarktpatienten nur eine Überlebenschance von etwa fünfzig Prozent. Deswegen sind sich auch die Kardiologen einig, daß die eigentliche Behandlung der koronaren Herzkrankheit in der Prävention bestehen muß.

Vorbeugung durch Medikamente?

In der Schulmedizin beschränkt sich die Prävention leider oft auf Arzneimittelgaben. Alle predigen den Patienten, sie müßten ihre Lebensweise ändern, sich das Rauchen abgewöhnen, Streß vermeiden, ein regelmäßiges körperliches Training absolvieren. Alle sind sich einig, daß die Kranken ihre Ernährung umstellen müssen, wenn man auch über die Art der Diät streiten mag. Der Akzent liegt aber immer noch auf der medikamentösen Behandlung – es werden Medikamente verordnet, die den Blutdruck senken, Herzrhythmusstörungen oder das Verklumpen der Blutplättchen (Aggregation) verhindern, die Herzfrequenz regulieren, die Blutfette senken, den Blutzustrom zum Herzen drosseln. Eine Folge dieser Maßnahmen ist, daß die Patienten manchmal schwerer unter den Nebenwirkungen ihrer Medikamente leiden als unter ihrer Grundkrankheit. Im Atkins Center haben wir Tausende solcher Patienten vor die Augen bekommen. Ich greife nur eine Fallgeschichte heraus, aus der Sie ersehen können, wie wir therapeutisch vorgehen.

Edward Weaver

Kurz nach seinem fünfzigsten Geburtstag Ende März 1980 konsultierte mich Ed Weaver. Er klagte vor allem über pektanginöse Beschwerden. Außerdem vertrug er die Medikamente nicht, die der Kardiologe ihm verschrieben hatte. Ed fühlte sich wie ein lebender Leichnam.

Eds Leidensweg begann 1976. Er hatte ein vergrößertes Herz und bekam damals die ersten Angina-pectoris-Anfälle. Bei einer Untersuchung stellte sich 1978 heraus, daß die Herzdilatation noch zugenommen hatte. Da die Koronarangiographie mehrere Verengungen der Kranzgefäße ergab, wollte man Ed zunächst am Herzen operieren, entschied sich dann aber, ihn mit Propranolol, einem sogenannten Betarezeptorenblocker (kurz: Betablocker) zu behandeln. Diese Medikamente mindern den Sauerstoffbedarf des Herzens, indem sie die Herzfrequenz verlangsamen; das Herz arbeitet dann sozusagen auf Sparflamme. Ed war durch diese Behandlung so mitgenommen, daß er, wenn er bloß eine kurze Strecke zu Fuß gehen wollte, Nitroglyzerin nehmen mußte. Während der folgenden zwei Jahre zeigten die Herzuntersuchungen eine zunehmende Verschlechterung. Eds Cholesterinspiegel war mit einem Wert von 313 mg/100 ml (Milligramm pro Milliliter) ebenso überhöht (bei einem Fünfzigjährigen liegt die Schallgrenze bei 280) wie seine Triglyzeride mit 196 mg/100 ml (bis 150 gilt als normal). Er hatte vergebens versucht, mit Hilfe einer Diät sein Übergewicht abzubauen.

Ed klagte seinem Arzt, daß sein Zustand nicht besser werde und daß er sich von den Medikamenten deprimiert und einfach ganz elend fühle. Darauf reagierte der Arzt mit dem sattsam bekannten Spruch: »Damit müssen Sie halt leben.« Enttäuscht fand Ed, nun habe er nichts mehr zu verlieren, und fing an, sich über Diätetik und Vitamine zu informieren. Dabei fiel ihm mein Buch »*Diät-Revolution*« in die Hände. Sein Arzt, bei dem er sich erkundigte, tat es als Quacksalberei ab.

»Ich war am Ende meiner Weisheit. Schlimmer konnte es nicht mehr werden, also fing ich einfach heimlich mit der Atkins-Diät an. Als ich zwei Wochen später zu meinem Doktor ging, stellte er fest, daß ich fünfzehn Pfund abgenommen hatte und mein Cholesterinspiegel wie auch der Triglyzeridspiegel niedriger war. Der Doktor konnte sich nicht erklären, wie das zustande gekommen war, riet mir aber, so weiterzumachen wie bisher.«

Ungewollt hatte der Arzt durch diese spontane Äußerung Ed ermutigt, mich zu konsultieren. Die jüngste Erfahrung hatte Ed gelehrt, daß eine Veränderung notwendig war. Beim ersten Termin wog er 223 Pfund, immerhin 27 Pfund weniger als ein Jahr vorher.

Die Behandlung im Atkins Center

Als ich Ed kennenlernte, nahm er täglich 10 Tabletten Propranolol (400 Milligramm), 4 Kapseln Clofibrat (sogenannter Lipidsenker; hemmt die Cholesterinsynthese in der Leber), außerdem Nitroglyzerin und ein Nitrat mit Depotwirkung. Da Ed auch Diät hielt, war sein Cholesterinspiegel bereits auf 255, der Triglyzeridspiegel auf 112 gesunken; die Lipoproteine geringer Dichte (HDL-Wert) lagen bei 45. Der Glukosetoleranztest, den wir bei Herzpatienten routinemäßig durchführen, ergab eine extreme Reaktion auf Zucker: einen jähen Anstieg auf 170 und danach eine Abnahme auf 57 Milligrammprozent.

Das Clofibrat setzte ich bei Ed sofort ab. Die Propranolol-Dosierung senkte ich in den ersten zwei Wochen von 400 auf 200 mg und in den folgenden drei Monaten auf 20 mg. Außerdem paßte ich die kohlenhydratarme Diät seinen Bedürfnissen an und verschrieb zusätzlich Nährstoffe, unter anderen Magnesiumorotat, Pangamsäure, Lezithin, 800 I.E. Vitamin E, Zink, Mangan, Selen, Knoblauchkapseln und abends Lebertran.

Das Ergebnis der Behandlung

Ein halbes Jahr später hatte Ed auf 179 Pfund abgenommen. Die Tabelle zeigt seine Fortschritte auf einen Blick:

	vor Behandlung	2.3.1980	2.9.1980
Cholesterin*	313	255	204
Triglyzeride*	196	112	93
HDL*	–	45	45
Gewicht (Pfund)	230	223	179

(* Werte in mg/100 ml)

Ed fühlte sich so wohl wie seit Jahren nicht mehr. Er hatte auch keine pektanginösen Beschwerden. Da er meinte, er sei etwas zu schlank, gönnte er sich ein paar Süßigkeiten. Es waren ein paar zuviel, und sie bekamen ihm sehr schlecht. Diese Erfahrung bewog ihn, reumütig zu seiner Diät zurückzukehren. Danach ging es ihm sehr bald wieder gut.

Die Dokumentation des Behandlungserfolgs

Im Januar 1981 berichtete Ed, er fühle sich wie neu geboren. Er ging neuerdings zum Body Building und war mit seiner Jugendliebe zusammengezogen. Diese völlig umgekrempelte Lebensweise wirkte sich in keiner Weise nachteilig aus. Nun wollte ich es genauer wissen und setzte eine (nichtinvasive) Radionukliduntersuchung des Herzens an. Sie ergab eine Ejektionsfraktion von 76 Prozent in Ruhe und 87 Prozent nach starker körperlicher Belastung. Die Ejektionsfraktion entspricht der Blutmenge, die von der linken Herzkammer bei einer einzelnen Herzmuskelkontraktion ausgeworfen wird. Dieser Befund war *besser als normal* und paßt eher zu einem Zehnkämpfer. Ed hatte also jetzt das glatte Gegenteil einer koronaren Herzkrankheit! Inzwischen kommt Ed zweimal im Jahr ins Atkins Center, um sich durchuntersuchen zu lassen. Sein Gewicht haben wir seit zwei Jahren bei 190 Pfund stabilisiert.

Ich habe bereits darauf hingewiesen, daß die Fallgeschichten, die hier vorgestellt werden, jeweils für eine bestimmte Erkrankung exemplarisch sind. Für Ed stimmt das nur teilweise; denn ich habe noch nie eine so eklatante, objektivierbare Besserung eines Krankheitsbildes gesehen wie bei Ed, dessen Koronarangiogramm vor der Behandlung mehrere Koronargefäßverschlüsse gezeigt hatte, während die spätere Radionuklidangiographie einen normalen Befund ergab.

Das entscheidende therapeutische Instrument

Andererseits ist Ed in mancher Hinsicht typisch für die allzu vielen Patienten mit einer Koronarinsuffizienz, denen die Nebenwirkungen der medikamentösen Therapie schwerer zu schaffen machen als das Grundleiden. Die dramatische Besserung mit dem allmählichen Absetzen der Medikamente haben wir immer wieder beobachten können. Eds Besserung ist umso erstaunlicher, wenn man bedenkt, daß er weder Karnitin noch Ubichinon, Bromelain, Nachtkerzenöl, Eikosapentaensäure oder Chelate erhielt, sind doch die letztgenannten Therapeutika für Herzpatienten grundsätzlich indiziert.

Der Löwenanteil an der Besserung kommt nach meiner Überzeugung der kohlenhydratarmen Diät zu, auch wenn Ignoranten diese immer wieder als »infarktprovozierende Diät« verunglimpfen. Ohne diese Diät wäre es uns jedenfalls nicht gelungen, bei Ed und anderen Patienten die Medikamente überflüssig zu machen. Nur selten gibt es Patienten, bei denen die Therapie auf ernährungswissenschaftlicher Basis versagt.

Ungeklärte Wirkungsweise

Obwohl sich der Erfolg dieser Therapie ziemlich sicher voraussagen läßt, kann ich ihn nur empirisch begründen. Es ist eine Tatsache, daß die kohlenhydratarme Diät Patienten mit Angina pectoris hilft. Warum dies so ist, weiß ich nicht. Wenn die Patienten wieder pektanginöse Beschwerden bekamen, hatten sie nach eigenen Angaben immer Diätsünden begangen.

Aus meinen bisherigen Beobachtungen schließe ich, daß der Zucker der entscheidende Faktor ist. Bei Patienten unter Insulinregulierungsdiät nämlich, bei der komplexe Kohlenhydrate erlaubt sind, aber kein Zucker, haben wir annähernd gleich günstige Ergebnisse erzielt. Und auch diese Patienten gaben zu, wenn sie einen Rückfall hatten, daß sie Zucker gegessen hatten. Übrigens könnte es sogar einen statistischen Beleg für die Wirksamkeit der zuckerfreien Diät geben: Seit etwa zehn Jahren ist die Zahl der Menschen, die an Herzleiden sterben, rückläufig. Interessanterweise hat während des gleichen Zeitraums auch der Zuckerverbrauch abgenommen.

Dies widerspricht natürlich der herkömmlichen Auffassung ebenso wie die Erfolge der Chelattherapie, über die ich im nächsten Kapitel berichten werde.

14. Kapitel

Chelattherapie: die Wunderkur bei koronarer Herzkrankheit

Beginnen wir mit einer kleinen Übung für Ihre Phantasie: Stellen Sie sich jemand aus Ihrem Bekanntenkreis vor, auf den folgende Beschreibung zutrifft: ein etwa fünfzigjähriger, schwer arbeitender Mann, einigermaßen gesundheitsbewußt, hat das Rauchen aufgegeben, ernährt sich möglichst vernünftig, treibt Sport, soweit seine Zeit es zuläßt, und schluckt sogar ein paar Vitamine. Und nun denken Sie sich folgende Situation: Aus heiterem Himmel bekommt dieser Mann auf einmal vernichtende Schmerzen im Brustkorb, der kalte Schweiß bricht ihm aus. Er geht sofort zum Arzt. Dieser überweist ihn unverzüglich ins Krankenhaus, wo der Kardiologe anhand von Blutuntersuchungen und Elektrokardiogrammen feststellt, daß der Patient einen akuten Herzinfarkt erlitten hat. Glücklicherweise stabilisiert sich sein Zustand während vier Tagen auf der Intensivstation. Die anschließenden zehn Tage in der Klinik vergehen ereignislos. Dann kommt der Kardiologe und sagt, es müsse dringend eine Koronarangiographie gemacht werden, »damit wir uns Ihre Herzkranzgefäße mal genau ansehen können«. Der Patient ist einverstanden, und abgesehen von einer kurzen kritischen Phase, in der das Herz aus dem Takt gerät, übersteht er die Prozedur gut. Anschließend findet sich der Kardiologe zu einem ersten Gespräch ein:

»Ihr Herz ist bald wieder in Ordnung, aber wir haben festgestellt, daß der vor dem Herzen absteigende Ast der linken Kranzarterie zu achtzig Prozent dicht ist. Und das kann leicht ins Auge gehen, jedenfalls passiert es häufig, daß dieses wichtigste Gefäß sich total verschließt, und dann können Sie einen zweiten Herzinfarkt bekommen und sterben uns womöglich während des Transports in die Klinik. Die Kardiologen plädieren in solchen Fällen meist für eine Bypass-Operation.«

Also kurz und gut, unser Held läßt sich operieren und ist vier Monate später, wenn auch eingeschränkt, wieder arbeitsfähig. Der Herzspezialist verschreibt ihm sehr niedrige Dosen Aspirin® und die üblichen Dosen Dipyridamol, um die Bildung von Blutgerinnseln zu verhüten, sowie Betablocker gegen Herzrhythmusstörungen. Nach ein paar Monaten merkt unser Patient, der ein bißchen schlapp und sexuell nur noch halb so aktiv ist wie früher, daß er überhaupt keine Herzbeschwerden mehr hat, und zufrieden schließt er daraus, daß er »Glück gehabt« hat.

Zu diesem hypothetischen, aber exemplarischen Fall habe ich anzumerken, daß es mir sehr leid täte, wenn einer meiner Leser das Pech hätte, einen Infarkt zu bekommen und der oben skizzierten Behandlung ausgeliefert zu sein. Meines Erachtens müßte nämlich einerseits mehr für einen solchen Patienten getan werden, andererseits wurde ihm einiges Unnötige zugemutet, z. B. die Koronarangiographie und die Bypass-Operation.

Wirklich angebracht wäre gewesen, dem Patienten eine gezielte Diät sowie eine ganze Reihe zusätzlicher Nährstoffe zu verordnen, um die eigentliche Ursache des Herzleidens beseitigen zu helfen.

Es gibt noch eine weitere, ursprünglich aus der Schulmedizin stammende Behandlung, die von Anfang an dem Patienten die besten Chancen sichert, seine Herzkrankheit zu überwinden und vielleicht einer Herzoperation oder belastenden medikamentösen Therapie zu entgehen. Es handelt sich um die sogenannte Chelattherapie.

Chelattherapie – was ist das?

Die wenigsten Menschen haben je das Wort Chelattherapie gehört, obwohl dieses gar nicht so neue Verfahren erheblich wirksamer sein kann und viel ungefährlicher ist als eine Bypass-Operation.

Die Idee der Chelattherapie beruht auf der Eigenschaft bestimmter natürlicher oder synthetischer organischer Substanzen (Chelatbildner), mit Metallen sehr stabile Verbindungen (Chelate) eingehen zu können. Dieser Umstand wird bei der Behandlung von Vergiftungen genutzt, indem man einen in Flüssigkeit gelösten Chelatbildner in die Blutbahn einbringt, der im Blut angehäufte, schädliche Mineralstoffe bindet und dann als Chelat ausgeschieden wird.

Die Chelattherapie verbessert die Kreislauffunktion, indem sie Metalle wie Kadmium, Blei, Kalzium und Eisen bindet und aus dem Körper ausschwemmt, und zwar geschieht dies mit Hilfe der synthetischen Aminosäure EDTA (Äthylendiamintetraessigsäure), die dem Körper intravenös zugeführt wird. Nachdem die EDTA die in Ionenform vorliegenden Metalle an sich gebunden hat, wird sie als ungiftiges Chelat ausgeschieden.

Margaret Hare

»Ich traute mich nicht allein vor die Tür, und Auto fahren konnte ich erst recht nicht.«

Als ich Margaret Hare am 9. Juni 1983 kennenlernte, war sie 62 Jahre alt, wirkte aber wesentlich älter. Sie konnte kaum laufen und zeigte das Gebaren und Verhalten eines chronisch kranken Menschen.

Zwei Jahre zuvor hatte ihr Arzt bei ihr eine Angina pectoris festgestellt. Etwa um diese Zeit wurde sie einmal ohnmächtig in ein Krankenhaus eingeliefert, wo man eine reaktive Hypoglykämie diagnostizierte. Schließlich bekam sie 1982 eine Koronarthrombose und sollte sich ursprünglich einer Bypass-Operation unterziehen, aber die Ärzte entschieden sich dann doch gegen diesen Eingriff und behandelten sie sehr großzügig mit Tabletten. Außerdem erhielt sie kontinuierlich Nitroglyzerin über ein Hautpflaster. Originalton Margaret:

»Die vielen Medikamente machten mich ganz benommen. Ich fühlte mich total hilflos. Ohne meinen Mann und meine beiden Töchter wäre ich aufgeschmissen gewesen.«

Nachdem Margaret ein Jahr lang Pillen geschluckt und Pflaster geklebt hatte, konsultierte sie mich. Sie wog 128 Pfund bei einer Größe von 1,67 Meter. Ihr Blutdruck war erhöht (152/96 Millimeter Quecksilber), desgleichen der Cholesterinspiegel (331) und die Lipoproteine geringer Dichte (LDL = 226). LDL sind Trägermoleküle für Cholesterin. Hohe Werte bedeuten meist ein erhöhtes Risiko von Herz- und Kreislauferkrankungen; idealerweise sollte der Wert unter 120 Milligrammprozent liegen. Margaret war in der Vergangenheit die Gebärmutter entfernt worden, und anschließend hatte sie sich einer Chemotherapie unterzogen. Am Tage der Erstuntersuchung bei uns hatte sie wie üblich Angina-pectoris-Beschwerden. Diese plagten sie bereits beim Aufstehen, verschwanden aber im Laufe des Tages, sofern sie sich schonte. Nach 15- bis 20minütigem Gehen traten die Schmerzen wieder auf, vor allem im Freien bei kalter Witterung. Im übrigen klagte sie über ständige Müdigkeit, Schwäche und Vergeßlichkeit.

Mitte Juni begann Margaret mit der kohlenhydratarmen insulinregulierenden Diät. Sie sollte auf keinen Fall mehr als fünf Pfund abnehmen, aber die Einschränkung der Kohlenhydrate wirkt sich so günstig auf die Angina pectoris und auf die Atemnot aus, daß ich diese therapeutische Möglichkeit nicht ungenutzt lassen wollte. Die Patientin erhielt außerdem unser Basistherapeutikum, ferner Knoblauch, Magnesiumorotat und Bromelain, die Rezeptur gegen Herzkreislaufkrankheiten und täglich zwei Eßlöffel Lezithin sowie zusätzliche Gaben von Vitamin C und E und Zink (für die Rezepturen siehe *Anhang C*).

Da Patienten mit Koronarinsuffizienz nahezu immer sehr gut auf unsere Diät- und Nährstoffbehandlung ansprechen, erklärte ich Margaret, daß wir ihre Herzmedikamente allmählich reduzieren würden, angefangen mit dem Betablocker Propranolol.

Ungläubig sah Margaret mich an: »Aber ich hab' doch Schmerzen – und Sie wollen meine Herzmittel absetzen?«

»Ja, aus zwei Gründen. Erstens will ich eine Radionuklidangiographie bei Ihnen machen, damit ich Ihr Herzleiden richtig einschätzen kann. Die Messungen sollen vor und nach Belastung erfolgen. Nun verhindert aber das Propranolol, daß Ihr Herz bei Belastung mehr arbeitet (das ist sein therapeutischer Nutzen), und wir würden dann ein verfälschtes Untersuchungsergebnis bekommen. Und der zweite Grund ist der, daß Leute, denen es gut geht, keine Medikamente brauchen. Und Sie wollen doch erreichen, daß es Ihnen gut geht.«

Nervös kichernd erklärte sich Margaret mit dem neuartigen Behandlungsplan einverstanden.

Etwa einen Monat später nahm sie kein Propranolol mehr, und wir machten die erste Radionuklidangiographie. Dabei zeigte sich eine eingeschränkte Kontraktionsfähigkeit der Gefäßwand und eine 20prozentige Abnahme der Ejektionsfraktion unter Belastung. Das Gegenteil hätte geschehen müssen; denn beim gesunden Herzen nimmt der Wirkungsgrad unter Belastung zu. Das Belastungs-EKG bestätigte den radionuklidangiographischen Befund. Alles deutete auf eine Koronarinsuffizienz hin.

In den folgenden Wochen steigerten wir allmählich die Zufuhr von komplexen Kohlenhydraten beim Essen und reduzierten weiter die medikamentöse Therapie.

Am 7. September berichtete Margaret, sie fühle sich allmählich besser. Am 21. September war es soweit, daß sie keine Nitrate mehr benötigte. Sie nahm lediglich noch ein herzschützendes Mittel und Nitroglyzerin. Zwei Monate später brauchte sie keine Herzmedikamente mehr. Dies war der richtige Zeitpunkt, mit der Chelattherapie zu beginnen, nachdem wir sie kräftemäßig aufgepäppelt und ihre Herzfunktion stabilisiert hatten. Allerdings hatte sie nach wie vor eine schlechte arterielle Durchblutung. Im Oktober 1983 fingen wir mit der EDTA-Chelattherapie an. Schon im November besserten sich die Angina-pectoris-Beschwerden deutlich, und um Weihnachten waren sie völlig verschwunden, so daß Margaret zum erstenmal seit Jahren allein Weihnachtseinkäufe tätigen konnte.

»Ich konnte gar nicht fassen, daß es mir so gut ging. Ich fühlte mich auch geistig reger und vergaß nicht mehr so viel.«

Am 17. Januar 1984 wurde Margaret nachuntersucht. Ihre Laborwerte waren schon viel besser geworden, der Blutdruck hatte sich bereits normalisiert. Im April traute sie sich wieder, Auto zu fahren, und seit Mai chauffierte sie sogar ohne Beifahrer. Ihre Hausarbeit erledigte sie, ohne müde zu werden, achtete aber darauf, ein Mittagsschläfchen zu halten. Der Ehemann berichtete spontan:

»Meine Frau hat sich in diesem Jahr unglaublich verändert. Sie ist wieder ein lebendiger Mensch. Gerade haben wir zusammen unser Schwimmbekken neu angestrichen. Meine Frau ist wieder jung geworden.«

Und Margaret selbst sprudelte hervor:

»Der Unterschied ist unvorstellbar. Als ich anfangs hierher kam, mußte ich meinen Mann bitten, meine Handtasche zu tragen, so schlapp war ich. Meine Angehörigen meinten, ich müßte sterben. Und jetzt fühle ich mich wie ein neuer Mensch. Sie mögen den Unterschied zwischen meinem ersten Besuch im Center und heute wahrnehmen, aber ich glaube nicht, daß Sie das richtig nachfühlen können. Ich denke jetzt nicht mehr über Leben und Tod nach, sondern ich lebe einfach. Ich hab' das Gefühl, als könnte ich Bäume ausreißen. Letzte Woche besuchten mich zwei von meinen sechs Enkelkindern; das eine ist drei, das andere fünf Jahre alt. Sie werden es nicht glauben, aber ich habe diese Zeit genossen, und der Besuch hat mich gar nicht strapaziert. Wie kann ich Ihnen nur danken?«

Auch heute geht es Margaret weiterhin gut. Sie hat nicht nur unerwartet Lebensjahre gewonnen, es waren Jahre, die sie in Gesundheit verbrachte. Zur Zeit erhält sie spezielle Nährstoffe, die ihren Cholesterinspiegel besonders günstig beeinflussen. Außerdem versuchen wir, ihre körperliche Belastbarkeit weiter zu steigern.

Tim Delamare

Am 30. November 1982 konsultierte mich Tim Delamare wegen einer Koronarinsuffizienz. Der 60jährige Chemiker wog 159 Pfund und ist 1,85 Meter groß, wirkt aber erheblich größer, weil er kein Gramm Fett auf den Rippen hat. Er ist früher viel Ski gelaufen, war Amateurbergsteiger und Rennradfahrer.

Zehn Jahre zuvor hatte Tim einen Herzinfarkt erlitten. Die Ärzte hatten ihm eine Bypass-Operation nahegelegt, aber Tim wollte nicht unters Messer. Schließlich fand er 1979 einen alternativen Arzt, der ihm eine Serie von dreißig Chelatbehandlungen verabreichte und ihm eine fettarme Diät mit viel Früchten verordnete. Nach dreißig Behandlungen ging es Tim gut. Er brach die Behandlung und die Diät ab, begann dann aber, unter großem beruflichem und häuslichem Streß zu leiden. Als seine Herzbeschwerden wiederkehrten (in der Firma trat die Angina pectoris öfter auf als zuhause), suchte er einen konventionellen Arzt auf. Dieser verschrieb ihm Propranolol und Nitroglyzerin. Trotz der Tabletten fühlte sich Tim nicht besser. Es ging psychisch und körperlich mit ihm bergab, und er wurde immer verzagter. Schließlich ließ er sich einen Termin bei mir geben. *»Ich wollte wieder die Behandlung, die mir vorher geholfen hatte. Schlimmer als jetzt konnte es mir gar nicht gehen.«*

Tims Untersuchungsbefund

Eine im Januar 1979 durchgeführte Radionuklidangiographie hatte ergeben, daß eine Erkrankung der Koronargefäße vorlag. Bei der Herzaktivität war die Erschlaffung (Diastole) stärker ausgeprägt als die Kontraktion (Systole). Bei unserer ersten Untersuchung im Atkins Center Ende November 1982 betrug Tims Cholesterinspiegel 325 mg/100 ml; die Triglyzeride lagen bei 189, HDL bei 96 und LDL bei 185. Der Glukosetoleranztest zeigte eine zu steile Reaktion des Blutzuckerspiegels. Was immer die ursprüngliche Störung gewesen sein mochte, hatte sich zu einem bunten Symptomenbild entwickelt. Tim litt an Gefäßspasmen, Angina-pectoris-Anfällen, Vergeßlichkeit, allgemeiner Schwäche und medikamentös bedingter Lethargie. Wie in so vielen Fällen wirkte sich die Behandlung mit Propranolol sehr nachteilig auf seine sexuelle Potenz aus. Wir würden also alle diese Faktoren, sowohl die iatrogenen Symptome als auch das eigentliche Herzleiden, bei unserer Behandlung berücksichtigen müssen.

Die einleitende Behandlung

Tims Grundbehandlung bestand in der insulinregulierenden Diät, ergänzt durch die Rezeptur gegen Herzkreislaufkrankheiten und Basistherapeutikum. Wegen seines speziellen Zustandes erhielt er außerdem täglich 1000 mg Vitamin B_6 (mehr als ich normalerweise verordne), 1100 I.E. Vitamin E, Magnesiumorotat, Bromelain, Bioflavonoide, L-Karnitin, Chrom sowie Mukopolysaccharide und 4 Eßlöffel Lezithin. Die hohe Lezithindosis wurde verabreicht, um eine schnellere Besserung der Cholesterin- und LDL-Werte herbeizuführen. Da Tim nicht unmittelbar auf die Behandlung ansprach, gab ich ihm zusätzlich Kalziumorotat und begann, die Dosierung des Propranolols und des Nitroglyzerins allmählich herabzusetzen. Gleichzeitig begannen wir auch mit der Chelattherapie.

Die Wirkung der Chelattherapie

Im März hörten die Gefäßspasmen auf. Die Angina-pectoris-Anfälle traten seltener und schwächer auf. Binnen ein paar Wochen gingen die meisten Symptome zurück, und Tim sagte, er fühle sich besser. Bei der Chelattherapie steigerte ich die EDTA-Dosis, während ich das Propranolol auf 20 Milligramm täglich reduzierte. Um diese Zeit beobachtete Tim, daß seine Angina-pectoris-Beschwerden nach vorübergehender Besserung wieder zunahmen. Darauf führten wir die bisherige Behandlung fort, ohne allerdings die Dosierung des Betablockers weiter zu senken, bis sich das Herz auf diese Dosis eingestellt hatte. Als Tim berichtete, daß seine Schmerzen nachließen, reduzierte ich das Propranolol noch langsamer als zuvor, bis Tim schließlich das Medikament nicht mehr benötigte.

Im Mai 1984 hatte Tim keine Angina-pectoris-Anfälle und brauchte kein Nitroglyzerin mehr, und er genoß ein erfülltes Sexualleben. Die Radionuklidangiographie ergab nunmehr eine Ejektionsfraktion von 63 Prozent in Ruhe und 46 Prozent bei Belastung. Die Abnahme dieses Parameters zeigt, daß nach wie vor ein Herzleiden besteht, aber der Ruhewert hatte sich seit 1979 immerhin um 26 Prozent gebessert, und das ist ein bedeutender Unterschied.

Diese Untersuchungen bestätigten objektiv, was unverkennbar war, daß es Tim viel besser ging als ein Jahr vorher. Damals hatte er den Belastungstest wegen unerträglicher Schmerzen im Brustkorb abbrechen müssen, dieses Mal hielt er problemlos durch und geriet nur ein wenig außer Atem. Inzwischen (1988) läuft Tim wieder Ski und kraxelt in den Bergen. »Ich kann jetzt meilenweit laufen, ohne daß ich Beschwerden bekomme. Früher schaffte ich keinen Kilometer ohne Schmerzen, obwohl ich ganz langsam ging.« Besonders glücklich ist er über seine erneute Leistungsfähigkeit im Beruf.

»Wissen Sie, die Arbeit hat mir keinen Spaß mehr gemacht. Jetzt habe ich den Eindruck, daß mein Kopf besser funktioniert als zuvor. Ich freue mich so, daß ich wissenschaftliche Probleme wieder richtig anpacken kann. Ich bin an einem Forschungsinstitut beschäftigt und hatte einen Horror vor der Arbeit, weil ich glaubte, den geistigen Anforderungen nicht mehr gewachsen zu sein. Aber jetzt! Ich fange oft schon ganz früh zu arbeiten an und bleibe bis in die Nacht. Wenn man geschuftet hat, um Karriere zu machen, eine Zeitlang nicht mehr leistungsfähig ist und auf einmal merkt, daß man es wieder packt, daß man sich auch körperlich wieder fordern kann, dann fühlt man sich wie neugeboren.«

Erfahrungen mit der Chelattherapie

Die beiden geschilderten Fälle habe ich nicht als Beispiel gewählt, weil bei ihnen die Chelattherapie besonders erfolgreich war, sondern einfach stellvertretend für Hunderte ähnlicher Fälle.

Wenn ich mich bei meiner täglichen Runde durch das Atkins Center in der Abteilung für Chelattherapie erkundige, wie es den Patienten geht, höre ich von meinem Kollegen meist: »Prima. Alles in Ordnung.« Die Ergebnisse der Chelattherapie bei unseren Patienten mit koronarer Herzkrankheit lassen sich wie folgt unterteilen:

gebessert	79 Prozent
unverändert	13 Prozent
verschlechtert	8 Prozent.

Die hohe Besserungsquote bezieht sich auf Patienten, bei denen Schulmediziner keine Besserung für möglich hielten, es sei denn, sie wären zuvor falsch behandelt worden. Der Detroiter Kardiologe Dr. LAWRENCE KROHN, der Behandlungsergebnisse anhand hochempfindlicher EKG-Aufzeichnungen auswertete, stellte fest, daß bei gleicher Untersuchungstechnik nur 20 von 98 konventionell behandelten Koronarkranken deutlich gebessert wurden, hingegen 48 von 56 Koronarkranken, die sich einer Chelattherapie unterzogen.

Vor allem aber hat sich bei keinem unserer Patienten der Zustand *durch* die Chelattherapie verschlechtert. Die acht Prozent, denen es *während* der Chelattherapie schlechter ging, sind ein vergleichsweise geringer Anteil gegenüber annähernd 40 Prozent, die dem normalen Verlauf der Erkrankung entsprechend während der Standardbehandlung Probleme bekommen. Kein einziger unserer Patienten mußte infolge der Chelattherapie hospitalisiert werden oder gar sterben. Landesweit wurden bisher mehr als 500 000 Patienten mit EDTA behandelt; die Erfolgsquote liegt bei 80 Prozent, und Komplikationen traten äußerst selten auf.

Die Fallgeschichten von Margaret und Tim, die gleichsam Herzinvaliden waren und heute ein normales Leben führen, geben indes keinen eindeutigen Anhalt, daß die Chelattherapie als solche geholfen hätte. Dies zu beweisen, fällt deswegen schwer, weil unser Behandlungsverfahren sich nicht auf die Gabe von EDTA beschränkt, sondern durch zahlreiche begleitende Maßnahmen ergänzt wird. Wer kann schon sagen, ob der Patient seine Besserung der Chelattherapie, den Vitamin- und Mineralstoffgaben oder der Ernährungsumstellung verdankt?

Je nachdem, bei welcher Indikation die Chelattherapie angewandt wird, gilt sie als unbewiesenes Behandlungsverfahren, dessen Kosten die Krankenversicherungen nicht ohne weiteres erstatten müssen.

Entwicklung und Wirkungsweise der Chelattherapie

Was Chelattherapie ist, wurde bereits kurz skizziert. Der Begriff *Chelat* kommt vom griechischen *chele*, d. h. Kralle. Tatsächlich umschließt der Chelatbildner bestimmte Metallionen, die sich im Körper befinden, wie eine Kralle und geht mit ihnen eine sehr stabile Verbindung ein. Natürliche Chelatkomplexe sind beispielsweise Chlorophyll und Hämoglobin. Die therapeutisch genutzte EDTA (Synonyme: Äthylendiamintetraessigsäure, äthylendiamintetraessigsaures Natrium, Edetinsäure) ist ein synthetisch hergestellter Chelatbildner, dessen Wirkung den natürlichen Substanzen überlegen ist. Wir haben die Erfahrung gemacht, daß bei einer so schwerwiegenden Erkrankung wie der koronaren Mangeldurchblutung infolge Arteriosklerose ein stärker wirkender Chelatbildner therapeutisch vonnöten ist.

EDTA wurde erstmals 1936 durch die IG Farbenindustrie in die Technik eingeführt. Chemikern ist sie vertrauter als Ärzten. Sie schaltet unerwünschte Wirkungen von Kalzium-, Magnesium- und Eisenionen bei Produktionsprozessen (Textilien, Kosmetika) aus und macht Schwermetallionen unschädlich (Lebensmittelindustrie).

Medizinisch wurde EDTA zum erstenmal 1941 angewandt, um Bleivergiftungen zu behandeln. Bei Vergiftungen, zum Beispiel mit Blei oder Zyaniden, ist EDTA auch heute eines der wichtigsten Gegenmittel.

Bei der Behandlung von Bleivergiftungen beobachtete Dr. NORMAN CLARKE Anfang der fünfziger Jahre in einer Detroiter Klinik zufällig, daß Patienten mit Angina pectoris unter EDTA keine Anfälle mehr bekamen. Daraufhin begann man begeistert, die Chelattherapie mit EDTA bei Gefäßverschlüssen zu erforschen und zu prüfen. Eine Flut von Publikationen folgte.

In den sechziger Jahren stellten dann die Ärzte J. R. KITCHELL und L. E. MELTZER fest, daß sich der Zustand der Patienten in den ersten sechs Monaten nach der EDTA-Behandlung weiter besserte, anschließend aber wieder verschlechterte, so daß kein bleibender Erfolg zu verzeichnen war. Natürlich war die Verschlechterung dadurch bedingt, daß die Behandlung abgesetzt worden war. Anstatt jedoch darauf hinzuweisen, stellten die beiden Mediziner lediglich fest, die Chelattherapie mit EDTA sei vergeblich. Die Folge war, daß die Erforschung dieses Gebietes zwanzig Jahre lang darniederlag.

Indessen gab es eine kleine Zahl ernährungswissenschaftlich orientierter Praktiker, die weiterhin die Chelattherapie anwandten und sie durch Kombination mit Nährstoffen vervollkommneten.

Wie es häufig geschieht, wenn ein neuer Wirkstoff in die Therapie eingeführt wird, mußte auch hier zunächst die richtige Dosierung ermittelt werden, und dabei gab es Erfolge und Niederlagen. Wenn EDTA zu schnell oder in zu hoher Dosierung verabreicht wurde, traten Komplikationen auf; es gab sogar Todesfälle. Vor allem die Nieren wurden offenbar geschädigt;

bei den tödlichen Zwischenfällen ergab die Leichenöffnung eine Zerstörung der Nierentubuli (Kanälchen), durch welche die Giftstoffe filtriert werden. Ursprünglich wurde angenommen, daß EDTA selbst toxisch auf die Nieren wirke. Doch dann wurde nachgewiesen, daß die Nierenschädigung durch die Verbindungen erzeugt wird, die der Chelatbildner EDTA mit giftigen Schwermetallen wie Blei und Quecksilber eingeht. Diese Komplikation konnte vermieden werden, nachdem man das Behandlungsverfahren dahingehend abgewandelt hatte, daß EDTA niedriger dosiert und langsamer eliminiert wurde und die Nierenfunktion der Patienten in regelmäßigen Intervallen geprüft wurde.

Die Technik der Chelattherapie

Nehmen wir einmal an, Sie hätten eine Gefäßkrankheit, eine Bleivergiftung oder ein anderes Leiden, bei dem eine Chelattherapie erfolgversprechend ist. Wie wird eine solche Behandlung vorgenommen?

Sie werden ambulant in der Praxis des Arztes behandelt. Die Einzelbehandlung dauert drei Stunden, und anschließend können Sie zur Arbeit gehen oder sich mit einer sportlichen Aktivität amüsieren. Die Behandlung besteht in der langsamen intravenösen Infusion von ca. einem halben Liter steriler Lösung, die außer EDTA eine Anzahl essentieller Nährstoffe, vor allem Vitamin-B-Komplex und hochdosiertes Vitamin C (ebenfalls ein Chelatbildner) enthält; ferner das Lokalanästhetikum Procain, damit die Infusion nicht wehtut, und das gerinnungshemmende Heparin, damit das Blut in der Vene nicht verklumpt. Nachdem die Infusion eingelaufen ist, werden einige der essentiellen Mineralstoffe, die durch EDTA mit eliminiert worden sein könnten, über die noch liegende Injektionskanüle zugeführt.

Verschiedene Arten der Chelattherapie

Jeder Arzt, der Chelattherapie anwendet, tut dies individuell und jedem einzelnen Patienten angepaßt. Manche geben eine Kombination aus lipidsenkenden Substanzen, wie zum Beispiel Cholin, Methionin und Inositol. Andere versuchen, mit DMSO (Dimethylsulfoxid; Antiphlogistikum) die therapeutische Wirkung zu steigern. Oder sie benutzen die intravenöse Infusion als Schiene, um auf den Einzelfall abgestimmte, benötigte Nährstoffe zuzuführen. Offenbar sehr gute Erfolge werden neuerdings durch ein aus Zytoplasma fetaler Schafherzen gewonnenes, gereinigtes Glykopeptid erzielt, das mit dem Chelatbildner verabreicht wird.

Nach der etwa dreistündigen Chelatbehandlung fühlen sich die meisten Patienten ganz unverändert; einige jedoch spüren neue Kraft in sich (vermutlich wegen der B-Vitamine), während andere wie geschlaucht sind. Die meisten Patienten werden hungrig, weil die Chelattherapie in der Regel eine vorübergehende Abnahme des Blutzuckerspiegels bewirkt. Deswegen weisen wir die Patienten an, vor und während der Behandlung eine Kleinigkeit zu essen. Die Infusionsbehandlung erfolgt in Abständen von zwei Tagen bis zu zwei Wochen. Im Idealfall sollte jeden dritten Tag eine Infusion gegeben werden, aber aus praktischen Gründen zieht die Mehrzahl der Patienten die Behandlung einmal pro Woche vor. Eine Kur besteht aus 25 bis 50 Einzelbehandlungen und erstreckt sich über sechs bis zwölf Monate. Sofern keine sonstigen, schweren gesundheitlichen Störungen vorliegen, ist dies ein durchaus zumutbares Behandlungsprogramm.

Chelattherapie bedeutet mehr als EDTA-Gaben

Die Chelattherapie darf sich nicht auf EDTA beschränken. Da diese Substanz die Eigenschaft hat, auch essentielle Metallionen zu binden und zu eliminieren, müssen diese Nährstoffverluste täglich durch systematische orale Nährstoffgaben und die geeignete Diät (gewöhnlich individuell angepaßte Atkins-Diät) ausgeglichen werden. Außerdem wird ein maßgeschneidertes körperliches Training verordnet.

Koronare Herzkrankheit und Vergiftungen durch Schwermetalle sind nicht die einzigen Indikationen für eine Chelattherapie. Sie eignet sich auch bei anderen arteriosklerotisch bedingten Erkrankungen, zum Beispiel periphere Gefäßkrankheiten (oft kann bei Gangrän eine drohende Amputation vermieden werden) oder Erkrankungen der Hirngefäße (Gedächtnisleistung und angeblich sogar Symptome der Alzheimer-Krankheit werden oft günstig beeinflußt). Die Chelattherapie wird von manchen Ärzten auch bei Arthritis und bei anderen chronischen Krankheiten angewandt.

Wirkungsmechanismus der Chelattherapie

Ganz einig ist man sich noch immer nicht, wie eine Chelattherapie wirkt. Doch meine ich, *daß die Ergebnisse wichtiger sind als die Erklärung*, wie sie zustandekommen. Gleichwohl werde ich im folgenden erläutern, wie man sich die Wirkungsweise der Chelattherapie vorstellt.

Wirkungsmechanismus der EDTA

Die meisten giftigen Mineralien sind zweiwertig, das heißt elektrochemisch, daß sie zwei positive Ladungen (Ionen) tragen, die sich leicht mit zwei negativen Ladungen verbinden. Wenn so ein zweiwertiges Mineral einem EDTA-Molekül begegnet, wird es von diesem magisch angezogen und geht mit ihm eine Komplexbindung ein. Diese sehr stabile Verbindung schwimmt in den Körperflüssigkeiten, gelangt durch die Blutgefäße in die Nieren und wird von dort aus dem Körper herausgespült. Das EDTA-Molekül spielt sozusagen den Lotsen, der die zweiwertigen Ionen aus dem Körper herausschleust. Die erhöhte Ausscheidung an Mineralien läßt sich in den ersten 24 Stunden nach einer Chelattherapie quantitativ und qualitativ sehr gut an Urinproben bestimmen. Mit Hilfe der EDTA werden aber leider nicht nur die wirklich giftigen Substanzen wie Blei, Kadmium, Aluminium und zweiwertiges Quecksilber eliminiert, sondern auch essentielle Mineralien, nämlich Kalzium, Magnesium, Zink, Kupfer, Mangan und weitere Spurenelemente. Darum wird eine kunstgerechte Chelattherapie, um optimale Konzentrationen dieser nützlichen Substanzen aufrechtzuerhalten, dieselben mit der Nahrung, in Tablettenform und/oder intravenös ersetzen.

Konkurrenz zwischen Kalzium und Magnesium

Über einen Ionenaustauschmechanismus in der Zellmembran konkurrieren Kalzium und Magnesium miteinander, und zwar fördert Kalzium die *An*spannung und Magnesium die *Ent*spannung der glatten Muskelzellen. (Glatte Muskulatur findet sich zum Beispiel in der Wand von Magen, Darm, Harnblase, Blutgefäßen.) Beim Angina-pectoris-Patienten kann die

Anspannung oder ein Spasmus der glatten Muskelfasern in den Koronargefäßen zu einer Mangeldurchblutung des Herzens führen.

Die Kardiologen haben inzwischen festgestellt, daß eine spastische Verengung der Herzkranzgefäße als Ursache einer Angina pectoris und sogar einer bleibenden Herzmuskelschädigung ebenso gewichtig sein dürfte wie die Gefäßverengung durch Plaquebildung, mit der die koronare Herzkrankheit überwiegend erklärt wird. Man nimmt an, daß die sehr effizienten Kalziumkanalblocker wirken, indem sie die Spasmen der Koronargefäße verhüten. International anerkannte Kardiologen vermuten außerdem, daß Magnesium, vor allem in Form der Salze Mg-Aspartat oder Mg-Orotat, die Koronardurchblutung verbessert, indem es Kalzium von der Zellmembran verdrängt und dadurch Spasmen löst. EDTA besitzt eine starke Affinität zu Kalzium. Da sich die Wirkung der Chelattherapie am leichtesten an der Abnahme der Kalziumwerte im Blutserum ablesen läßt, richtet man die Dosis und Geschwindigkeit der EDTA-Infusion nach dem Kalziumspiegel aus. Auch Magnesium wird leicht an EDTA gebunden, und der Verlust dieses wichtigen Minerals ist durchaus unerwünscht. Die erfahrenen Chelattherapeuten wissen dieses Problem jedoch zu umgehen, indem sie Verluste praktisch kontinuierlich über die Infusion ersetzen und so eine optimale Magnesiumkonzentration einstellen.

Kalziumräuber EDTA

Die Wissenschaftler der fünfziger Jahre führten die Wirksamkeit der Chelattherapie darauf zurück, daß EDTA dekalzifizierende Eigenschaften hat (das heißt, es entkalkt). Sie postulierten, daß die Abtragung des Kalziums (Kalks) von den Gefäßwänden den Gefäßdurchmesser vergrößert und auf diese Weise eine verbesserte Koronardurchblutung bewirkt. Dieser Mechanismus konnte aber nicht bestätigt werden.

Allerdings steht fest, daß die biologische Reaktion der Kalzifizierung (Kalkeinlagerung) irreversibel ist. Solange eine arteriosklerotische Plaque noch nicht kalzifiziert ist, kann sie aufgelöst werden. Bei der kalzifizierten Plaque ist dies nicht mehr möglich. Es kommt also darauf an, die kalziumhaltige Plaque rechtzeitig aufzulösen und die Trümmer mit Hilfe verschiedener Substanzen zu verdauen, zum Beispiel enzymatisch mit Bromelain. Dies ist die moderne Methode der Kalziumelimination.

Elimination von Schwermetallen durch Chelattherapie

Hier sei daran erinnert, daß die Chelattherapie ursprünglich bei Vergiftungen mit Schwermetallen angewandt wurde; denn Schwermetalle können an Herzkrankheiten ursächlich beteiligt sein. Man darf sich die Blutgefäße nicht als neutrale Leitungsrohre vorstellen. Sie sind nämlich biologisch ebenso aktiv wie Leber, Nieren oder andere lebenswichtige Organe. Sie sind abhängig von enzymatischen Aktivitäten, die durch Schwermetalle blockiert werden können, weil diese bestimmte Metallkerne aus den katalytisch wirkenden Enzymen verdrängen und die Enzyme dadurch unwirksam machen können. Sind aber die Enzyme inaktiviert, dann ist die Lebensfähigkeit der Arterien begrenzt. Vielleicht läßt sich die Wirksamkeit der EDTA so erklären, daß dieser Chelatbildner, indem er die giftigen Metalle bindet und eliminiert, die enzymatische Aktivität in den Blutgefäßen wieder herstellt.

Weitere mögliche Wirkungsmechanismen

Es gibt noch eine andere Erklärung, wie die Chelattherapie wirken könnte: daß nämlich Eisen und Kupfer Antioxidantien (oxidationshemmende Stoffe) im Körper blockieren und EDTA, indem sie Eisen und Kupfer ausschwemmt, die Antioxidantien freisetzt, so daß sie eine Schutzwirkung gegen die schädlichen freien Radikale entfalten können.

Um zu verstehen, wie wichtig Antioxidantien sind, muß man zunächst etwas über freie Radikale wissen – das sind zum Beispiel kurzlebige, bindungsgierige und daher ziemlich aggressive Sauerstoffmoleküle.

Die Reaktionen der freien Radikale auf molekularer Ebene gelten heute vielfach als Ursache degenerativer Erkrankungen einschließlich Arteriosklerose und Krebs. Freie Radikale verursachen bleibende Zellschäden bis hin zum Zelltod. Beschädigte Zellen bedeuten beschädigte Gesundheit. Woher stammen nun diese freien Radikale? Manche entstehen durch die normalen Körperfunktionen, viele sind aber auch durch ungesunde Lebensweise, zum Beispiel Rauchen, Umweltverschmutzung, falsche Ernährung und Strahlenexposition (auch Sonnenlicht) bedingt.

Ohne näher auf die komplizierte Chemie der freien Radikale einzugehen, sei hier nur darauf hingewiesen, daß Sie etwas Gutes für Ihre Gesundheit tun, wenn Sie sich gegen diese gefährlichen Moleküle schützen. Deshalb sind auch die sogenannten Antioxidantien (bestimmte Enzyme und Vitamine, die verhindern, daß derart bindungsgierige Moleküle entstehen) so unentbehrlich. Die Vitamine C und E zählen zu den wichtigsten Antioxidantien. Die Chelattherapie ist eine Art Leibwächter für die Antioxidantien und sorgt dafür, daß diese ihre Aufgaben erfüllen können.

Ich hoffe, daß Sie, falls Sie herzleidend sind, sich bis zum Ende dieses Kapitels genügend für diese Therapieform erwärmen konnten, um Ihren Kardiologen zu fragen, was er davon hält und ob er sie vielleicht bei Ihnen indiziert findet. Wenn er zu den sehr konventionellen Ärzten zählt, müssen Sie allerdings damit rechnen, daß er bei Ihrem Ansinnen an die Decke geht. Viele werten die EDTA-Chelattherapie bei Herzleiden immer noch als eine Methode, der die wissenschaftliche Basis fehlt. In Wirklichkeit gibt es annähernd zweitausend Berichte über die klinische Anwendung der EDTA, und nur einer von diesen beurteilt die Ergebnisse der Chelattherapie nicht günstig.

Im Rahmen der Komplementärmedizin wird die Chelattherapie, obwohl EDTA keine natürliche Substanz ist, aus zwei Gründen eingesetzt. Erstens, weil sie wirkt. Das Anliegen der neuen Medizin muß so formuliert werden: »Wir glauben, daß jede echte Heilkunst ihren Wert hat. Wir hoffen, alle Heilverfahren in ein praktikables System der Krankenbehandlung zu integrieren, und müssen das anwenden, was am besten und am sichersten wirkt.« Zweitens hat sich die Komplementärmedizin das Gebiet zu eigen gemacht, von dem sich die Schulmedizin mit ihrer selbstzerstörerischen Forderung nach Doppelblindversuchen abgewandt hat. Wäre es aber nicht besser, erst Leben zu retten und die wissenschaftliche Begründung nachzuliefern?

15. Kapitel

Cholesterin: neue Erkenntnisse

Wenn ich Sie davon überzeugen wollte, daß heroische Behandlungen die Domäne der Schulmedizin sind und die neue Medizin sich der arg vernachlässigten Prävention annehmen muß, würden viele von Ihnen wohl denken: »Moment mal! Die Schulmedizin hat doch Riesenkampagnen für die *Prävention* von Herzkrankheiten gestartet. Den ganzen Bemühungen, Risikofaktoren abzubauen, liegen ja Vorstellungen der Schulmedizin zugrunde.«

Zum Glück sind sich alle Ärzte darin einig, daß dem Volksleiden koronare Herzkrankheit am besten durch Prävention gegengesteuert wird. Uneins sind sich die Vertreter der verschiedenen Richtungen über das *Wie*.

Für mich ist die Diätetik der entscheidende Weg zur Prävention. Allerdings mögen Unerfahrene die Sache etwas zu einfach sehen. Und was könnte simpler sein als die Vorstellung, daß Cholesterin Herzkrankheiten verursacht und daß man einen großen Bogen um Cholesterin machen muß, wenn man Herzkrankheiten vermeiden will! Zwar glaubt das so kein ernstzunehmender Wissenschaftler, aber bei einem Großteil der Bevölkerung hat sich dieser Glaube eingenistet, nachdem sie mit den verschiedensten Meinungen von Fachleuten bekannt gemacht wurde.

Wie wichtig ist Cholesterin?

Ich bin wissenschaftlich genügend geschult, um die Ergebnisse einer Studie, wenn sie stichhaltig sind, zu akzeptieren, wie etwa die der Framingham-Studie, bei der an den Bewohnern des gleichnamigen Ortes in Massachusetts jahrelang mögliche Risikofaktoren für die Entstehung von Herzleiden überprüft wurden. Mit gewissen Einschränkungen stimme ich auch mit der Auffassung überein, daß man Herzkrankheiten vermeiden kann, wenn man die Risikofaktoren ausschaltet.

Betrachten wir nun, was der Öffentlichkeit an Fakten vorgestellt wurde. Die Framingham-Studie ist jenes berühmte, über dreißig Jahre dauernde

Forschungsprojekt, mit dem die Risikofaktoren von Herzkrankheiten ermittelt werden sollten. Eine der ersten Beobachtungen der Forscher war, daß der Serumcholesterinspiegel (also der Cholesteringehalt des Blutes) und Herzleiden deutlich korrelierten. Im weiteren Verlauf dieser und ähnlicher Studien ergab sich ein noch schlüssigerer Zusammenhang zwischen Herzkrankheit und dem Mengenverhältnis von HDL zu LDL (dem Quotienten aus Lipoproteinen mit hoher und solchen mit geringer Dichte). Auch Bluthochdruck, Zigarettenrauchen und Diabetes fanden sich überzufällig häufig bei Herzkranken, während Übergewicht, Bewegungsmangel und ein bestimmter Persönlichkeitstypus (arbeitssüchtig, ehrgeizig, ängstlich) sich offenbar geringer auswirken. In der Framingham-Studie wurde aber nicht untersucht, ob es einen Zusammenhang zwischen Ernährung – speziell Eiern, Fett oder Fleisch – und Herzkrankheit gibt. Das heißt, es wurde zwar gezeigt, daß der *Cholesteringehalt des Blutes* mit der Herzkrankheit korreliert ist. Es wurde aber nicht nachgewiesen, daß der *Cholesteringehalt der Nahrung* mit der Herzkrankheit korreliert. Dieser Nachweis ist bis heute nicht gelungen.

Fragen über Fragen

Wie und in welchem Ausmaß Cholesterin unser Herzkreislaufsystem schädigt, ist den Schul- und Komplementärmedizinern gleichermaßen rätselhaft. Manche Wissenschaftler glauben, daß Cholesterin nur ein Indikator für eine Störung sei und daß der Cholesterinspiegel bei Menschen mit einer Disposition zu Herzleiden erhöht ist, nicht weil Cholesterin die Herzkrankheit verursacht, sondern weil der Faktor, der das Herz krank macht, auch den Körper veranlaßt, mehr Cholesterin zu bilden. Dies würde bedeuten, daß eine Senkung des Cholesterinspiegels unabhängig von den anderen Faktoren, die zur Herzkrankheit geführt haben, unwirksam wäre. Andere Forscher wiederum halten Cholesterin für den Hauptübeltäter. Dieses Problem kann hier nicht ausdiskutiert werden, aber ich möchte Ihnen doch einiges zu bedenken geben.

Bis wir Genaues wissen, ist es unbedingt ratsam, einen erhöhten Cholesterinspiegel ernstzunehmen, ob er nun Ursache oder Indikator einer Störung ist. Im Atkins Center wird ein *erhöhter Cholesterinspiegel grundsätzlich gesenkt*.

Körpereigenes Cholesterin: von der Natur gewollt?

Diejenigen Leser, die glauben, daß alles in der Natur seinen Sinn hat, frage ich: Warum wohl bildet unser Körper täglich ungefähr 1 500 Milligramm Cholesterin? Wird kein Cholesterin mit der Nahrung zugeführt, dann wird es einfach in der Leber synthetisiert. Das kann nur bedeuten, daß es eine optimale Cholesterinkonzentration gibt, genauso wie es optimale Werte für Blutzucker, Blutdruck, Natrium, Kalium usw. gibt. Jedenfalls sind weder zu hohe noch zu niedrige Cholesterinwerte gesund. Tatsächlich benötigt der Mensch Cholesterin, eine fettähnliche Substanz von wachsartiger Konsistenz, um gesund zu bleiben. Cholesterin ist die Grundsubstanz der Steroide, die zum Beispiel als Sexual- und Nebennierenhormone unsere Körperfunktionen steuern. Es gibt eine amerikanische und eine israelische Studie, in denen der Zusammenhang zwischen Cholesterinspiegel und Lebenserwartung untersucht wurde. Der amerikanischen Studie zufolge haben Menschen mit einem Cholesterinspiegel von 200 bis 225 Milligrammprozent (mg%) eine höhere Lebenserwartung als die mit Werten zwischen 150 und 200 mg%. Die Studie in Israel ergab einen optimalen Cholesterinspiegel um 180 mg%. Da der Cholesterinspiegel bei den einzelnen Völkern kulturell bedingt offenbar unterschiedlich ist, dürften die Idealwerte innerhalb gewisser Grenzen schwanken. »Je niedriger, desto besser« kann also nicht gelten. Ein sehr niedriger Cholesterinspiegel wird oft bei bösartigen und zehrenden Krankheiten angetroffen. Mir ist es am liebsten, wenn der Cholesterinspiegel meiner Patienten im Bereich von 150 bis 225 mg% liegt.

Wir wissen nun, daß Cholesterin unentbehrlich ist. Doch die meisten Menschen denken bei Cholesterin an reichlichen Genuß von Eiern und tierischem Fett, der den Cholesterinspiegel erhöht. Das überschüssige Cholesterin drängt aus dem Blut, heftet sich an die Intima, die innerste Schicht der Blutgefäßwand, und leitet dort die Bildung eines rauhen Belags ein, der sogenannten Plaque. Je cholesterinhaltiger die Ernährung ist, desto dicker wird die Ablagerung auf der Intima. Auf diese Weise können zum Beispiel die Koronargefäße immer enger werden, bis schließlich ein vollständiger Gefäßverschluß eintritt – und dann haben wir einen Herzinfarkt.

Klingt schlüssig, aber so einfach ist die Sache denn doch nicht!

Freie Radikale: Gefahr im Verzug!

Ein moderner Pathologe mit dem Schwerpunkt Arterioskleroseforschung würde die Ereignisse, die zur Herzkrankheit führen, anders beschreiben. Heute geht man davon aus, daß die ursprüngliche Schädigung der Intima durch die reaktionsgierigsten Moleküle in unserem Körper, die freien Radikale, geschieht. Diese Moleküle, von denen bereits im vorigen Kapitel die Rede war, sind vom Augenblick ihrer Entstehung an aufgrund ihrer spezifischen elektrischen Ladung instabil und emsig bestrebt, in einen stabilen Zustand zu gelangen. Da die entsprechende Reaktion dort, wo sie stattfindet, im allgemeinen Schäden setzt, muß man sich als erstes fragen, wie man die schädliche Wirkung der freien Radikale verhindern kann.

Bei der vorgeschädigten Intima bemühen sich sogleich die Blutplättchen, den Schaden zu reparieren. Sie verklumpen (oder agglutinieren) an Ort und Stelle, behindern dadurch die gleichmäßige Durchblutung und setzen einen Wachstumsfaktor frei, der Intimazellen (sogenannte monoklonale Zellen) anzieht. Die zweite Frage stellt sich somit, wie man verhindern kann, daß die Blutplättchen agglutinieren.

Die Anhäufung von Blutplättchen und Intimazellen zieht Fibrin, eine kollagene Substanz, und Cholesterin an. Woher stammt nun dieses Cholesterin? War es schon vorhanden, wurde es mit Rührei und Speck zugeführt, oder wurde es in der Leber gebildet und, vielleicht zu einem guten Zweck, an Ort und Stelle entsandt?

Was ich gerade beschrieben habe, ist der Werdegang einer Arteriosklerose. Im weiteren Verlauf kommt dann Kalzium ins Spiel und führt sozusagen zu einer Vernarbung. Kalzium reagiert häufig mit vorgeschädigten Körperregionen, indem es z. B. Tuberkuloseherde oder einen schmerzhaft entzündeten Schleimbeutel verkapselt. Wenn Kalzium in die Plaque, den Intimabelag, eingelagert wird, kommt es zur Arterienverkalkung. Da diese Verkalkung irreversibel ist, kommen wir zur dritten Frage, nämlich was man gegen die Kalziumeinlagerung tun kann.

Die erste Frage beantwortet das 24. Kapitel, in dem Vitamine und Mineralstoffe mit Antioxidationswirkung behandelt werden. Die Verklumpung der Blutplättchen, zweite Frage, wird durch agglutinationshemmende Substanzen wie Bromelain, Eikosapentaensäure und Gammalinolensäure verhindert. Die Antwort auf die dritte Frage kennen Sie bereits aus dem Kapitel über die Chelattherapie.

Welche Rolle spielt Cholesterin?

Es wurde bereits erläutert, daß die Komplementärmedizin sich am besten darauf versteht, die durch freie Radikale verursachten Schäden zu reparieren. Wie ist es aber mit dem Cholesterin? Wir wissen, daß es an der Plaquebildung in den Blutgefäßen beteiligt ist und daß es einen engen Zusammenhang zwischen erhöhten Cholesterinwerten und Herzkrankheit gibt.

Einige neuere Studien haben dies bestätigt. In der 1987 publizierten Helsinki-Studie wurde eine Gruppe von Patienten, die mit dem cholesterinsenkenden Medikament Gemfibrozil, einem Derivat der Clofibrinsäure, behandelt worden waren, mit einer Gruppe von Patienten verglichen, die das Präparat nicht erhalten hatten. In der Gemfibrozil-Gruppe kam es signifikant seltener zu kardialen Zwischenfällen.

Interessanterweise war aber die Mortalität in beiden Gruppen praktisch gleich. In der unbehandelten Gruppe starben mehr Patienten an Koronarkrankheiten, dagegen in der Gemfibrozil-Gruppe mehr durch Gewalteinwirkung, Unfälle oder Gehirnblutungen. Bislang gibt es noch keine einleuchtende Erklärung für dieses merkwürdige Ergebnis.

Signifikant sind die Ergebnisse freilich, indem sie belegen, daß eine Senkung des Cholesterinspiegels mit einer Abnahme von Herzkrankheiten korreliert. Obgleich denkbar ist, daß Clofibrinsäure nicht nur Cholesterin, sondern ebensogut einen anderen Faktor der koronaren Gefäßkrankheit unterdrücken könnte, gibt es dafür keinen Anhalt. Deswegen darf man aus der Helsinki-Studie schließen, daß Cholesterin nicht nur ein Indikator, sondern bis zu einem gewissen Grad auch Ursache der koronaren Herzkrankheit ist.

Rettung durch Cholesterin?

Dennoch bleibt Cholesterin rätselhaft. Nicht nur ist es für den Menschen essentiell und wird im Körper unabhängig davon gebildet, ob es mit der Nahrung zugeführt wird oder nicht, sondern es hat wahrscheinlich auch eine Schutzfunktion.

Der amerikanische Arzt Dr. ELMER CRANTON stellte die Hypothese auf, daß Cholesterin ein körpereigenes Antioxidans sein könnte, das die Oxidation der freien Radikale verhindert. Dies würde bedeuten, daß der Organismus Cholesterin zum Schutz gegen Oxidationsschäden durch freie Radikale bildet und daß bei diesem Vorgang das Cholesterin in seine oxidierte, aber gefäßtoxische Form überführt wird.

Oxidiertes Cholesterin wird – so Dr. HARRY DEMOPOULOS – an Lipoproteine geringer Dichte (LDL), *nichtoxidiertes* Cholesterin hingegen an Lipoproteine hoher Dichte (HDL) gebunden. Dies würde erklären, warum HDL eine Schutzwirkung hat, während LDL stärker mit Herzkrankheit korreliert als das Gesamtcholesterin. Ein erhöhter Serumcholesterinspiegel könnte folglich weniger auf eine cholesterinreiche Ernährung hinweisen als auf eine Belastung des Organismus durch metabolische und oxidative Prozesse. Wenn die freien Radikale sich ungehindert austoben können, weil zu wenig wirksame Antioxidantien verfügbar sind, wie zum Beispiel Selen, Vitamin E, C, A, Zystein und Glutathion, wird vermehrt Cholesterin gebildet, das beim Kampf mit den freien Radikalen in die schädliche oxidierte Form LDL-Cholesterin umgewandelt wird.

Daraus dürfen wir aber nicht folgern, daß Cholesterin der Feind sei. Ein hoher Cholesterinspiegel drückt wahrscheinlich nur ein inneres Ungleichgewicht des Organismus aus. Der eigentliche Feind ist der Oxidationsstreß, dem der Körper ausgesetzt ist, und indem man diesen Streß beseitigt, packt man das Übel an der Wurzel. Die therapeutischen Konsequenzen für die Komplementärmedizin liegen auf der Hand: Durch Gabe von natürlichen Antioxidantien und geeignete Diät muß der LDL-Spiegel gesenkt und der Organismus gegen Stoffwechselbelastungen geschützt werden, die zu Herzkrankheit führen.

In diesem Zusammenhang müssen wir uns mit dem nahezu hysterischen Kampf der Schulmedizin gegen Eier und gestättigte Fette befassen.

Die Verteufelung der Eier

Das Märchen, daß Eier irgendwas mit der koronaren Herzkrankheit zu tun haben, kam vor ungefähr fünfzig Jahren auf, als nachgewiesen wurde, daß Eier bei Tieren und Menschen den Cholesterinspiegel erhöhen. Diese Untersuchungen wurden aber mit Trockeneigelb in Pulverform durchgeführt und nicht mit gebackenen oder gekochten Eiern, wie sie üblicherweise verzehrt werden. Kürzlich zeigte Dr. BRUCE TAYLOR auf, daß Trockeneigelb die oxidierte, für die Blutgefäße schädliche Form des Cholesterins enthält.

Demnach müßten diese ersten Untersuchungen verworfen werden, da sie wissenschaftlichen Ansprüchen nicht genügen. Taylors Hinweis blieb indessen unbeachtet, und Cholesterin gilt weiterhin pauschal als Herzfeind.

Eier und Cholesterin

Im allgemeinen gestatte ich den Patienten, die mit einem erhöhten Cholesterinspiegel zur Behandlung kommen, soviel Eier zu essen, wie sie wollen. Fast regelmäßig wenden sie ein: »Aber wie können Sie mir Eier erlauben, wo ich doch zuviel Cholesterin habe?« Ich entgegne dann: »Machen Sie sich keine Sorgen. Wir wissen heute, daß normaler Verzehr von Eiern nicht schädlich ist.«

Die Studien, die in den siebziger und achtziger Jahren durchgeführt wurden, konnten die alten Ergebnisse mit dem Eidotterpulver nicht bestätigen. Soviel ist gewiß: Wenn überhaupt, dann erhöht der reichliche Genuß von Eiern den Cholesterinspiegel allenfalls geringfügig. Die neueste Untersuchung stammt von Prof. DONALD J. MCNAMARA, der fünfzig Männer jeweils sechs Wochen lang eine Diät essen ließ, die halb soviel bzw. doppelt soviel Cholesterin enthielt wie normale Kost. Auf die erhöhte Cholesterinzufuhr mit der Nahrung reagierte nur ein Drittel der Patienten mit einer Erhöhung des Cholesterinspiegels.

Eine Lanze für das Ei

Sollte es möglich sein, daß der Cholesteringehalt von Eiern durch das cholesterinsenkend wirkende Lezithin im Ei kompensiert wird? Eine wichtige Regel der Ernährungswissenschaft besagt, daß keimfähige Lebensmittel am nährstoffreichsten sind. Neben Rogen, Samen und Sprossen gehören auch Eier in diese Kategorie. Von Natur aus enthalten die keimfähigen Lebensmittel sämtliche für die Entwicklung eines Lebewesens unabdingbaren Nährstoffe. Das Ei ist überdies ein gewichtiger Eiweißlieferant, zumal es die Aminosäuren in fast idealem Mengenverhältnis enthält, vor allem die schwefelhaltigen Aminosäuren Methionin und Zystein und das Zysteinderivat Taurin. Einen guten ernährungswissenschaftlich orientierten Arzt erkennen Sie übrigens daran, daß er Ihnen nicht verbietet, Eier zu essen, sondern Ihnen dazu rät, sofern Sie nicht an einer speziellen Unverträglichkeit leiden.

Wie gefährlich sind gesättigte Fette?

Sicher wird in nicht allzu ferner Zukunft die Panikmache um das Ei aufhören, und die Schulmedizin wird sich umso heftiger auf die Gefährdung durch gesättigte Fette stürzen, wie sie in Fleisch, Butter und fettem Käse enthalten sind. Orthodoxe Ärzte, die daran aufzeigen wollen, daß eine kohlenhydratarme Diät ungesund sei, kann ich leicht widerlegen. Sie gründen nämlich ihre Behauptung auf Studien, in denen zwei kohlenhydrat*reiche* Diäten – eine mit, die andere ohne Rindfleisch – verglichen wurden. Die Ergebnisse solcher Untersuchungen können aber nicht auf eine kohlenhydrat*arme* Diät mit Fleisch übertragen werden. Bei einer kohlenhydratarmen Diät dienen schließlich vorwiegend die Fettspeicher als Brennstoff für den Stoffwechsel, und dadurch spielt eine übermäßige Zufuhr von Nahrungsfetten nur eine untergeordnete Rolle.

Würde die Wirkung einer kohlenhydratarmen ketogenen (d. h. zur Verbrennung von körpereigenem Fett führenden) Diät mit und ohne tierische Fette vergleichend untersucht, dann könnte ich die Ergebnisse akzeptieren. Allein mit der kohlenhydratarmen Diät konnte ich bei meinen ersten Patienten eine geringfügige Senkung des Cholesterinspiegels erzielen. Inzwischen weiß ich, welche Nährstoffe ich außerdem verabreichen muß, um eine anhaltende *signifikante* Cholesterinabnahme zu erreichen. Obwohl ich viele Anhaltspunkte dafür habe, daß die gesättigten Fette bei kohlenhydratarmer Ernährung keine entscheidende Rolle spielen, empfehle ich meinen Patienten, mehr ungesättigte als gesättigte Fette zu verzehren. Sehr gesund ist zum Beispiel eine fischreiche Diät; denn Fisch enthält viel ungesättigte Fette in Fom der Eikosapentaensäure. Diätetisch sehr wertvoll sind auch Leinöl (sehr reich an Linolensäure) sowie Walnuß-, Sonnenblumen-, Soja-, Sesam-, Traubenkern- und Distelöl.

Lipidsenkung durch kohlenhydratarme Diät

Um zu belegen, was sich mit einer kohlenhydratarmen Diät und gleichzeitiger Gabe cholesterinsenkender Nährstoffe erreichen läßt, habe ich die Cholesterin-, Triglyzerid-, HDL- und LDL-Werte von hundert Patienten, die 1987 bei uns behandelt wurden, tabellarisch zusammengefaßt. In der Auswertung wurden nur solche Patienten nicht erfaßt, bei denen im nachhinein keine Blutuntersuchung möglich war, weil sie nicht mehr auffindbar waren. Ansonsten wurden die Patienten in der Reihenfolge ausgewertet, in der sie uns im Atkins Center konsultiert hatten. Hier also die Ergebnisse:

Einfluß von kohlenhydratarmer Diät und cholesterinsenkender Nährstofftherapie bei 100 Patienten

	Mittelwerte bei Behandlungsbeginn	Mittelwerte nach etwa 3 Monaten
Cholesterin	256,4 mg%	217,6 mg%
Triglyzeride	166,5 mg%	97,2 mg%
HDL	56,0 mg%	59,8 mg%
LDL	167,9 mg%	126,1 mg%

Der Zeitraum zwischen den Analysen betrug im Mittel 11,2 Wochen.

Diese hundert Patienten hatten alle möglichen Krankheiten. Manche bekamen verschiedene Medikamente, die meisten aber gar keine. Alle befolgten eine der beiden in Anhang A und B beschriebenen Diäten und erhielten zusätzliche Nährstoffe, die ich im einzelnen Fall für geboten hielt. Die vorliegende Auswertung erfolgte retrospektiv, also im nachhinein. Weder ich noch die Patienten wußten vorher, wer schließlich in die Studie aufgenommen würde. Wir nahmen alle Patienten mit einem initialen Cholesterinwert über 175, die unsere Verordnungen konsequent befolgten.

Die Ergebnisse unserer Studie von 1980 waren nicht so spektakulär. Damals fielen die Cholesterinspiegel im Mittel von 227,4 auf 212,7 und die Triglyzeride von 133,6 auf 84,9.

Die wesentlich besseren Ergebnisse der Auswertung von 1987 führe ich auf folgende Faktoren zurück:

1. Die Ausgangswerte waren viel höher (niedrige Werte schlossen wir aus), und ein hoher Wert läßt sich leichter senken als ein normaler.
2. Einige Patienten waren mit Medikamenten behandelt worden, die den Cholesterinspiegel erhöhen (zum Beispiel Diuretika, Betablocker), und im Verlauf unserer Therapie konnten wir diese absetzen.

3. Die zusätzlichen Nährstoffgaben, einschließlich Omega-3- und Omega-6-Fettsäuren, ferner Pantethin und Lezithin, sind erheblich wirksamer als die Nährstoffkombination von 1980.

Nicht jeder Patient profitierte von der Behandlung. Bei fünf Patienten stieg der Cholesterinspiegel an. Andererseits fiel er bei mehreren Patienten um hundert Punkte. Im folgenden schildere ich einen exemplarischen Fall.

Lou Ditizio

»Ich war gewohnt, ungefähr zwanzig Meilen in der Woche zu joggen, und dachte wegen meines Alters – ich bin 55 –, ich müßte mal einen Belastungstest machen. Gesagt, getan. Nach der Untersuchung eröffneten mir die Ärzte im Krankenhaus, sie wollten gleich am nächsten Tag ein Angiogramm machen. Außerdem gaben sie mir ein Rezept für Nitroglyzerin, für den Fall, daß ich Angina-pectoris-Beschwerden bekäme. Die haben mir vielleicht einen Schrecken eingejagt! Den Teufel werde ich tun, von wegen Schläuche in meine Gefäße stecken! Deshalb, Herr Doktor, bin ich zu Ihnen gekommen.«

Lou erzählte, die Ärzte hätten vor dem Belastungstest festgestellt, daß sein Cholesterinspiegel zu hoch sei. Als Lou mich am 19. August 1986 konsultierte, ergab die Blutuntersuchung folgende Werte: Cholesterin 405, Triglyzeride 146, HDL 45 und LDL 330 mg%. Sein Gewicht war normal, er trieb regelmäßig Aerobic, aß kein rotes Fleisch, aber viel Fisch, Knoblauch und Olivenöl, Vollkornprodukte, Nudeln und frisches Gemüse. Er konnte einfach nicht begreifen, wieso er seinen Cholesterinwert nicht unter 400 drücken konnte. Bei der Familienanamnese kam dann heraus, daß die ganze Familie mütterlicherseits immer hohe Cholesterinspiegel um 350 bis 400 gehabt hatte.

Wir stellten Lou auf eine kohlenhydratarme Kost mit reichlich Gemüse ein. Als er sein Idealgewicht erreicht hatte, durfte er außerdem einige zusätzliche komplexe Kohlenhydrate (Vollkornprodukte) essen. Außerdem erhielt er Knoblauch- und Lachsölkapseln, Niacin, Ubichinon und einige der weiter unten genannten cholesterinsenkenden Nährstoffe.

Als er genau vier Wochen später nachuntersucht wurde, überraschte das Ergebnis sogar mich. Lous Cholesterinspiegel betrug 181, der Triglyzeridspiegel 105, der HDL-Wert 36 und der LDL-Wert 124. Lou meinte:

»Ich bin total von den Socken! Ich hab' ja viel über Cholesterin gelesen, aber daß so ein Ergebnis möglich ist, hätte ich nie gedacht.«

Cholesterinsenkung ohne Nebenwirkungen

Die Besserung der Blutfettwerte erzielen wir bei unseren Patienten ganz gewiß nicht mit Pharmazeutika. Ich sträube mich, solche Präparate anzuwenden, weil ich ihre möglichen nachteiligen Wirkungen fürchte. Unser Erfolg beruht ausschließlich auf Diät und Nährstoffgaben.

Offensichtlich spielt die kohlenhydratarme Ernährung bei der Senkung des Cholesterinspiegels eine bedeutende Rolle, wobei man über den Mechanismus aber nur spekulieren kann. Es scheint, daß Zucker die Lipidspiegel stärker beeinträchtigt als Cholesterin oder tierische Fette.

Nährstoffe, auf die es ankommt

Mehrere Nährstoffe haben sich als wirksam erwiesen. In adäquater Dosierung wirken Lezithin, Gammalinolensäure (GLA; enthalten in Nachtkerzenöl und im Kernöl der Schwarzen Johannisbeere), Niazin und vor allem Eikosapentaensäure (EPA; in Lachsöl enthalten) nachweislich lipidsenkend. Unter adäquater Dosierung verstehe ich 8 bis 9 g Lachsöl, die ungefähr 3 g EPA und 1 600 mg DHA (Dokosahexaensäure) liefern. In der Fachzeitschrift *New England Journal of Medicine* erschien kürzlich eine Studie, die beweist, daß die Omega-3-Fettsäuren (in Lachsöl) das Risiko verringern, an der koronaren Herzkrankheit zu sterben. Es ist eigentlich logisch zu erwarten, daß die Nährstoffe mit antioxidativer Wirkung die Relation HDL/LDL verbessern. Andere wertvolle Nährstoffe sind Vitamin C, Vitamin-B-Komplex, Pantethin, L-Karnitin, Chrom, Guar, Pektin, Karaghen (irländisches Moos), Aktivkohle, Knoblauch, Mukopolysaccharide und pflanzliche Hormone, wie etwa Sitosterin. Zur Zeit prüfen wir gerade die cholesterinsenkenden Eigenschaften einer Kombination aus Magnesium, Pyridoxal-5-Phosphat und Glutaminsäure, mit der anderenorts bereits gute Erfahrungen gemacht wurden.

Aus den bislang publizierten Studien, die einen Zusammenhang zwischen Nährstoffen und Cholesterin zeigen, schließe ich, *daß ein erhöhter Cholesterinspiegel eher ein Nährstoffungleichgewicht aus verschiedenen Ursachen spiegelt und nicht die Folge einer überhöhten Cholesterinzufuhr mit der Nahrung ist.*

16. Kapitel

Herzinsuffizienz: komplementärmedizinische Behandlung

Nachdem die koronare Herzkrankheit, ihre Vorbeugung und Behandlung ausführlich erläutert wurden, müssen wir uns noch mit drei anderen Herzleiden auseinandersetzen, die glücklicherweise ebenfalls auf die kohlenhydratarme Diät ansprechen. Es sind dies die Herzinsuffizienz, die Herzrhythmusstörungen und der Bluthochdruck.

Beginnen wir mit der Linksherzinsuffizienz

Bevor die koronare Herzkrankheit epidemische Ausmaße annahm, war die Herzinsuffizienz, auch Wassersucht genannt, das häufigste Herzleiden.

Herzinsuffizienz besagt, daß das Herz seine Hauptaufgabe, Blut in den Körper zu pumpen, nur ungenügend erfüllt, so daß flüssige Blutbestandteile aus der Blutbahn in die Gewebe sickern und lebenswichtige Organe überschwemmen.

Man unterscheidet eine *Linksherzinsuffizienz* von einer *Rechtsherzinsuffizienz*. Bei der *Linksherzinsuffizienz* funktioniert die linke Herzkammer (der linke Ventrikel), die aus den Lungen herangeführtes Blut über die Aorta (die große Körperschlagader) in den ganzen Körper pumpen soll, schlechter als die rechte Herzkammer, die das Blut (aus der Peripherie) in die Lunge befördert, wo es frisch mit Sauerstoff angereichert wird. Dadurch werden die Lungenvenen (die Blutgefäße, die von der Lunge zum Herzen führen) überfüllt, und es entsteht eine Flüssigkeitsstauung in der Lunge. Das sogenannte *Lungenödem*, man spricht auch von *Wasser in der Lunge,* das von Rasselgeräuschen an der Lungenbasis begleitet wird, ist Ausdruck einer Linksherzinsuffizienz. Ihr Hauptsymptom ist die Kurzatmigkeit oder Dyspnö vor allem bei Belastung, oft aber auch während der

Nachtruhe. Viele Betroffene leiden sogar unter Atemnot, wenn sie flach liegen (Orthopnö), und müssen sich aufsetzen, um halbwegs frei atmen zu können. Ein akutes Lungenödem endet oft tödlich.

Rechtsherzinsuffizienz

Wenn die rechte Herzkammer mit der linken nicht funktionell Schritt halten kann, versackt das Blut in den Gefäßen, die es von der Peripherie (den Außenbezirken) zum Herzen zurückführen. Es entsteht ein *peripheres Ödem*. Am stärksten davon betroffen sind die unteren Körperpartien, insbesondere Füße, Knöchel und Unterschenkel.

Meistens besteht eine kombinierte Rechts- und Linksherzinsuffizienz. Als Ursachen kommen alle möglichen Faktoren in Betracht, zum Beispiel angeborene oder erworbene (Rheuma) Herzklappendefekte, Kardiomyopathie (Herzmuskelkrankheit), Störungen der Reizbildung oder Reizleitung, Perikarditis (Herzbeutelentzündung), Arzneimittelvergiftung.

Der Schulmediziner bemüht sich, die Herzinsuffizienz möglichst kausal zu behandeln, und verordnet darüber hinaus kochsalzarme Kost sowie eine Reihe von Medikamenten. Häufig werden Diuretika verschrieben; sie entlasten das Herz, indem sie die Ödeme über die Nieren ausschwemmen. Mit der Flüssigkeit werden leider aber auch unentbehrliche Spurenelemente eliminiert. Eine andere Gruppe von Arzneimitteln, die sogenannten inotropen Substanzen, bewirken, daß sich der Herzmuskel stärker kontrahiert. Auf diese Weise wirkt etwa Digitalis, die Droge aus dem Fingerhut. Neuere Substanzen, wie Amrinon, steigern die Herzleistung und vermindern das Lungenblutvolumen.

Manche Medikamente, die Schulmediziner bei der Herzinsuffizienz anwenden, sind zugegebenermaßen sehr nützlich, und ich bin dankbar, daß es sie gibt. Bei vielen Patienten, die an einer Herzinsuffizienz leiden, sind diese Medikamente ein wahrer Segen. Allerdings ist zu beanstanden, daß diese Präparate oft und zu oft auch dann eingesetzt werden, wenn bessere und sicherere alternative Behandlungsmaßnahmen verfügbar sind.

Komplementäre Therapie

Ein Pfeiler unserer Therapie ist die kohlenhydratarme Diät. Sie stellt streng genommen keine kausale Behandlung dar, aber sie hat eindeutig eine stark entwässernde Wirkung. Die Gegner dieser Diät behaupten übrigens, daß die Gewichtsabnahme unter der Atkins-Diät nur auf diesen Effekt zurückzuführen sei. Im Gegensatz zu Diuretika werden aber durch eine entwässernde Diät weder die Nieren vergiftet noch die Konzentrationen an Kreatinin, Harnsäure, Cholesterin und Triglyzeriden erhöht, noch Kalium, Magnesium und Zink oder andere Spurenelemente eliminiert.

Die komplementärmedizinische Behandlung, die u. a. mit Vitamin B_6 und Taurin, Ubichinon und Karnitin erfolgt, wird durch weitere Nährstoffe ergänzt, die bei der jeweiligen Grundkrankheit indiziert sein können. In Verbindung mit der kohlenhydratarmen Ernährung ergibt sich so ein äußerst effizientes therapeutisches Programm.

17. Kapitel

Herzrhythmusstörungen: Nährstoffe statt Pillen

Eine Goldgrube für die pharmazeutische Industrie sind die Herzrhythmusstörungen. Es gibt ungefähr ein Dutzend unterschiedliche Präparategruppen, die übrigens alle giftig sind. Der Riesenumsatz an diesen Präparaten ist künstlich herbeigeführt. Er beruht nicht zuletzt auf der Manipulierbarkeit der wissenschaftlichen Medizin und ihrer Weigerung, ernährungswissenschaftliche und diätetische Zusammenhänge bei Herzrhythmusstörungen auch nur in Erwägung zu ziehen.

Rhythmusstörungen des Herzens

Die meisten Veränderungen des Herzrhythmus sind einigermaßen harmlos – sogar bei gesunden Menschen schlägt gelegentlich das Herz außer der Reihe oder setzt einen Schlag aus oder zeigt andere kleine Anomalien. Ein ganz geringer Prozentsatz dieser Störungen kann lebensbedrohlich bzw. tödlich sein – bestes Beispiel dafür ist das Kammerflimmern.

Es gibt so verschiedene Herzrhythmusstörungen wie Kardiologen. Zum besseren Verständnis werde ich hier nur zwei Gruppen unterscheiden, nämlich manifeste und nichtmanifeste Herzrhythmusstörungen.

Was die Behandlung der manifesten, nicht mehr rückgängig zu machenden Herzrhythmusstörungen angeht, stimme ich mit meinen Kollegen von der Schulmedizin weitgehend überein: Bei bedrohlichen Überleitungsstörungen, die sich medikamentös nicht beeinflussen lassen, rate ich den Patienten, sich einen Herzschrittmacher implantieren zu lassen; und bei chronischer Herzinsuffizienz mit Vorhofflimmern oder Tachykardie verschreibe ich Digitalis. Meine Hauptsorge gilt der richtigen Behandlung nichtmanifester Herzrhythmusstörungen, die kommen und gehen, oder deren Intensität wechselt. Wegen dieser Schwankungen sind sie so tückisch.

Heute kann man bei Patienten, bei denen eine derartige instabile Arrhythmie vermutet wird, rund um die Uhr mit einem portablen Gerät ein EKG aufzeichnen und, wenn sich die Verdachtsdiagnose bestätigt, eine geeignete medikamentöse Therapie einleiten.

Maximale Therapie ist nicht optimale Therapie

Die Schulmedizin glaubt, die Natur durch wissenschaftliche Methoden verbessern zu können, und liebt es, wo immer möglich, in das körperliche Befinden des Menschen einzugreifen. Doch sind derartige Eingriffe mit einigen Risiken behaftet und müssen deswegen gerechtfertigt werden. Dieses Problem hat die Schulmedizin gelöst, indem sie, ohne sich dessen bewußt zu sein, der Therapie stets das schlimmste anzunehmende Ereignis zugrundelegt.

Mit dieser Logik läßt sich nahezu jeder therapeutische Eingriff rechtfertigen: Entfernungen von beschwerdefreien Gallenblasen, Gaumenmandeln, Gebärmutter, Schilddrüsen; bestimmte Impfungen. Und wenn einer mal ein paar Extrasystolen hat, wird gleich unterstellt, daß demnächst ein lebensbedrohliches Kammerflimmern auftreten wird – was ziemlich unwahrscheinlich ist. Um aber diesem schlimmstmöglichen Ausgang vorzubeugen, werden dann ansonsten gesunden Menschen Antiarrhythmika verschrieben. In den letzten zwanzig Jahren habe ich mich sehr ausgiebig mit Ursachen und Behandlung der gelegentlich auftretenden Herzrhythmusstörungen beschäftigt. Ich glaube, daß die meisten Herzrhythmusstörungen durch Ausschüttung von Adrenalin verschlimmert werden. Das Streßhormon Adrenalin hat auch gegenregulatorische Funktionen beim Blutzuckerspiegel und wird immer dann freigesetzt, wenn der Blutzucker zu rasch absinkt. Die zuckerfreien Atkins-Diätformen, die ja den Blutzukker stabilisieren sollen, machen eine Adrenalinausschüttung unnötig und helfen somit, Herzrhythmusstörungen zu verhüten.

Ich werde Ihnen meine Hypothese am Beispiel eines jungen Mannes belegen, den wir glücklicherweise von einigen Leiden und Beschwerden befreien konnten.

Michael Shepard

»Als der Arzt mir sagte, ich dürfte gar nichts mehr tun, höchstens gemächlich spazierengehen, fing ich an zu heulen.«

Michael ist der typische Heranwachsende; er sieht aus wie der Junge von nebenan. Im Mai 1985 kam er mit einer dicken Krankenakte unter dem Arm in meine Sprechstunde. Als er im Alter von vierzehn Jahren Schwächeanfälle bekam, fingen seine Probleme an. Als er zum erstenmal ohnmächtig wurde, brachte man ihn in ein Krankenhaus, fertigte ein Computertomogramm und ein Elektroenzephalogramm (EEG) an, fand aber nichts. Aus dem Krankenhaus entlassen, lebte er wie bisher und aß nicht nur, was auf den Tisch kam, sondern auch Fast Food und reichlich Zucker. Als Michael den zweiten Ohnmachtsanfall bekam, brachte man ihn wieder ins Krankenhaus. Dieses Mal wurde eine angebliche Kammertachykardie diagnostiziert. Und dann begann Michaels Odyssee durch das Reich der Pharmakotherapie. Zuerst wurde er mit Propranolol, einem Betablocker, behandelt. Bald darauf klagte er über Antriebslosigkeit und rasche Ermüdbarkeit.

»Manchmal bin ich beim Basketballtraining bald eingeschlafen, und der Coach etikettierte mich als den Typ mit der kaputten Pumpe. Ich glaube wirklich, die Pillen haben mich fertiggemacht. Ich kam immer total geschafft nach Hause, und zwischendurch hatte ich auch mehrmals Halluzinationen.«

Die Ärzte hatten Michael keine diätetischen Empfehlungen gegeben, sondern bloß Propranolol verschrieben. Als er über die Nebenwirkungen der Behandlung klagte, drückte man ihm einen Artikel aus einer medizinischen Zeitschrift in die Hand, in dem die Wirkungen und Nebenwirkungen der Arzneitherapie lang und breit erörtert wurden. Nach der Lektüre glaubte er, die Nebenwirkungen hinnehmen zu müssen.

Michael konsultierte mich, weil er eine Alternative zu seiner medikamentösen Behandlung suchte und wieder zu Kräften kommen wollte. Im Krankenhaus hatte man zwar Computertomogramme angefertigt und jede Menge Untersuchungen durchgeführt, aber ein Glukosetoleranztest war *nicht* gemacht worden. Im Atkins Center nahmen wir natürlich die üblichen Blutanalysen vor, machten aber auch, wie immer in solchen Fällen, einen Glukosetoleranztest. Und siehe da, der Blutzucker stieg bei Michael in der ersten Stunde von 82 auf 176 mg% und fiel in den nächsten zwei Stunden auf 31 mg%! Er hatte also eine reaktive Hypoglykämie.

Therapeutische Maßnahmen bei Michael

Es war ziemlich klar, daß Michaels Herzrhythmusstörungen, wie ich das bei so vielen Patienten gesehen habe, durch zu niedrigen Blutzucker bedingt waren. Ich erklärte dem Jungen und seinem Vater, daß unsere geplanten therapeutischen Maßnahmen nicht ganz risikolos seien, da wir die Dosierung des Mittels, das wahrscheinlich seinen Herzrhythmus stabilisierte, senken wollten. Vater und Sohn erklärten sich jedoch mit der Behandlung einverstanden. Wir wollten die Dosierung des Betablockers binnen einer Woche auf die Hälfte reduzieren und das Mittel dann allmählich ganz absetzen, falls Michael die insulinregulierende Diät konsequent befolgen würde. Er erhielt das Basistherapeutikum, ferner Magnesiumorotat (reguliert die Reizleitung im Herzen), L-Glutamin (stabilisiert den Blutzucker), die Vitamine B_1, B_6 und Folsäure. Als sich Michael nach zwei Wochen beklagte, er könne die verordneten Therapeutika nicht gut schlucken, setzten wir alles bis auf das Basistherapeutikum und Magnesiumorotat ab. Nach knapp siebenwöchiger Behandlung traten bei einem Test im Juli 1985 nur noch drei isolierte Extrasystolen in 24 Stunden auf. Seit Dezember 1985 hatte Michael keine Herzrhythmusstörungen mehr. Er ist gesund, braucht keine Medikamente, befolgt aber weiterhin eine zuckerfreie Diät. Michael meint, das Thema Hypoglykämie wäre nie zur Sprache gekommen, wenn er sich nicht an uns gewandt hätte. Sein Vater berichtete, der Kardiologe sei mit dem Jungen zufrieden und wolle ihn nur einmal im Jahr zur Nachuntersuchung sehen.

Nachteile der konventionellen Therapie

Die Schulmedizin verwendet Wirkstoffe, welche die Erregbarkeit verschiedener Regionen des Herzens unterdrücken, beispielsweise Chinidin, Propranolol und Procainamid. Betablocker, wie das Propranolol, können auch das zentrale Nervensystem beeinflussen und zum Beispiel Schwächegefühl, Niedergeschlagenheit, Dösigkeit und sogar Halluzinationen erzeugen, was ja durchaus unerwünschte Wirkungen sind, die ihrerseits wieder mit anderen Medikamenten behandelt werden. Gleichwohl werden diese Pharmaka von niedergelassenen Ärzten keineswegs in Frage gestellt; denn sie werden ja erfolgreich an Universitätskliniken und großen Krankenhäusern angewandt, wo medizinische Notfälle behandelt werden. Dabei vergessen die Ärzte, darüber nachzudenken, was überhaupt bewirkt, daß ein Mensch Herzrhythmusstörungen bekommt, und was man kausal dagegen tun kann.

Nährstofftherapie

Hier kommt der ernährungswissenschaftlich orientierte Arzt zum Zuge, kümmert er sich doch zuerst um die *Ursache* der Herzryhthmusstörung. Ohne das Herz zu vergiften, vermag er Rhythmusstörungen zu verhindern, indem er die Ursache beseitigt. Nach meiner Erfahrung ist bei mehr als 50 Prozent der instabilen Rhythmusstörungen einer der Mechanismen das biochemische Durcheinander, das durch starke Blutzuckerschwankungen ausgelöst wird und das der Körper durch Freisetzung von Adrenalin und -derivaten auszugleichen versucht. Wie schon gesagt, wir wissen nicht, warum manche Menschen Herzflattern oder Extrasystolen bekommen. Es gibt aber starke Hinweise, daß eine rasche Ausschüttung von Adrenalin erfolgt, wenn der Blutzuckerspiegel jäh absinkt, und daß Menschen mit Rhythmusstörungen größere Mengen von Adrenalinstoffwechselprodukten ausscheiden. Abgesehen davon, daß Adrenalin ständig zur Normalisierung des Blutzuckerspiegels beizutragen hat, veranlaßt es auch das Herz, schneller zu schlagen. Und zwar kann es meines Erachtens die Herzfrequenz so sehr beschleunigen, daß jegliche zugrundeliegende Instabilität im Einzelfall verstärkt wird und dadurch Herzflattern, Herzklopfen, Tachykardie und andere Störungen zustandekommen.

Und der Beweis?

Beweisen läßt sich meine Hypothese indirekt, nämlich durch die Erfahrung, daß nahezu jede episodische Herzrhythmusstörung klinisch gebessert wird, wenn man durch diätetische Maßnahmen den Blutzucker des betroffenen Patienten stabilisiert. Dieser Effekt ist reproduzierbar; wir beobachten ihn im Atkins Center seit über zwanzig Jahren. Es gibt neuerdings eine Untersuchung über Herzrhythmusstörungen durch Koffein, und bekanntlich senkt diese Substanz den Blutzuckerspiegel. Ob diese Wirkung über den Glukosemechanismus oder direkt durch das Koffein zustande kommt, ist bislang ungeklärt.

Es gibt nicht nur kaum Publikationen über Zucker als Auslöser von Herzrhythmusstörungen, sondern auch über Diätetik und Nährstofftherapie dieser Störungen ist sehr wenig zu finden. Das einzige, was existiert, ist die Logik, daß episodische Arrhythmien eher auf das Herz einwirkende Faktoren als einen eigentlichen Herzfehler spiegeln.

Inzwischen müßten längst alle Kardiologen wissen, daß Herzrhythmusstörungen meist zu bestimmten Tageszeiten gehäuft auftreten. Ebenso werden aber auch, neben körperlichem und seelischem Streß, Tagesschwankungen des Blutzuckerspiegels bei praktisch jedem Patienten beobachtet, der zu Herzrhythmusstörungen neigt.

Mitralklappenprolaps und was wir daraus lernen können

Der Mitralklappenprolaps ist eine häufig vorkommende physiologische Veränderung der Herzklappe zwischen linkem Vorhof und linker Kammer infolge Überdehnung. Die Mitralklappe oder zweizipfelige Klappe ist nicht anatomisch verformt, sondern wölbt sich stärker als normal in den linken Vorhof vor. Diese Besonderheit findet sich bei einem von zehn Menschen, führt aber nur bei einem geringen Prozentsatz der Betroffenen zu Beschwerden, im allgemeinen zu Brustschmerzen oder unregelmäßigem Herzrhythmus.

Als die Ärzte untersuchten, was bei einem Mitralklappenprolaps die Symptome verursacht, stellten sie zu ihrer Überraschung fest, daß bei einem sehr erheblichen Prozentsatz der Patienten mit symptomatischem Mitralklappenprolaps meßbare Abweichungen des Zucker- und Adrenalinstoffwechsels vorlagen. Diese beiden Befunde stützen die Annahme, daß die Symptomatik des Mitralklappenprolapses in Wirklichkeit weitgehend der einer reaktiven Hypoglykämie entspricht.

Leider hat die Diagnose eines Mitralklappenprolapses nur zu oft die Folge, daß der Arzt schon fast automatisch Betablocker verschreibt und bei Zahnbehandlungen routinemäßig Antibiotika verordnet, um einer bakteriellen Endokarditis (Entzündung der Herzinnenhaut durch Streuung von Bakterien; meist bei vorgeschädigten Herzklappen) vorzubeugen. Beide medikamentösen Maßnahmen erscheinen mir nicht gerechtfertigt, da die jeweils verwendeten Präparate neben den gewollten auch häufig schwere unerwünschte Wirkungen entfalten.

Nach unseren therapeutischen Erfahrungen handelt es sich beim Mitralklappenprolaps um eine gutartige Störung, deren Symptome unter diätetischer Behandlung einer zugrundeliegenden reaktiven Hypoglykämie verschwinden. Die Endokarditis ist beim Mitralklappenprolaps ein äußerst seltenes Ereignis.

Nährstofftherapie bei Herzrhythmusstörungen

Jedes von uns angewandte nährstofftherapeutische Konzept berücksichtigt die diätetische Behandlung und die Nährstoffpharmakologie. Da es zur Sache kaum Informationen von Kollegen gibt, berichte ich über eigene Erfahrungen, die sich vor allem auf die Mineralstoffe Magnesium und Kalium beziehen. Beide Substanzen sind nachweislich für einen stabilen Herzrhythmus unentbehrlich.

Bei der Auswertung von über hundert Patienten, die in die Koronarabteilung einer kalifornischen Universitätsklinik überwiesen wurden, stellten Dr. ROBERT LUDE und Mitarbeiter fest, daß mehr als die Hälfte einen deutlichen Magnesiummangel aufwiesen. Eine dänische Studie über 130 Infarktpatienten, die sogar als Doppelblindversuch angelegt war, ergab, daß intravenöse Magnesiuminfusionen in den ersten 48 Stunden nach dem Infarkt die Zahl der erforderlichen Arrhythmiebehandlungen um 55 Prozent und die Mortalität um 63 Prozent minderte. Diese Ergebnisse bestätigen natürlich die Erfahrungen, die Komplementärmediziner schon seit zwanzig Jahren mit Magnesium machen.

Derzeit wird an mehreren Klinikzentren die Wirkung von Magnesiumsalzen bei Patienten mit Mitralklappenprolaps untersucht. Die Besserung ist so auffallend, daß Magnesium über kurz oder lang in das therapeutische Arsenal aufgenommen werden muß. Die Komplementärmediziner bevorzugen übrigens die Magnesiumsalze der Orotsäure.

Magnesiumorotat

Mein deutscher Kollege Dr. HANS NIEPER hat die Orotsäure als »Mineralstofftransporter« in die Nährstofftherapie eingeführt. Solche Trägersubstanzen steigern die Fähigkeit eines Minerals, die Zellwand zu durchdringen, und zwar werden die fraglichen Mineralien als intakte Moleküle, ohne unterwegs Ionen zu verlieren, vom Blut an die Zellwände herangetragen, wo dann der Ionenaustausch stattfindet (zum Beispiel zwischen Kalzium und Magnesium oder Kalium und Natrium). Ich bin zwar nicht vollkommen überzeugt, daß dieser Mechanismus die Orotate therapeutisch überlegen macht, aber die Wirkung überzeugt mich.

Im Atkins Center behandeln wir Herzrhythmusstörungen außerdem mit verschiedenen anderen Nährstoffen, darunter Kalium als Orotat, L-Karnitin, Ubichinon (= Koenzym Q) und Taurin. Unterstützend haben sich uns Octacosanol und Weißdorn (Crataegus-Präparate) bewährt.

18. Kapitel

Bluthochdruck: das Riesengeschäft mit Medikamenten

Dieses Kapitel hat seinen Titel nicht grundlos, gibt es doch keine Krankheit, bei der ich aufgrund meiner klinischen Erfahrungen sicherer sein könnte, daß ein Schwindel mit Medikamenten getrieben wird. Seit zwei Jahrzehnten behandle ich Patienten mit Diät und Nährstoffen, und von unserem gesamten Krankengut, das inzwischen 35 000 Namen umfaßt, waren mindestens fünfzehn Prozent, die zunächst auch einen zu hohen Blutdruck hatten, das entspricht also gut fünftausend Patienten. Die Auswertung dieser Krankenakten ergibt ganz eindeutig, daß sich bei mehr als 90 Prozent der Patienten, die unsere diätetischen Maßnahmen konsequent befolgten, der Befund besserte und daß fast 80 Prozent der ursprünglich medikamentös behandelten Hypertoniker schließlich keine Medikamente mehr benötigten. Der Erfolg von Diätetik und Nährstofftherapie beim Bluthochdruck tritt so gewiß ein, daß ich heute ohne Bedenken bereits vom ersten Tag der Behandlung an die Medikamente der Patienten zu reduzieren beginne. Ich warte also nicht mehr zu, bis die Behandlung anschlägt; denn ich weiß, sie wird es tun.

Nebenbei möchte ich darauf hinweisen, daß unser therapeutisches Konzept geringere Kosten verursacht als die aufwendigen diagnostischen und medikamentösen Maßnahmen der Schulmedizin. Nun ist es nicht etwa so, daß die Ärzte die Öffentlichkeit absichtlich täuschen wollten. Es ist leider eine unbestreitbare Tatsache, daß der erhöhte Blutdruck, obwohl er im allgemeinen keine unangenehmen Symptome erzeugt, eine schwere gesundheitliche Bedrohung darstellt. Die Ärzteschaft hat in bewunderungswürdiger Weise die Methoden der wissenschaftlichen Analyse mit einem Konzept der Prävention verquickt und die Öffentlichkeit über die Risiken des Bluthochdrucks aufgeklärt. Das hohe Engagement, Schlaganfällen und Herzkomplikationen durch *frühzeitige* Kontrolle des Blutdrucks vorzubeugen, ist eine der bedeutenden Leistungen der modernen Medizin.

Allerdings läßt sich eine Normalisierung des Bluthochdrucks auch ohne Medikamente erreichen.

Medikamente und ihre unerwünschten Wirkungen

Millionen Hochdruckpatienten scheint es mit ihren Pillen gutzugehen; sie vertragen sie gut, und ihr Blutdruck ist auf normale Werte eingestellt. Doch viele dieser Patienten zahlen für ihren normalisierten Blutdruck einen hohen Preis, und zwar nicht nur in Mark und Pfennig, sondern in Form von Beschwerden, die sie vor der Behandlung nicht kannten.

Je nach Medikament treten Müdigkeit, Depressionen, Impotenz, Benommenheit und zahlreiche andere Symptome auf, und diese unerwünschten Wirkungen können sehr schwerwiegend sein. Unter den häufig verschriebenen Diuretika kann es zu gefährlichen Verlusten an lebenswichtigen Spurenelementen wie Magnesium, Zink, Kupfer, Mangan und Chrom kommen. Sie beeinträchtigen auch den Zuckerstoffwechsel, erhöhen die Harnsäure-, Cholesterin- und Triglyzeridspiegel und können Herzrhythmusstörungen auslösen.

Die ebenfalls häufig rezeptierten Betablocker führen so oft zu Depressionen, daß etwa ein Viertel der damit behandelten Patienten gleichzeitig Antidepressiva nimmt.

Bei unserem therapeutischen Programm hingegen, das den Bluthochdruck auf ernährungswissenschaftlicher Basis bekämpft, können wir regelmäßig beobachten, daß der Blutdruck fällt, ohne daß blutdrucksenkende Medikamente eingesetzt werden müssen. Um zu belegen, daß dieses therapeutische Programm, das wir im Atkins Center anwenden, praktisch für jeden indiziert ist, der an erhöhtem Blutdruck leidet, habe ich einmal die Krankengeschichten von hundert Hochdruckpatienten nacheinander herausgegriffen und ausgewertet.

Zunächst möchte ich noch vorausschicken, daß der Blutdruck in Millimeter Quecksilber (mmHg) gemessen wird; das heißt, eine Maßeinheit entspricht der Kraft, die nötig ist, um eine Quecksilbersäule um einen Millimeter zu heben. Der normale Blutdruck eines gesunden jungen Erwachsenen beträgt 120/80 mmHg. Der erste, höhere Wert entspricht dem maximalen Druck, der bei kräftiger Kontraktion des Herzmuskels erreicht wird. Dies ist der systolische Druck. Der zweite, kleinere Meßwert gibt den

Druck während der Erschlaffungsphase zwischen zwei Herzschlägen wieder, den diastolischen Druck. Beide Blutdruckwerte sind wichtig, allerdings sagt der untere Wert mehr über einen Bluthochdruck aus. Ein diastolischer Druck über 95 mmHg muß immer ernst genommen werden.

Zurück zu unserer Auswertung. Es ergaben sich zwei Gruppen. Die 39 Patienten der ersten Gruppe nahmen zu der Zeit, als sie zum erstenmal ins Atkins Center kamen, keine Medikamente gegen erhöhten Blutdruck. Vor der Behandlung betrug der Blutdruck bei dieser Gruppe im Mittel 164/102 mmHg. Nach drei- bis viermonatiger Diät und Nährstofftherapie war dieser Wert auf 145/89 im Mittel gefallen.

Bei den 61 Patienten der zweiten Gruppe konnten wir keine »echten« Werte messen, weil ihr Bluthochdruck durch Medikamente maskiert war. Doch auch bei ihnen konnten wir bei gleichem therapeutischem Vorgehen innerhalb drei bis vier Monaten eine gute oder sogar bessere Blutdruckeinstellung erreichen, wobei wir in den meisten Fällen die Medikamente absetzen (33 Patienten) oder wenigstens die Dosierung stark reduzieren konnten (bei 12 Patienten um 50 bis 90 Prozent, bei 6 Patienten um 10 bis 50 Prozent). Zehn Patienten nahmen weiter blutdrucksenkende Medikamente, aber auch bei ihnen ließ sich mit unserer Behandlung der Blutdruck weiter senken (von 165/104 auf 147/93).

Was bedeuten diese Ergebnisse?

Aus dem hohen Prozentsatz von Patienten, bei denen wir mit unserer Methode den Blutdruck zufriedenstellend regulieren konnten, ist zu folgern, daß beim Kampf gegen Bluthochdruck Diätetik und Nährstofftherapie an erster Stelle stehen müssen. Sehen wir uns nochmals die Gruppe der Patienten an, die bereits blutdrucksenkende Medikamente nahmen, als sie zu uns kamen. Von ihnen konnten 84 Prozent auf niedrigere Dosen eingestellt werden, und bei 54 Prozent konnten wir schließlich alle Medikamente absetzen. Für dieses Ergebnis könnte man drei Erklärungen heranziehen. Erstens könnte der Hochdruck spontan heilen. Wir wissen jedoch, daß dies nicht zutrifft; ein unbehandelter Hochdruck verschlimmert sich in der Regel. Zweitens könnte der zuvor behandelnde Arzt ungeeignete Medikamente verschrieben haben, was bei den betreffenden Patienten auszuschließen ist. Als dritte Erklärung bliebe dann, daß unser therapeutisches Programm funktioniert. Und genau so ist es.

Den Patienten, die sich wundern, daß ihr Blutdruck auch ohne Pillen normal bleibt, erkläre ich, daß sie kein Blutdruckproblem, sondern eine Ernährungsstörung hatten. Damit will ich klar machen, daß eine Krankheit, die durch eine Ernährungsstörung verursacht ist, auch nur durch diätetische Maßnahmen gebessert wird.

Welche Diät ist die beste?

Diese Frage ist schwer zu beantworten. Persönlich habe ich Erfahrung mit zwei Diätformen gegen hohen Blutdruck. Die Schulmediziner und auch viele alternative Ärzte empfehlen gewöhnlich eine dritte, streng kochsalzarme Diät. Der Verzicht auf Kochsalz (Natriumchlorid) ist dann wirksam, wenn er konsequent befolgt wird. Er kann aber den Geschmack des Essens beeinträchtigen und mitunter zu typischen Kochsalzmangelsymptomen führen. Eine streng salzarme Diät kann durchaus schmackhaft sein; denn es gibt ja reichlich aromatische Kräuter und Gewürze, die kein Natrium enthalten. Auf Medikamente kann bei dieser Diät allerdings nur ein geringer Prozentsatz der Patienten verzichten. Die meisten Hypertoniker, die auch bei uns weiterhin Medikamente benötigten, hatten sich vor unserer Behandlung bereits salzarm ernährt. Im Grunde bewirkt der Glaube an die kochsalzarme Diät in der Bevölkerung nichts Gutes. Nur zu oft geschieht es, daß der Arzt für ein oder zwei Monate natriumarme Diät verordnet und, wenn sich die Blutdruckwerte seines Patienten dann nicht gebessert haben, gleich meint: »Also, Diät bringt nichts. Ich schreib' Ihnen ein Rezept!«

Leben ohne Zucker?

Wie schon gesagt, beschränken sich unsere Erfahrungen bei der diätetischen Behandlung des erhöhten Blutdrucks auf zwei Diätformen: die zuckerfreie oder streng kohlenhydratarme sogenannte Atkins-Diät und die kohlenhydratarme, insulinregulierende Diät (auch Fleisch-und-Hirse-Diät genannt). Die zuckerfreie Diät ist wirksamer; bei etwa der Hälfte der so Behandelten normalisiert sie ohne weiteres den Blutdruck. Dies beruht darauf, daß sie stärker entwässernd wirkt und der Stoffwechsel auf Verbrennung der gespeicherten Körperfette umgeschaltet wird. Mit der kohlenhydratarmen Diät, bei der komplexe Kohlenhydrate und Proteine erlaubt sind, werden dagegen nur mäßige Erfolge erzielt. Problematisch ist, daß sich nur übergewichtige Hochdruckkranke für die strenge Atkins-Diät eignen. Bei den schlanken Hypertonikern ist die weniger wirksame, kohlenhydratarme Kost angezeigt, die durch einige hochwirksame Nährstoffe ergänzt werden muß.

Daß Zuckerkonsum, ebenso auch Alkohol, zu Bluthochdruck führen kann, wurde tierexperimentell und am Menschen nachgeweisen. Normalerweise wird aber kaum ein Arzt einem Hochdruckkranken raten, sich ohne Zucker zu ernähren, obwohl die Wirkung besser ist als alles andere, was ihm verordnet werden könnte. Dies ist ein weiteres trauriges Resultat der pharmakologischen Gehirnwäsche, der die Ärzte ausgesetzt sind. Fehlende wissenschaftliche Beweisführung ist hier nicht der Grund, daß eine zuckerfreie Ernährung nicht empfohlen wird.

Der Schlüssel zum Verständnis ist, daß bei einem erheblichen Teil der Hypertoniker ein Hyperinsulinismus vorliegt. Seit 1985 wurden allein vier wissenschaftliche Arbeiten veröffentlicht, die dies belegen. Die Betroffenen haben eine Glukoseintoleranz (Diabetes-Neigung), eine Insulin-Resistenz (verstärkt die Neigung zu Diabetes und bewirkt noch höhere Insulinspiegel) und erhöhte Triglyzeridspiegel. Diese Fakten sind seit längerem in Fachkreisen bekannt. Therapeutische Konsequenz aus diesen Erkenntnissen: die zwanghafte, überhöhte Insulinausschüttung läßt sich vollständig umgehen, wenn eine kohlenhydratarme Diät befolgt wird. Und die Praxis beweist, daß dadurch der Teufelskreis Zucker-Insulin-Hochdruck tatsächlich unterbrochen wird.

Ungesättigte Fettsäuren

Vor ein paar Jahren bestand unser Therapieprogramm bei Bluthochdruck im wesentlichen aus Diät, Knoblauch, Magnesiumorotat und Vitamin B_6. Die Ergebnisse waren sehr befriedigend. Inzwischen haben wir uns einige neue Entwicklungen zunutze gemacht. Sie haben unsere therapeutischen Ergebnisse noch wesentlich verbessert.

An allererster Stelle möchte ich die blutdrucksenkende Wirkung von EPA und DHA, die in Lachsöl enthalten sind, hervorheben. Für die Wirkung entscheidend ist eine ausreichend hohe Dosierung. Insgesamt werden täglich 4 000 Milligramm beider Wirkstoffe benötigt; viele Patienten profitieren mehr von einer noch höheren Dosis. Die blutdrucksenkende Wirkung der Eikosapentaensäure (EPA) beruht offenbar darauf, daß sie eine Vorstufe bestimmter körpereigener Prostaglandine ist, die zu einer *Erweiterung* von Blutgefäßen führen. (Prostaglandine, die bei herkömmlicher Ernährungsweise gebildet werden, stammen von der Arachidonsäure und können gefäßerweiternd *und* gefäßverengend wirken.)

Derselbe Mechanismus gilt auch für Prostaglandin E_1, das wir nur in ausreichenden Mengen bekommen, wenn wir dem Körper Gammalinolensäure zuführen. Diese ist in Nachtkerzenöl, im Kernöl der Schwarzen Johannisbeere und in Borretsch enthalten, die somit ebenfalls zur Normalisierung des Blutdrucks beitragen können.

Blutdrucksenkung durch Taurin

Die Wissenschaft beginnt erst, die klinische Bedeutung dieser schwefelhaltigen Aminosäure zu entdecken. Derzeit wird sie vorbeugend gegen epileptische Anfälle eingesetzt – auch ich habe bei fünfzig Patienten gute Ergebnisse damit erzielt – und bei Herzinsuffizienz verabreicht. Taurin hat in einer Dosierung von mindestens 3 Gramm täglich eine deutliche blutdrucksenkende Wirkung. Sie beruht vermutlich auf einer Verdrängung des Natriums von der Zellmembran.

Magnesium und andere Nährstoffe

Lange bevor manche meiner Kollegen die blutdrucksenkende Wirkung des Magnesiums therapeutisch nutzten, gaben wir unseren Hochdruckpatienten im Atkins Center schon Magnesiumsalze. Etwas umstritten ist noch, welche Magnesiumsalze am geeignetsten sind. Nicht zuletzt wegen meiner langjährigen Erfahrung damit bevorzuge ich Magnesiumorotat. Im Orotatmolekül (aber auch im Aspartat, dem Salz der Asparaginsäure) wird das Magnesium so an die Zellmembran herangetragen, daß es optimal wirken kann. In letzter Zeit stocken wir die Orotatgabe durch Magnesiumoxyd auf, um noch höhere Magnesium-Blutspiegel zu erreichen. (Vorsicht: Bei empfindlichen Personen können schon sehr geringe Mengen Magnesiumoxyd zu Diarrhö führen. Grundsätzlich wird mit niedrigen Dosen begonnen und bis unterhalb der Durchfallgrenze allmählich gesteigert.)

Wirkung von Mineralstoffen bei Bluthochdruck

Derzeit werden immer wieder Arbeiten über die blutdrucksenkende Wirkung des Kalziums veröffentlicht. Wie schon erwähnt, bestehen sehr enge Beziehungen zwischen Kalzium und Magnesium. Im Blutserum finden sich Kalzium und Magnesium in ionisierter Form nebeneinander. Hinsichtlich der Passage durch die Zellmembran konkurrieren sie jedoch miteinander. Magnesium erweitert die Blutgefäße, indem es Kalzium verdrängt. Aus diesem Mechanismus wie auch aus meiner klinischen Erfahrung schließe ich, daß künftige Untersuchungen die stärkere blutdrucksenkende Wirkung des (transportierten) Magnesiums bestätigen werden.

Kalium hat eine ähnliche Wirkung wie Magnesium, insofern es an der Zellmembran mit Natrium konkurriert. Beim Bluthochdruck gilt Natrium als verschlimmernder Faktor, und dies wird durch viele Untersuchungen belegt. Es überrascht daher nicht, daß Kaliumgaben den Blutdruck senken.

Ubichinon oder neue Wege zur Blutdrucksenkung

Unsere Behandlungsergebnisse sind noch besser geworden, seit wir bei unseren Hochdruckpatienten neben den bislang erprobten Maßnahmen Ubichinon (= Koenzym Q) anwenden, mit dem japanische Ärzte bereits länger erfolgreich arbeiten. Schon Tagesdosen von 60 Milligramm führen zu einer Abnahme der Blutdruckwerte um zehn Prozent.

Und die altbewährten Mittel

Ob man den Knoblauch zu den Nährstoffen, den Heilkräutern oder den Arzneidrogen rechnet – er hat unbestritten eine günstige Wirkung auf das Gefäßsystem und den Blutdruck. Die (nicht nur) gefäßaktiven Wirkstoffe im Knoblauch sind die schwefelhaltigen Substanzen Allicin und Methylallyltrisulfid, ferner das für den Zellstoffwechsel wichtige Adenosin. Knoblauch schützt gegen Arteriosklerose und wirkt blutdrucksenkend.

Wenn das zirkulierende Blutvolumen abnimmt, sinkt auch der Blutdruck. In der Schulmedizin bewerkstelligt man dies oft genug mit Diuretika. Nach unserer Erfahrung wird eine gründliche Entwässerung durch Einschränkung des Kohlenhydratverzehrs bei gleichzeitiger Gabe von Vitamin B_6 erreicht. Tatsächlich ist Vitamin B_6 oder Pyridoxin in Tagesdosen von 200 bis 600 Milligramm ein hervorragendes Diuretikum. Die genannte Dosierung liegt unterhalb der Grenze, bei der toxische Wirkungen auftreten können (zum Beispiel eine reversible periphere Neuropathie). Es ist freilich zu beachten, daß entsprechende Mengen der anderen Vitamine des B-Komplexes zugeführt werden, um ein Ungleichgewicht zu vermeiden. Um das geringe Risiko einer Neuropathie zu minimieren, verwende ich anstelle von Pyridoxin oft Pyridoxal-5-Phosphat, das ist Vitamin B_6 in der aktiven Form. Es genügt dann etwa ein Viertel der Dosis.

Die Liste der Nährstoffe, die sich beim Bluthochdruck bewährt haben, wird ergänzt durch Inositol, Pantothensäure, Tryptophan und Niacinamid. Von diesen beruhigend wirkenden Substanzen finde ich Inositol besonders wirksam. Bedenkt man, wie »hochgespannt« Hochdruckkranke meist sind, dann leuchtet ein, daß die Gabe sedierender Nährstoffe sinnvoll ist. Sie unterstützen die blutdrucksenkende Wirkung der anderen Maßnahmen, indem sie innere Spannungen und Ängste abbauen. In diesem Zusammenhang spielen auch die Mineralstoffe Kalzium und Magnesium eine Rolle.

Im folgenden werde ich an einer beliebig herausgegriffenen Fallgeschichte aufzeigen, wie unser therapeutisches Programm beim Bluthochdruck funktioniert.

Mary Campbell

Zum erstenmal kam Mary Campbell am 22. Mai 1987 ins Atkins Center. Seit ungefähr sechs Jahren wurde sie wegen ihres zu hohen Blutdrucks medikamentös behandelt. Schon immer hatte sie an einem erhöhten Blutdruck gelitten und deswegen in den letzten dreißig Jahren eine salzlose Diät eingehalten.

Inzwischen fand die 69jährige, lebhafte und aktive Hausfrau ihre körperlichen Beschwerden nahezu unerträglich. Vier Wochen vor ihrem ersten Termin bei uns hatte die Patientin wegen einer Hochdruckkrise mit 200/110 mmHg zehn Tage im Krankenhaus verbracht, wo die Ärzte auch eine Herzinsuffizienz und einen Mitralklappenprolaps diagnostiziert hatten. Wieder daheim, stellte sie fest, daß die Medikamente, die sie jetzt nehmen mußte (Betablocker, Kalziumkanalblocker, Diuretika und Tranquilizer) zwar ihre Herzbeschwerden beseitigten, aber um den Preis, daß sie sich sehr schlapp fühlte und beim Treppensteigen schon nach wenigen Stufen keuchte. Außerdem litt sie an Schlafstörungen, die sie nachts stundenlang wachhielten.

Diese Probleme veranlaßten Mary, uns einen Monat nach der Entlassung aus dem Krankenhaus zu konsultieren. Bei der ersten Untersuchung hatte sie einen medikamentös gesenkten Blutdruck von 140/90. Bei der körperlichen Untersuchung der 1,58 Meter großen Patientin stellten wir fest, daß sie 77 Kilogramm wog und *keine* Herzinsuffizienz hatte. Die Laborbefunde spiegelten die Folgen der medikamentösen Behandlung: zu niedrige Kalium- und Chloridwerte, abnorm hohes Serumalkali (erhöhter Kohlendioxydgehalt des Blutes) sowie erhöhte Cholesterin- und Harnsäurespiegel. Beim Glukosetoleranztest stieg der Blutzucker rasch auf 211 mg% und sank anschließend auf 79 mg%. Schuld an diesen Anomalien war das Diuretikum, das die Patientin nahm.

Im allgemeinen bin ich gegen jede Routinebehandlung, aber bei übergewichtigen Hochdruckpatienten, vor allem solchen mit einer Störung des Zucker- und Insulinhaushaltes, hat sich unser Therapieprogramm so bewährt, daß wir es gleichsam automatisch anwenden. Folglich verordneten wir Mary die strenge Atkins-Diät und eine Reihe von Nährstoffen, die sie täglich einnehmen mußte: 4 Kapseln Basistherapeutikum, 6 Kapseln Antihypertensivum, 6 Taurin à 500 mg, 6 Mega-EPA, 6 Kapseln Nachtkerzenöl, 3 000 mg Magnesiumorotat, 500 mg Vitamin B_6 und 1 000 mg Kalziumorotat. Das Diuretikum wurde sofort abgesetzt.

Unsere Patientin sprach sofort auf das Therapieprogramm an. Der Blutdruck fiel schon gleich zu Beginn der Nährstofftherapie. Bei jedem folgenden Untersuchungstermin fühlte sich Mary besser. Nach sechs Wochen brauchte sie keine Medikamente mehr. Die Blutdruckwerte lagen stets unter 130/84 mmHg. Nach zehn Wochen berichtete Mary, daß sie wieder Treppen steigen konnte, ohne zu keuchen. Auch die Laborwerte normalisierten sich. Der Cholesterinspiegel sank von 262 auf 219, der Triglyzeridspiegel von 131 auf 94, LDL von 181 auf 130 und die Harnsäure von 8,6 auf 3,8 mg/100 ml.

»*Ein paar Monate, bevor ich zu Ihnen kam, besuchte mich mein Enkel für eine Woche. Damals fand ich keinen Schlaf, und wenn ich mit dem Kleinen spazieren ging, erkannten mich die Leute aus der Nachbarschaft nicht mehr, obwohl ich dort seit dreißig Jahren wohne. Ich sah aus wie eine Neunzigjährige. Seit ich die Diät mache und keine Medikamente mehr brauche, bin ich wieder ich selbst.*«

Marys Beispiel zeigt, wie einfach sich ein Bluthochdruck durch zuckerfreie Ernährung und unser bewährtes Nährstoff-Regime beherrschen läßt. Die Tatsache, daß wir die Medikamente reduzieren, noch bevor der Blutdruck abnimmt, zeigt, wie sehr wir auf die Wirkung unseres therapeutischen Programms vertrauen. Besonders freute uns natürlich, daß Mary sich wie die meisten Patienten immer wohler fühlte, je weniger Medikamente sie nahm.

Alles in allem

In den letzten sechs Kapiteln konnten Sie nachlesen, welche Vorteile es hat, sich als Herzkreislaufkranker von einem Komplementärmediziner behandeln zu lassen. Es setzt voraus, daß Sie gesundheitsbewußt werden, und wird Sie vor unnützen Operationen und Medikamenten bewahren. Und für die meisten von Ihnen ist es nicht zu spät zu beginnen.

Es gibt ein weiteres medizinisches Gebiet, auf dem die Komplementärmedizin schon vieles leistet, was die Schulmedizin erst allmählich zu entdecken beginnt. Davon wird in den folgenden Kapiteln die Rede sein.

Teil III: Erkrankungen des Immunsystems

19. Kapitel
Erkrankungen des Immunsystems in komplementärmedizinischer Sicht

Die größten Schwierigkeiten bereiten einer Medizin, die diagnostisch und therapeutisch auf heroische Eingriffe und giftige Chemikalien angewiesen ist, die chronischen degenerativen Erkrankungen. Heroische Maßnahmen und körperfremde Arzneimittel sind ganz einfach keine Lösung des Problems. Deshalb ist die Prognose der Krankheiten, mit denen wir uns im folgenden beschäftigen werden, im Rahmen der Schulmedizin so entmutigend, während die komplementärmedizinische Therapie bei all diesen Krankheitsbildern bemerkenswerte Erfolge erzielt.

Immer mehr Menschen wissen heute, daß dem Immunsystem bei der Erhaltung unserer Gesundheit eine entscheidende Aufgabe zukommt. Als ich studierte, galt ebenso wie heute das Prinzip, daß die körpereigenen Abwehrkräfte gesteigert werden müssen. Damals bestand das Problem darin, daß wir nicht viele Fakten hatten, um diesen Grundsatz zu belegen. Die meisten Erkenntnisse darüber, welche Aufgaben das Immunsystem bei den einzelnen Krankheitsbildern wahrzunehmen hat, haben wir erst in den letzten zwanzig Jahren gewonnen.

Heute können wir nicht nur eine beeindruckende Fülle spezifischer Faktoren analysieren, die »zelluläre« oder »humorale« Immunität verleihen, sondern wir verfügen ebenso über ein großes Aufgebot an Laboruntersuchungen, um ganz bestimmte Krankheiten zu erkennen und ihren Verlauf zu kontrollieren. Diese moderne Technologie wird auch bereits angewandt, um die furchtbare Seuche Aids (erworbenes Immunschwächesyndrom) zu erforschen und zu begreifen.

Es gilt heute allgemein als bekannt und bewiesen, daß unsere Gesundheit zum großen Teil von der Qualität unseres Immunsystems abhängt.

Autoimmunkrankheiten

In dieser ganzen Auseinandersetzung taucht gelegentlich der Begriff *Autoimmunkrankheiten* auf, und wenn ich bedenke, wie oft ich diesen schon Patienten erklären mußte, darf ich wohl davon ausgehen, daß auch Sie für ein paar Informationen zu diesem Thema dankbar sein werden. Die Rede ist von Krankheiten, die auftreten können, wenn unser vortreffliches Immunsystem aus bislang ungeklärten Gründen seinen Zorn gegen irgendein Element in unserem eigenen Körper richtet und anfängt, uns dagegen zu schützen. Die Folge ist dann eine chronische degenerative Krankheit. Sie besteht darin, daß der Körper seine eigenen Zellen nach und nach zerstört. Als ich noch studierte, waren nur wenige Krankheiten als echte Autoimmunkrankheiten anerkannt. Gute Beispiele waren Lupus erythematodes und andere Kollagenkrankheiten, Thyreoiditis, einige Formen der Pneumonie und andere, sehr seltene Erkrankungen. Heute aber, da zunehmend Methoden für den quantitativen Nachweis von Antikörpern gegen spezifische Organe entwickelt werden, vermutet man bei immer mehr und darunter einigen sehr verbreiteten Krankheiten, daß eine Autoimmunreaktion ursächlich beteiligt ist.

Ich habe einige Beispiele von Erkrankungen herausgegriffen, bei denen Autoimmunstörungen heute als wahrscheinlich gelten, und werde auf drei dieser Krankheiten ausführlicher eingehen. Es handelt sich um die multiple Sklerose, das Reizkolon und die rheumatoide Arthritis. Nimmt man dazu noch den Diabetes, mit dem wir uns bereits beschäftigt haben, dann ist klar, daß die Ärzte einen großen Teil ihrer Arbeitskraft für diese Erkrankungen aufwenden müssen.

Degeneration und Regeneration

Die Schulmediziner wähnen, Autoimmunkrankheiten behandeln zu können. Schließlich handelt es sich ja um ein Krankheitsgeschehen. Dieses bekämpfen sie mit, in ihrem Jargon, immunsupprimierend wirkenden natürlichen Substanzen, wie dem Glukokortikoid Prednison (Nebennierenrindenhormon), oder mit chemisch definierten Immunsuppressiva, wie zum Beispiel Imurek. Sie glauben, einem Patienten schon zu helfen, wenn das Medikament ihm weniger schadet als die Krankheit. Dabei ist freilich zu bedenken, daß eine Degeneration nicht durch Degeneration sinnvoll behandelt wird, sondern indem alle Möglichkeiten der Regeneration ausgeschöpft werden.

Die Schulmedizin hat sich mit Regeneration nicht befaßt und steht ihr ablehnend gegenüber. Die komplementäre Medizin hingegen zieht immerhin die Möglichkeit einer Regeneration in Betracht.

Diese könnte einerseits erreicht werden, indem man für eine optimale Nährstoffzufuhr sorgt, und andererseits durch eine Form der Heilkunst, die ich bislang noch kaum erläutert habe, nämlich die biologische Medizin.

Biologische Medizin heißt, mit lebenden Zellen oder mit daraus gewonnenen Substanzen behandeln. Am Anfang der biologischen Medizin steht die therapeutische Anwendung von lebenden Zellen aus spezifischen Organen von Föten anderer Spezies. Die Pioniere dieses medizinischen Gebietes, deren bekanntester der deutsche Mediziner PAUL NIEHANS war, verwendeten zumeist Zellen von Schafen. Inzwischen gibt es Dutzende von Derivaten, bei denen Peptide, Seren, ribonukleinsäurehaltiges Material, gefriergetrocknete und lyophilisierte Organe sowie zahlreiche daraus gewonnene Präparate verwendet werden.

Die biologische Medizin erzeugt klinisch nachweisbare, tiefgreifende Wirkungen im Organismus. Zu beweisen bleibt allerdings noch, ob eine echte Geweberegeneration stattfindet. Ich erwähne dies hier nicht, weil ich über unsere Erfolge mit biologischer Medizin berichten will. Unsere Erfahrungen auf diesem Gebiet sind noch ungenügend, und wir werden abwarten müssen, was die Zukunft bringt. Ich möchte jedoch darauf hinweisen, daß die komplementäre Medizin Regenerationstherapien in ihr therapeutisches Repertoire aufnehmen wird, sobald sie zur Verfügung stehen.

Schauen wir uns jetzt einmal an, wie die komplementäre Medizin verschiedene Autoimmunkrankheiten behandelt, mit welchen Verfahren sie das Immunsystem stärken und welchen Beitrag sie zur Krebsbehandlung leisten kann.

20. Kapitel

Multiple Sklerose: Stillstand ist erreichbar

Eines der drei chronischen Leiden, das ich als Beispiel für Autoimmunkrankheiten besprechen will und das auch weitgehend als solche gewertet wird, ist die multiple Sklerose (MS), eine zunehmend häufiger auftretende neurologische Erkrankung. Anhand der multiplen Sklerose werde ich die Unterschiede zwischen der konventionellen und der komplementären Behandlung derartiger Erkrankungen aufzeigen.

Zunächst aber werde ich Ihnen einiges über diese Krankheit erzählen.

Das Krankheitsbild der multiplen Sklerose

Multiple Sklerose ist eine Krankheit, die vorwiegend in Industrieländern mit gemäßigtem Klima auftritt, vergleichsweise mehr Frauen als Männer befällt und im allgemeinen zwischen dem zwanzigsten und vierzigsten Lebensjahr beginnt. Das Krankheitsbild ist bei den Betroffenen unterschiedlich ausgeprägt, wobei die Symptomatik von geringfügig über schwer bis fast unerträglich reicht.

Die multiple Sklerose kann vom Kopf bis zu den Füßen jeden Teil des Körpers befallen. Die Krankheit führt zu einer Vernarbung oder Zerstörung der Myelin- oder Markscheiden, das ist die äußere Umhüllung der Nervenfasern. Diese Zerstörung des Myelins beeinträchtigt den Informationsaustausch zwischen Körperperipherie und Gehirn, der über das Nervensystem vermittelt wird. In der Folge können alle möglichen Ausfallserscheinungen auftreten, als da sind partielle Blindheit, Tremor, Schwäche, Prickeln, krampfhafte Bewegungen und Atrophie bis hin zur völligen Lähmung betroffener Muskeln.

Die Krankheit verläuft in der Regel über einen verhältnismäßig langen Zeitraum – ungefähr dreißig Jahre. Anfangs nehmen die Symptome zu und ab, als würden sie auf eine Art innere Behandlung reagieren. Meistens jedoch werden die neurologischen Ausfälle irreparabel, und die Betroffenen landen schließlich im Rollstuhl und verlieren oft auch noch die Kontrolle über Blasen- und Darmfunktion. Wahrscheinlich verkürzt die multiple Sklerose die Lebenserwartung nicht wesentlich, doch gibt es einen gewissen Prozentsatz von Kranken, bei denen das Leiden einen ungewöhnlich rasanten Verlauf nimmt.

Was weiß man über die Ursachen?

Die Ursache der multiplen Sklerose ist zwar noch nicht völlig geklärt, doch es gibt genügend Hinweise, daß die Zerstörung der Markscheiden tatsächlich als Autoimmunreaktion beginnt. Ich habe meine eigene Vorstellung, was diese Krankheit auslöst. Sie ist ebenso spekulativ und ebenso einleuchtend wie irgendeine andere. Meines Erachtens ist die Autoimmunreaktion, die sich gegen das Myelin richtet, das letzte Aufbäumen gegen schädliche Einflüsse, woher sie auch stammen mögen. Wenn Nervenzellen erkranken, wehren sie sich, indem sie das Myelin abbauen. Als mögliche Ursachen könnten eine Überempfindlichkeit beispielsweise gegen Pestizide oder Industriechemikalien, eine Schwermetallvergiftung etwa durch Quecksilber, Blei oder Aluminium, eine Lebensmittelunverträglichkeit etwa gegen Milchprodukte, die Reaktion auf eine überstandene Virusinfektion oder eine parasitäre Erkrankung in Frage kommen. Es wird sogar diskutiert, ob die Autoimmunreaktion vielleicht durch anormale elektromagnetische Felder im häuslichen Milieu des Patienten ausgelöst werden könnte. Mehr als wahrscheinlich ist die Krankheit Folge des Zusammenwirkens von mehreren der genannten Faktoren. Dieses Krankheitsverständnis ist vielleicht nicht beweisbar, aber doch pragmatisch; denn es bahnt den Weg zu einer erfolgreichen Behandlung dieses Leidens.

Nun muß ich Sie mit einigen Fakten vertraut machen, die in keinem Lehrbuch, keiner medizinischen Fachzeitschrift und nicht einmal in alternativen Publikationen stehen. Ich bin überzeugt, daß niemand soviel Glukosebelastungstests an Patienten mit multipler Sklerose durchgeführt hat wie ich. Ganz unbemerkt und ohne öffentliches Aufsehen wurden im Atkins Center 140 Patienten auf diese Weise untersucht. Und das kann ich Ihnen versichern: Es gibt unter diesen Patienten eine ungewöhnlich hohe Anzahl von Zuckerstoffwechselstörungen, insbesondere reaktiver Hypoglykämie. Insgesamt komme ich auf annähernd siebzig Prozent, wenn ich die niedrigen Blutzuckerwerte aus dem Grenzbereich einbeziehe. Wir haben außerdem eine ganze Reihe zytotoxischer Untersuchungen durchgeführt, und diese fallen erheblich häufiger positiv aus als beim Durchschnitt unseres Krankengutes. (Die Palette der allergenen Nahrungsmittel entspricht gewöhnlich der eines Patienten mit Candida-Infektion.)

Wir haben übrigens auch eine große Gruppe von Patienten mit Hilfe der Elektroakupunktur ausgetestet. Dabei wird die elektrische Potentialdifferenz in Akupunkturpunkten an Händen und Füßen gemessen. Diese Punkte spiegeln den Zustand bestimmter innerer Organe. Falls die Meßwerte auf Störungen hinweisen, lassen diese sich mit der Zeit beseitigen, indem man den Organismus von unverträglichen Substanzen befreit oder indem man geeignete homöopathische Arzneimittel zuführt. (Die Wirkung der Homöopathika läßt sich ebenfalls über die Akupunkturpunkte messen und gegebenenfalls feinabstimmen.) Menschen, die an multipler Sklerose leiden, zeigen bei diesen Untersuchungen mit der Elektroakupunktur erheblich mehr abnorme Werte als andere Patienten mit schweren Erkrankungen. MS-Patienten sprechen zumeist sehr bald ganz hervorrgend auf homöopathische Medikamente an.

Aus all diesen Erkenntnissen schließe ich, daß die multiple Sklerose bevorzugt ökologisch besonders empfindliche Menschen befällt.

Behandlung der multiplen Sklerose

Diese einführenden Erläuterungen waren unerläßlich; denn es gibt kaum eine Krankheit, bei der die Unterschiede zwischen Schulmedizin und komplementärer Medizin so gravierend sind und bei der sich die alternative Behandlung so klar überlegen zeigt.

Wie behandelt die Schulmedizin?

Lästerzungen behaupten gern: »Gib einem Neurologen eine Stunde Zeit, und er wird 59 Minuten für die Diagnose aufwenden. Zur Behandlung fällt ihm nichts ein.« Für die multiple Sklerose hat der Schulmediziner ein paar symptomatische Mittel zur Hand, zum Beispiel Medikamente, welche die

Kontrolle über die Harnblase verbessern. Gelegentlich gibt es Patienten, die vor allem während eines Krankheitsschubs auf Kortisonderivate oder ACTH (adrenokortikotropes Hormon) ansprechen. Im Rahmen von Forschungsprogrammen wurden heroische Behandlungen, etwa mit Immunsuppressiva, oder auch Blutaustauschverfahren geprüft, doch haben diese sich nie durchgesetzt. Kurz und gut, die Schulmedizin weiß weder, was die Krankheit verursacht, noch wie sie zu behandeln ist. Insofern ist es auch vollkommen logisch, wenn ein Neurologieprofessor einem Patienten eröffnet: »Es gibt nichts, womit Ihre Erkrankung überwunden werden kann. Sie müssen damit leben lernen. Sagen Sie mir Bescheid, sobald Sie einen Rollstuhl brauchen.«

Die traurige Tatsache ist, daß der Professor mit solchen Sprüchen seinen Patienten zerstören kann. Wahr ist, daß man *sehr viel* tun kann, um diese Krankheit zu überwinden. Wir tun dies tagtäglich mit großem Erfolg.

Ein Beispiel

Mein bester Jugendfreund ist Neurologe geworden und praktiziert in einer Großstadt im Gebiet der Großen Seen an der Grenze zu Kanada. (In dieser Region gibt es die größte Häufung von Multiple-Sklerose-Erkrankungen.) Irgendwann vor fünf Jahren rief er mich an und erkundigte sich: »Einer meiner Patienten behauptet, du hättest eine Behandlung für multiple Sklerose. Könntest du ihn dir mal ansehen?« »Selbstverständlich«, sagte ich zu und erzählte ihm begeistert über den »Durchbruch«, den wir mit unserer Nährstofftherapie bei diesem Leiden erzielten. Natürlich erwartete ich, daß er mich fragen würde, wie wir vorgehen. Doch bis heute hat er diese Frage noch nicht gestellt. Ich möchte nicht wissen, wie vielen Patienten er inzwischen erklärt hat, daß es keine Behandlung gibt.

Unsere Behandlungsergebnisse

Ich möchte nochmals darauf hinweisen, daß wir in den vergangenen fünf Jahren annähernd 140 Patienten mit multipler Sklerose behandelt haben. Nun ist diese Krankheit zwar ziemlich häufig, aber so häufig auch wieder nicht. Da wir uns keineswegs um Patienten mit multipler Sklerose bemühen, ist es offensichtlich, daß viele von ihnen aufgrund mündlicher Empfehlung bei uns landen. Liegt das vielleicht daran, daß unsere Behandlung wirksam ist, oder gar daran, daß wir überhaupt eine Behandlung anbieten?

Die Auswertung unserer Ergebnisse ist in diesem Fall frustrierender als bei allen anderen Krankheiten, mit denen wir uns befaßt haben. Der Prozentsatz der Nachuntersuchungen (in diesem Krankengut) ist zu niedrig für eine fundierte statistische Auswertung. Dies beruht darauf, daß zu unserem Behandlungsprogramm häufige intravenöse Injektionen eines relativ teuren, für diese Indikation nicht zugelassenen und nicht erstattungsfähigen Nährstoffpräparates gehören. Und dies bei einer Gruppe von Patienten, die große Probleme haben, über die Runden zu kommen. Sobald diese Patienten auch nur die geringste Linderung verspüren, wollen sie daher aus dem Therapieprogramm aussteigen. Nichtsdestoweniger haben sich bei der Studie gewisse Fakten herauskristallisiert. Nahezu alle Patienten, die in das weiter unten beschriebene Therapieprogramm aufgenommen wurden – auch die, bei denen keine neurologische Besserung eintrat –, berichteten über eine deutliche Besserung des fast stets vorhandenen Symptoms der Müdigkeit. Und 66 Prozent der nachuntersuchten Patienten gaben eine mäßige bis dramatische Besserung neurologischer Parameter an. Praktisch bedeutete dies, daß die Patienten oft weniger Gleichgewichtsstörungen hatten und sich leichter fortbewegen konnten. Die meisten berichteten auch, daß sie hinsichtlich ihrer Krankheit hoffnungsvoller und optimistischer in die Zukunft blickten und daß sie ein produktiveres Leben führten.

Beunruhigend ist, daß einige der Kranken, die auf die Behandlung ansprachen, in der Folge Rückfälle bekamen. Da wir einen großen Teil der Patienten nicht nachuntersuchen konnten, geht aus unseren Daten nicht hervor, wie oft dies tatsächlich der Fall war, allerdings scheint es sich insgesamt nur um eine geringe Zahl von Patienten zu handeln.

Die Behandlung der multiplen Sklerose im Atkins Center

Lassen Sie mich zunächst vorausschicken, daß ich nicht zu den Entdeckern im Bereich der Medizin gehöre. Mein Forschungsgebiet sind die medizinischen Bibliotheken und Fachveranstaltungen, wo ich mich über die Entdeckungen meiner Kollegen informiere, die ich dann gegebenenfalls in meiner Praxis anwende.

Das Procedere bei multipler Sklerose im Atkins Center ist zweigleisig. Erstens werden die Prinzipien angewandt, die wir grundsätzlich bei allen Patienten praktizieren, das heißt: *Herausfinden, was der Patient braucht, und es ihm zuführen; herausfinden, was dem Patienten schadet, und es ihm entziehen.* Zweitens behandeln wir die Patienten mit der seit zwanzig Jahren bewährten und an 1500 Patienten erprobten, von uns modifizierten therapeutischen Methode des genialen deutschen Mediziners Dr. HANS NIEPER.

Hans Niepers Therapiemethode

In der alternativen Literatur finden sich zahlreiche Berichte von und über die Entdeckungen und klinischen Ergebnisse Dr. NIEPERS. Er hatte die Idee, eine Reihe von sogenannten Mineralstofftransportern zu entwickeln, und seine Entdeckungen werden sowohl in der Behandlung von Herzleiden und Krebs wie auch bei multipler Sklerose angewandt. Ich beschloß daher im Sommer 1981, Dr. Nieper in Hannover zu besuchen, um möglichst viel von ihm zu lernen. Ich durfte meinen liebenswürdigen Kollegen bei seinen Visiten in der Paracelsus-Silbersee-Klinik begleiten und bei den Sprechstunden in seiner Privatpraxis hospitieren. Ich erfuhr, daß das Kalziumsalz des Colaminphosphates (Ca-EAP), es wird auch als Phosphoäthanolamin oder mit der Abkürzung EAP bezeichnet, die entscheidende Trägersubstanz ist. Ich sah Patienten, deren Zustand sich unter der Behandlung mit Ca-EAP besserte, und erfuhr ihre Krankengeschichten. Mir schien es, daß ich zum allererstenmal eine Substanz kennenlernte, die bei den meisten multiple-Sklerose-Kranken eine therapeutische Wirkung hat. Dr. Nieper erzählte mir, er habe mehr als tausend Fälle behandelt (inzwischen sind es über 1500), und die meisten seiner Patienten seien aus den USA zu ihm gekommen, überwiegend aus städtischen Gebieten entlang der Südküste des Erie-Sees. Aus seinen gesammelten Fallgeschichten gehe hervor, daß die Progression des Leidens bei fast allen Patienten aufgehalten worden sei.

Seither praktiziere ich Hans Niepers Behandlungsmethode auch an meinen eigenen Patienten. Wir arbeiten außerdem noch mit Nährstoffen, die amerikanische Komplementärmediziner mit gutem Erfolg verwendet haben, insbesondere Octacosanol und ein Präparat, das Gammalinolensäure enthält. Selbstverständlich werden diätetische Maßnahmen erst empfohlen, nachdem der Glukosetoleranztest und die Tests auf Lebensmittelunverträglichkeiten gezeigt haben, welche Lebensmittel die Patienten meiden müssen. Außerdem werden die meisten Patienten angehalten, vor allem eine besondere Empfehlung Niepers zu befolgen, nämlich Milchprodukte zu meiden.

Die Ergebnisse waren auf Anhieb erfreulich. Noch nie hatte ich als Arzt erlebt, daß es bei dieser Krankheit zu einer Remission kam. Es war dies eine meiner befriedigendsten ärztlichen Erfahrungen. Sehr bald konsultierten mich immer mehr Kranke in meiner Praxis, und unser Lernprozeß ging weiter. Inzwischen scheint unser therapeutisches Verfahren weitaus wirkungsvoller zu sein als zu Beginn, denn wir haben gelernt, wie anhand einer homöopathischen Computerdiagnose die speziellen Unverträglichkeiten gegenüber bestimmten Substanzen, die für Patienten mit multipler Sklerose charakteristisch sind, erfaßt werden können. Wir sind ständig bemüht, bei der sehr anfälligen Konstitution unserer Patienten alle Ursachen eines gestörten Gleichgewichts herauszufinden. Es ist ein endloser, aber durchaus lohnender Kampf.

Ich stelle Ihnen im folgenden drei Krankengeschichten vor. Bei der ersten handelt es sich um einen unserer ersten Patienten, während die beiden anderen neueren Datums sind. Die Ähnlichkeiten wie auch die Unterschiede bei der Behandlung sind recht aufschlußreich.

Jason Savage

Als mich Jason Savage, ein 35jähriger, 1,95 Meter großer Mann von 91 Kilogramm Gewicht, konsultierte, klagte er über eine Abnahme seiner motorischen Kraft und Geschicklichkeit auf der rechten Körperhälfte und ein deutliches Hinken, das offenbar von einer Atrophie der Muskeln des rechten Beins herrührte. Fünfzehn Jahre zuvor war bei ihm eine multiple Sklerose diagnostiziert worden.

Die ersten Symptome waren während seines Dienstes beim Marinekorps aufgetreten und hatten sich im Laufe der Jahre verschlimmert. Er klagte über Taubheitsgefühl in der rechten Hand, Brennen in der Harnblase, allgemeine Schwäche, Antriebsarmut und Erschöpfung. Es fiel ihm zunehmend schwerer, seiner Arbeit als Weißbinder nachzugehen.

Im Laufe der Jahre hatte Jason die angesehensten orthodoxen Spezialisten für die Behandlung der multiplen Sklerose aufgesucht. Jason war in Armeehospitälern behandelt worden, und 1981 ging er ins Albert-Einstein-Hospital, ein Lehrkrankenhaus der Stadt New York, wo ihn ein prominenter Arzt aufklärte: »Es gibt keine Heilbehandlung. Wir haben überhaupt keine Möglichkeit, etwas für Sie zu tun. Ich kann Ihnen nicht helfen. Gehen Sie nach Hause, legen Sie die Beine hoch, machen Sie sich's in einem klimatisierten Zimmer gemütlich und warten Sie's ab.« Bei der ersten Konsultation äußerte sich Jason wörtlich:

»Ich hatte kein Vertrauen mehr zu Ärzten und wurde ganz deprimiert. Meine Krankheit verschlimmerte sich, und alle Ärzte erklärten mir, es gebe keine Besserung, sondern nur eine kontinuierliche Verschlechterung.«

Die aufschlußreichsten Untersuchungsbefunde ergaben eine erhöhte Konzentration des giftigen Mineralstoffs Aluminium sowie eine reaktive Hypoglykämie.

Unser Therapieprogramm

Bei Jason wurden polyvalente diätetische Maßnahmen durchgeführt: eine Eliminationsdiät, bei der vor allem auf Zucker verzichtet wurde, um die Hypoglykämie in den Griff zu bekommen; ergänzende Nährstoffzufuhr in Form der Kalzium-, Kalium- und Magnesiumsalze des Phosphoäthanolamins sowie zusätzlich Kalzium- und Magnesiumorotat (sind sämtlich Bestandteile der Mineralstofftherapie nach NIEPER); darüber hinaus meine bevorzugten therapeutischen Anwendungen: Nachtkerzenöl (Nieper behauptet, es bestehe eine Interaktion zwischen GLA und Kalzium-EAP), Octacosanol, Lezithin und Pantothensäure sowie zusätzliche Gaben von Vitamin A und C. Jason erhielt außerdem intravenös 10 Milliliter einer Kalzium-EAP-Lösung. Schließlich sagte ich ihm, daß er sich jeden zweiten Tag selbst eine 10-Milliliter-Ampulle der Lösung in die Vene spritzen müsse. Damit erklärte er sich einverstanden.

Jasons Reaktion

Nach einer Woche berichtete Jason, er fühle sich besser. Am Ende der zweiten Woche waren seine Depression und die geistige Erschöpfung verschwunden, seine Kräfte nahmen zu, das Kribbeln in seiner rechten Hand hörte auf, und seine Blasenschmerzen wurden deutlich geringer.

Nach der dritten Woche litt Jason nicht mehr unter Schwindelgefühl und Kopfschmerzen. Er spürte, wie die Kraft in seine rechte Körperhälfte zurückkehrte. Im Laufe der vierten Woche gab er an, er fühle sich um Jahre jünger. Nur die Inaktivitätsatrophie des rechten Beins und der rechten Hand war nicht mehr rückgängig zu machen.

Während der fünften Behandlungswoche berichtete Jason bei einem Treffen des örtlichen Zweiges der amerikanischen Multiple-Sklerose-Vereinigung von seinem Glück. Er wurde dort sehr verunsichert, weil man ihm sagte, es handele sich bei seiner Besserung wahrscheinlich um einen Plazeboeffekt, das heißt, sein Zustand habe sich gebessert, weil er es so inbrünstig wünschte, und seine Symptome würden wohl bald wiederkehren. Außerdem wurde ihm erzählt, viele der Patienten, die mit EAP behandelt worden waren, hätten Nierensteine bekommen (das stimmt übrigens nicht). Eingedenk des schmerzhaften Brennens in der Harnblase, das Jason geplagt hatte, beschloß er, das EAP abzusetzen, befolgte aber weiterhin die anderen therapeutischen Anweisungen.

Innerhalb von vier Tagen ohne EAP kehrten sämtliche Symptome wieder, die in den vergangenen fünf Wochen verschwunden waren: Kopfschmerzen, Schwäche und Lethargie.

»Ich sagte mir, daß Nierensteine nicht schlimmer sein könnten als das, was gerade wieder losging. Ich wußte ja jetzt, daß die Behandlung mit Nährstoffen meinen Zustand besserte.«

Sechs Tage, nachdem Jason erneut mit seiner Therapie begonnen hatte, ging es ihm wieder besser, und sechs Wochen später notierte er:

»Ich stehe morgens wieder frisch und munter auf. Ich kann länger arbeiten als vor Jahren. Ich fühle mich wieder wie mein früheres Ich und genieße das Leben mit meiner Familie.«

Zwar war Jason einer meiner ersten erfolgreich behandelten Patienten, aber das Ergebnis der Nachuntersuchung ist leider nicht so überwältigend. Irgendwann im Laufe der Zeit gab Jason (angeblich aus finanziellen Gründen) die Behandlung auf und fiel in seinen alten Zustand zurück. Es besteht kein Grund anzunehmen, daß er nicht erneut auf Kalzium-EAP-Injektionen ansprechen würde, sollte er beschließen, sich wieder behandeln zu lassen.

Patricia Lyle

»Ich habe wieder leuchtende Augen, schlafe wieder gern mit meinem Mann und fühle mich zehn Jahre jünger.«

Schwer auf einen Stock gestützt, kam Patricia im Juni 1984 zum erstenmal ins Atkins Center. Bei einer Größe von 1,63 Meter wog sie 236 Pfund. Nach einem Skiunfall 1978 war bei ihr multiple Skerose diagnostiziert worden.

»Herr Doktor Atkins, ganz im Ernst, ich bin zu Ihnen gekommen, weil ich keinen Ausweg mehr weiß und weil ich mich zu Tode ängstige. Kürzlich im Büro gab plötzlich mein linkes Bein nach, ich stürzte halb durchs Fenster, und dabei verletzten mich die Glasscheiben an der Stirn und im Gesicht. In den letzten Wochen bin ich mindestens ein dutzendmal hingefallen. Niemand konnte mir helfen. Es heißt bloß immer, ich soll mich mit meinem Zustand abfinden und meine Aktivitäten einschränken. Aber dazu bin ich ganz einfach nicht bereit! Eine gute Freundin von mir erzählte von Ihrem Buch Nutrition Breakthrough. Ich habe angefangen, es zu lesen, und nun bin ich einfach hergekommen.«

Patricia erzählte, sie habe vor einem halben Jahr eine Herzattacke gehabt, und sie vertrage die Medikamente nicht mehr, die der Arzt ihr verordnete. Sie litt noch an weiteren Symptomen: eine Blasenschwäche bewirkte, daß sie oft unwillkürlichen Harnabgang hatte. Ihr Bedürfnis nach Sex war »im Keller«. Ihr linkes Auge zuckte (Nystagmus) so schlimm, daß sie nicht mehr Auto fahren konnte. Außerdem fielen ihr die Haare aus. Wir führten mit Patricia unsere übliche Testbatterie einschließlich zytotoxischer Untersuchungen durch. Der Glukosetoleranztest ergab eine Glykopathie im Grenzbereich. Auch die Leberfunktion zeigte eine geringfügige Abweichung von der Norm. Die Haaranalyse ergab einen hohen Quecksilbergehalt und einen Mangel an Selen, Kalzium und Magnesium.

Patricias Therapieprogramm

Ich begann, Patricias Medikamente vorsichtig abzusetzen, und verordnete ihr eine kohlenhydratarme Diät zur Gewichtsreduktion. Die gleichzeitige Nährstofftherapie bestand aus Kalzium-EAP intravenös, Kalzium- und Magnesiumorotat, EAP-Salzen, Octacosanol, Pantothensäure, Nachtkerzenöl, zusätzlichen Gaben von Folsäure, Vitamin B_6 und Vitamin B_{12}. Sie erhielt außerdem unsere Antioxidantienrezeptur und die Rezeptur, mit der wir akute Infektionen behandeln.

Als Patricia vier Wochen später nachuntersucht wurde, hatte sie drei Kilo abgenommen und fühlte sich nach eigenen Angaben kräftiger. Nach weiteren zwei Wochen berichtete sie:

»Meinen Stock brauche ich viel seltener, und ich stütze mich auch nicht mehr so schwer darauf. Meine Haare fallen nicht mehr aus. Ich sehe wieder besser, und meine Blasenfunktion hat sich normalisiert.«

Bei der nächsten Untersuchung sagte sie: »Ich fühle mich prima.« Sie verlor weiterhin Gewicht, der Nystagmus war völlig verschwunden, und gesundes Haar wuchs nach. Bis zu diesem Zeitpunkt hatte Patricia nur drei EAP-Injektionen bekommen. Sie nahm übrigens keines der früheren Medikamente mehr. Als Patricia sich am 16. Oktober wieder vorstellte, war ihr Gewicht auf 100 Kilogramm gesunken. Sie ging ohne Stock, hinkte nicht mehr und meinte, ihre linke Körperhälfte sei so kräftig wie die rechte. Sie gab an, daß sämtliche Symptome, die sie zu mir geführt hatten, verschwunden seien.

Diana Vargas

Eines morgens im Mai 1986 betrat Diana Vargas eher langsam und vorsichtig mein Sprechzimmer. Zwar wirkte ihr Gesichtsausdruck beherrscht, aber ich konnte die Müdigkeit und Niedergeschlagenheit erkennen, die sich dahinter verbargen.

Zum erstenmal war ihr 1979 ein Taubheitsgefühl an Rumpf und Gliedern aufgefallen, und ein Jahr später war bei einer Lumbalpunktion eine multiple Sklerose bei ihr diagnostiziert worden. Seither hatte die Krankheit ihren typischen schlimmen Verlauf genommen, vor allem hatte sich der Zustand in den Jahren 1983 und 1984 dramatisch verschlechtert. Wegen ihrer Schwäche mußte Diana sich 1985 in Krankenhausbehandlung begeben.

»Ich war so erschöpft, daß ich sogar während besserer Phasen Mühe hatte, meinen Arbeitsplatz zu behalten, und wenn ich dann abends nach Hause kam, war ich einfach fix und fertig.«

Medikamentös wurde Diana mit Furosemid, einem stark wirkenden Diuretikum, gegen prämenstruelle Flüssigkeitsretention behandelt. Außerdem hatte sie Prednison genommen, ein Steroid, mit dem das Immunsystem unterdrückt werden sollte und das sie gerade abgesetzt hatte. Sie spürte, wie sich ihr Zustand allmählich verschlechterte. Das Gehen bereitete ihr große Mühe, die Taubheit in Armen und Beinen nahm zu, und sie litt sehr unter einer schmerzhaften Steifigkeit der Finger und der Kniegelenke, vor allem aber unter der für die meisten MS-Patienten charakteristischen überwältigenden Müdigkeit.

Ihre Laborwerte waren insofern typisch, als sie eine mäßige Hypoglykämie und niedrige Folsäure- und Vitamin-B_{12}-Spiegel ergaben. Im zytotoxischen Test zeigten sich einige Lebensmittelunverträglichkeiten, und zwar gegen Milch und alle getesteten Hefen und Pilze – was bei der multiplen Sklerose häufig ist – sowie außerdem gegen Vanille, Cashewnüsse, Limabohnen und Pfeffer.

Als erste therapeutische Maßnahme verordnete ich Diana die insulinregulierende Diät (Fleisch-Hirse-Diät), bei der weder Hefe noch Milchprodukte noch andere unverträgliche Substanzen zugeführt werden. Dann erhielt sie Kalzium-EAP intravenös, erst je eine Ampulle, dann je zwei Ampullen wöchentlich (der Ehemann lernte, ihr die Injektionen zu machen). Während des ersten Monats trat keine Besserung ein, vielmehr ging es der Patientin noch schlechter. Doch blieb sie glücklicherweise beharrlich, und dann begann sich das Krankheitsbild zu bessern.

»Ich hatte immer den Eindruck, daß das Kalzium-EAP den Unterschied ausmacht. Mir schien es, als könnte ich die Wirkung der Injektionen fast sofort spüren, vor allem an schlechten Tagen. Bevor ich ins Atkins Center kam, ging ich umher, als wäre meine Wirbelsäule aus Glas. Wenige Wochen später hatte ich nicht mehr das Gefühl, als würde sie brechen. Das war eine enorme Erleichterung, kann ich Ihnen sagen.«

Im weiteren Verlauf der Behandlung mit Kalzium-EAP trat bei Diana eine deutliche Besserung ein. Gleichermaßen wichtig war auch die zusätzliche Zufuhr von Vitaminen und Mineralstoffen. Sie umfaßte neben der speziellen Basistherapie mit Kalzium- und Magnesium-EAP sowie -orotat, Octacosanol, Antioxidantien, Nachtkerzenöl und EPA zusätzliche Gaben von Pantethin, Folsäure, Vitamin B_{12} und Ubichinon (Koenzym Q).

Während die Nährstoffe einschließlich Kalzium-EAP ihre Wirkung entfalteten, kam auch der dritte Teil unserer Behandlungsmethode zum Tragen. Mein Assistent Dan Dunphy untersuchte die Patientin bei jedem Termin mit der diagnostischen Elektroakupunktur und entdeckte dabei Intoleranzen gegen Quecksilber, Giardia lamblia (Flagellat, der unter anderem Enteritiden bewirkt), und Gonokokken. Ich persönlich bin überzeugt, daß die Wirkung der homöopathischen Arzneien, die mit Hilfe der Elektroakupunktur ausgetestet wurden, zu einem großen Teil an dem Erfolg unserer Therapie mitbeteiligt war.

Drei Monate, nachdem sich Diana bei uns in Behandlung begeben hatte, war das Taubheitsgefühl in ihren Gliedmaßen um die Hälfte geringer geworden, und die Gelenksteifigkeit war verschwunden. Ein unerwarteter Nebeneffekt trat außerdem ein: Dianas Sehkraft hatte sich so gebessert, daß sie ein neues Brillenrezept brauchte. Sie strahlte, als sie mir über all diese günstigen Veränderungen berichtete.

»Sie können sich gar nicht vorstellen, Herr Doktor, wie das ist, wenn man wieder laufen und was unternehmen kann. Mein Mann und ich gehen miteinander aus, und ich kann marschieren, solange ich will; dazu war ich jahrelang nicht imstande. Und wenn ich jetzt abends heimkomme, bin ich auch nicht mehr total erschöpft.«

Was Diana im Laufe der Zeit am meisten beeindruckte, waren ihre körperlichen Reaktionen, wenn die multiple Sklerose sich in Erinnerung brachte. Früher hatte sie bei einem Rückfall zwei bis drei Wochen das Bett hüten müssen und war erst wieder auf die Beine gekommen, wenn sie Steroide einnahm. Wenn sie dann schließlich den Anfall überstanden hatte, war sie am Ende ihrer Kräfte. Jetzt aber ließen sich die Rückfälle in Grenzen halten, indem sie sich nur zwei Tage ins Bett legte. »Mein Körper erholt sich jetzt ganz von allein.«

Ganz glatt ist Dianas Krankengeschichte allerdings nicht verlaufen. Im Sommer 1987 erkrankte sie an einer Ohrinfektion, in deren Gefolge sie den schlimmsten aller ihrer Rückfälle seit ihrer Behandlung in unserem Zentrum erlitt, mit ausgeprägtem Taubheitsgefühl und äußerster Erschöpfung. Doch selbst von dieser schlimmen Attacke erholte sie sich schneller als früher.

»Es war so wohltuend, daß jemand sagte, es gebe Alternativen. Alles, was

Sie mir sagten, ist eingetroffen. Die Behandlungen haben mein Leben geändert. Ich habe immer noch multiple Sklerose, aber es geht mir hundertmal besser als vor anderthalb Jahren.«

Ich schreibe dies mit gemischten Gefühlen! Jeder Multiple-Sklerose-Kranke, den ich erfolgreich behandeln konnte – und es sind deren weitaus mehr als die drei, die ich hier vorgestellt habe! – erfüllt mich mit großer beruflicher Befriedigung, aber auch mit tiefem Kummer. Nachdem Sie mich während der Lektüre dieses Buches schon ein bißchen kennengelernt haben, dürfte Ihnen meine Befriedigung verständlich sein. Aber der Kummer? Nun, er beruht auf der Erkenntnis, daß nur wenige Opfer dieses chronischen Leidens das Glück haben werden, jemals mit dieser oder mit einer anderen, ähnlich wirksamen Methode behandelt werden zu können.

Die Kalzium-EAP-Story

Ich muß Ihnen jetzt einiges über Kalzium-EAP erklären. Derzeit ist es unbestreitbar die beste Behandlung für multiple Sklerose, über die wir verfügen. Darüber hinaus ist das Präparat bei allen Autoimmunkrankheiten wirksam. Ich habe es bei den verschiedensten Krankheiten verwendet: bei rheumatoider Arthritis, bei Colon irritabile, peptischem Geschwür, Nephritis, Polymyalgia rheumatica, Polymyositis und Lupus erythematodes, aber auch bei mehreren anderen Erkrankungen des Nervensystems, wie zum Beispiel der amyotrophischen Lateralsklerose. Bei dieser Erkrankung habe ich Kalzium-EAP höher dosiert als sonst üblich (2 Ampullen täglich) und konnte erstmalig eine von Tag zu Tag zunehmende Besserung dieses Syndroms beobachten. Die Substanz ist klinisch geprüft und erfüllt die Ansprüche an die Sicherheit eines Arzneimittels. Ich habe Hunderte von Ampullen intravenös gespritzt and noch keinen Patienten erlebt, der das Präparat nicht problemlos vertragen hätte.

Es ist schwierig, den transportierenden Anteil des EAP- oder Colaminphosphatmoleküls zu klassifizieren. Colamin ist eine körpereigene Substanz und stellt eine Vorstufe der Cholinbiosynthese dar. Möglicherweise funktioniert das Colaminphosphat als Neurotransmitter (Nervenüberträgerstoff). Dr. Nieper bezeichnet Colamin als Zellmembranprotektor, der die Autoimmunreaktion hemmt. Vielleicht ist dies *der* Mechanismus, der verhindert, daß unser Körper seine Immunreaktionen gegen sich selbst richtet. In der Bundesrepublik Deutschland wird die Substanz von einem mittleren pharmazeutischen Betrieb (Dr. F. Köhler Chemie GmbH, 6146 Alsbach-Hähnlein 1) produziert und unter dem Warenzeichen *Calcium-EAP®* verkauft. Auf dem Beipackzettel ist die multiple Sklerose als Indikation zugelassen.

Unterstützende therapeutische Maßnahmen

Außer der Behandlung mit den Trägersubstanzen für Mineralstoffe, die eine Säule der modernen Medizin sein sollte, stützen wir das offenbar sehr anfällige Immunsystem unserer MS-Patienten, indem wir die Prostaglandin-Synthese durch Zufuhr von Omega-3-Fettsäuren (Lachsöl, EPA) und Gammalinolensäure (in Nachtkerzenöl und Kernöl der Schwarzen Johannisbeere) günstig beeinflussen.

Octacosanol, ein Konzentrat aus Weizenkeimöl, ist ebenfalls ein äußerst wertvoller Nährstoff für das zentrale Nervensystem. Mein Kollege Dr. Carlton Fredericks verwendete und empfahl es bei komatösen Patienten. Hunderte solcher Patienten wurden durch diese Substanz wieder zum Bewußtsein zurückgerufen. Wenn EAP unter den Nährstoffen für multiple Sklerose den ersten Platz einnimmt, dann kommt dem Octacosanol sicher der zweite Platz zu.

Die Vermeidungsstrategie

Selbstverständlich ist es nicht damit getan, Nährstoffe zu verabreichen, sondern es kommt bei der Behandlung dieser Fälle vor allem darauf an, die Ursachen des Übels herauszufinden. Eigentlich sind Patienten mit multipler Sklerose ein Fall für die klinische Ökologie. Das bedeutet, sie sind durch verschiedene Umweltbelastungen vorgeschädigt und haben Überempfindlichkeiten gegen zahlreiche Lebensmittel und Chemikalien entwickelt. Und hier kommt unsere Methode der Ursachenfahndung ins Spiel.

Da der Glukosetoleranztest meistens anormal ausfällt, verordne ich als erstes eine Ernährung ohne Zucker und ohne zuckerhaltige Lebensmittel.

Dann werden die zytotoxischen Tests durchgeführt und die therapeutischen Konsequenzen daraus gezogen. Wir achten besonders auf hefehaltige Lebensmittel (fermentierte und mit Weinessig gesäuerte Lebensmittel), Milchprodukte, Getreide und Gewürze. Wir versuchen jedoch stets, echte Unverträglichkeiten anhand der Reaktionen des Patienten dingfest zu machen. Mit Hilfe der Haaranalyse spüren wir Belastungen durch Schwermetalle auf – zum Beispiel quecksilberhaltige Zahnfüllungen, Kadmium, Aluminium oder Blei. Wenn wir fündig werden, eliminieren wir die Gifte durch Gabe von Antioxidantien, durch homöopathische Dosen der nachgewiesenen Schwermetalle oder durch Chelattherapie.

Mein Assistent ist angewiesen, die Reaktion der Patienten mit dem Elektroakupunkturgerät zu prüfen und die beim Austesten ermittelten homöopathischen Arzneien mit äußerster Sorgfalt anzuwenden. Kurz und gut, bei jedem Termin wird der Patient durchgetestet, bis immer mehr schädliche Einflüsse entdeckt und ausgemerzt sind. Im Gegensatz zu der oberflächlichen, unpersönlichen Schulmedizin handelt es sich hier um eine sehr aufwendige, gründliche und komplizierte Form der Medizin, die harte, aber befriedigende Arbeit impliziert.

21. Kapitel

Reizkolon: Viele Wege führen zur Besserung

Je mehr komplementärmedizinisch tätige Kollegen ich kennenlerne, desto verständlicher wird mir, wie wichtig sie die Darmfunktionen nehmen. Daher paßt es gut in diesen Zusammenhang, wenn ich die Unterschiede zwischen Schulmedizin und Komplementärmedizin im folgenden an einer Erkrankung aufzeige, bei der die gestörten Darmfunktionen im Mittelpunkt stehen.

Diese Darmfunktionsstörungen weisen gewisse Gemeinsamkeiten auf, die sich auch in der Fachterminologie widerspiegeln. Ich werde den Begriff *Reizkolon* (Colon irritabile) für eine charakteristische Symptomatik benutzen, die durch Dysfunktionen des Kolons (Dickdarm) gleich welcher Ursache erzeugt wird. Zu den Symptomen zählen Spasmen und Krämpfe, Blut- und Schleimabgänge im Stuhlgang, häufige Stuhlentleerungen, Dyspepsie (gestörte Verdauung, meist begleitet von einem Mangel an Magensäure), Blutungen aus dem Rektum, Anämie, Gewichtsabnahme, Anzeichen eines Darmverschlusses und sogar Geschwürbildung mit Blutung.

Da heutzutage die Schleimhaut des Dickdarms viel öfter als früher inspiziert wird (durch Koloskopie, Sigmoidoskopie und andere Verfahren), lassen sich wesentlich genauere Diagnosen stellen, und die Ärzte können leicht zwischen einer funktionellen Störung und einer Vielzahl von Krankheiten unterscheiden, die mit entzündlichen Veränderungen einhergehen. Die letztgenannten werden der wichtigen Untergruppe der *entzündlichen Darmerkrankungen* zugeordnet. Zu dieser Gruppe zählen beispielsweise Colitis ulcerosa, Crohn-Krankheit, Ileitis und noch weitere Darmkrankheiten.

Im Laufe dieses Kapitels werde ich die Unterscheidung, wo sie angebracht ist, beibehalten, wo nicht, gebrauche ich den Begriff *Reizkolon*. Nach meiner Erfahrung gibt es eine natürliche Progression vom Reizkolon zu entzündlichen Veränderungen der Darmschleimhaut.

Das häufigste Leiden, das amerikanische Gastroenterologen behandeln, sind Darmkrankheiten, die ein Reizkolon verursachen. Auch die Schulmedizin akzeptiert inzwischen zunehmend die Auffassung, daß viele Darmkrankheiten, speziell entzündliche Darmkrankheiten, in Wirklichkeit Autoimmunkrankheiten sind. Auch wenn entzündliche Darmerkrankungen, geht man von ihrer zunehmenden Häufigkeit aus, ein »modernes« Leiden sind, gibt es sie doch schon seit Jahrhunderten. Die Berichte reichen zurück bis ins Jahr 1769. In einschlägigen Publikationen aus dem Jahr 1912 wird der Begriff »chronische interstitielle Enteritis« benutzt, was soviel wie chronische Darmentzündung bedeutet. 1932 entdeckten Dr. BURRILL CROHN und Mitarbeiter eine neue Lokalisation dieser Krankheit, und diese wurde nach ihm Crohn-Krankheit genannt. Bei Morbus Crohn finden sich die entzündlichen Darmveränderungen im unteren Abschnitt des Dünndarms, zwischen Ileum und Iliozökalklappe, die den Übergang zum Dickdarm markiert. Daraus könnte man vielleicht schließen, die Crohn-Krankheit habe einen anderen Ursprung als die entzündlichen Darmveränderungen in Kolon oder Dickdarm, aber trifft dies auch wirklich zu?

Mir geht ein Licht auf

Im Laufe meiner ärztlichen Tätigkeit begann ich sehr bald die Lehrmeinung zu bezweifeln, daß Darmerkrankungen tatsächlich in dem Abschnitt des Verdauungstraktes ihren Ursprung haben, wo die krankhaften Veränderungen nachgewiesen werden. Vielmehr kam ich zu der Überzeugung, daß diese Krankheiten unabhängig von ihrer Lokalisation *im oberen Teil des Verdauungskanals* entstehen, vor allem im Magen. Diese Erkenntnis drängte sich mir bei der Anwendung zweier diagnostischer Verfahren auf, die zwar von Schulmedizinern erfunden, aber leider nicht hinreichend genutzt werden – ich spreche von der Indikanprobe (nach OBERMAYER) und von der Heidelberger Kapsel (Endoradiosonde, mit der die Säurewerte im Magendarmtrakt elektronisch gemessen werden können). Mit der Indikanprobe läßt sich ein Stoff namens Indikan im Harn nachweisen. Bei perfekter Verdauung enthält der Harn kein Indikan; Indikan im Harn weist folglich auf eine unzulängliche Nahrungsverwertung hin. Indem ich diese alternative diagnostische Methode anwandte und bei den meisten Patienten mit Reizkolon positiv fand, begann ich zu vermuten, daß die Störung Reizkolon anfing, wenn dem Dickdarm zugemutet wurde, Stoffe zu verarbeiten, die den oberen Abschnitt des Magen-Darm-Traktes unvollständig verdaut verlassen hatten.

Der zweite Hinweis, der mich schließlich zu der Überzeugung brachte, war die Untersuchung mit der Heidelberger Kapsel, die bei Patienten mit Reizkolon häufig eine zu geringe Salzsäureproduktion (HCl) im Magen ergab.

Wenn ich bei einem Patienten mit Reizkolon eine verminderte Magensäurebildung feststelle, verordne ich Salzsäuregaben (in Form von Betain-HCl-Tabletten), um den Säuremangel zu beheben. Im allgemeinen bessert sich daraufhin der Zustand des Patienten. In nahezu 70 Prozent der Fälle, bei denen zu wenig Magensäure *und* eine positive Indikanprobe gefunden wurde, besserte sich der Zustand der Patienten unter der Behandlung mit Betain-HCl (sofern ausreichend hohe Dosen verabreicht wurden). Wenn diese Kranken dann bei ihrer Ernährung auf die Lebensmittel verzichteten, die im zytotoxischen Test als unverträglich identifiziert wurden, waren sie, unabhängig vom Sitz der Irritation, meist bald gesund. Nachdem ich inzwischen viele Patienten auf diese Weise erfolgreich behandelt habe, ist meine einstige Theorie zur Grundlage einer diätetischen Behandlung geworden, die nach meiner Erfahrung den meisten Patienten mit Reizkolon hilft.

Zusammenhang mit Lebensmittelunverträglichkeiten

Es liegt auf der Hand, daß die Vorstellung der Lebensmittelunverträglichkeit von der Schulmedizin übernommen werden müßte, doch ist diese bisher nicht dazu bereit. Orthodoxe Gastroenterologen testen ihre Patienten nicht auf Lebensmittelunverträglichkeiten.

Dabei wurden seit 1982 mindestens acht verschiedene experimentelle Untersuchungen in angesehenen Fachzeitschriften wie *Lancet* und *Annals of Allergy* veröffentlicht, aus denen klar hervorgeht, daß zwei von drei Patienten mit Reizkolon oder entzündlichen Erkrankungen der Darmschleimhaut auf die Elimination unverträglicher Lebensmittel ansprechen. Übrigens wirken sich, in absteigender Reihenfolge, Weizen, Mais, Milchprodukte und Hefe am schlimmsten aus.

Ursachen des Reizkolons

Niemand weiß ganz sicher, warum ein Reizkolon in einer bestimmten Phase des Lebens auftritt, verschwindet und dann oft wiederkehrt. Handelt es sich um eine Krankheit, die durch Lebensmittelunverträglichkeiten ausgelöst wird? Oder um eine Autoimmunkrankheit? Oder um ein psychosomatisches Leiden? Vielleicht gar um eine Kombination all dieser Faktoren? Oder ist das Reizkolon gar keine einheitliche Krankheit, sondern vielmehr eine allgemeine Reaktion auf mehrere verschiedene Ursachen?

Verschiedene therapeutische Konzepte

Da beim Reizkolon so verschiedene Ursachen angenommen werden können wie Autoimmunkrankheit, Infektion mit Hefepilzen, parasitäre Erkrankungen, Fehlernährung, Nährstoffmangel, Lebensmittelunverträglichkeiten und -überempfindlichkeiten, muß es auch verschiedene therapeutische Ansätze geben. *Sowohl die Schulmediziner als auch die Komplementärmediziner setzen beim Reizkolon die therapeutischen Maßnahmen ein, die am besten wirken*. Freilich gibt es Unterschiede in den Behandlungsmethoden und wohl auch bei der Erfolgsquote. Die Komplementärmediziner stecken die Patienten nicht in eine diagnostische Schublade, um ihnen dann eine Standardtherapie zu verpassen. Vielmehr dürfte die Fahndung nach besonderen Merkmalen ihnen die Erkenntnis bescheren, daß bei etwa 60 bis 70 Prozent der Patienten mit Reizkolon wahrscheinlich eine pathologische Darmbesiedelung mit *Candida albicans* vorliegt. Wenn wir im Atkins Center bei den zytotoxischen Tests eine stark positive Candida-Reaktion finden und den Patienten gezielt gegen Candida behandeln, bessert sich das Reizkolon in dem Maße, wie wir die Hefepilzinfektion in den Griff bekommen. Wenn keine Candidosis zugrundeliegt, genügt unter Umständen bereits unser therapeutisches Basisprogramm. In jedem Fall aber führen wir eine Eliminationsdiät durch. Ich werde Ihnen nun das komplementärmedizinische Vorgehen an Beispielen demonstrieren.

Christine Stevenson

Die achtzehnjährige Christine Stevenson ist 1,63 Meter groß und wiegt 92 Pfund. Sie konsultierte mich im September 1983 mit einem voll ausgeprägten Reizkolon.

Auf die Frage, was sie zu uns geführt hatte, gab sie an, daß sie seit sechs Jahren krank sei, und obwohl sie in dieser Zeit bei vielen schulmedizinisch orientierten Ärzten und Gastroenterologen gewesen sei, habe es keiner geschafft, ihr zu helfen.

»Ich habe dauernd Schmerzen. Ich bekomme so furchtbare Leibkrämpfe, daß ich mich vor Schmerzen krümme, und das Prednison und Antibiotika, die mir die Ärzte verordnet haben, scheinen überhaupt nicht zu helfen.«

Christine litt außerdem an entsetzlicher Müdigkeit. Sie hatte übrigens gerade ein hervorragendes Abitur gemacht und wollte Medizin studieren.

Ich erkundigte mich bei Christine, ob ihr je aufgefallen sei, daß sich ihr Befinden unter bestimmten Umständen verschlechterte, und darauf antwortete sie:

»Das einzige, was ich beobachtet habe, ist, daß ich in einer unmöglichen Verfassung bin, sobald ich Prüfungen habe.«

Untersuchung und Behandlung im Atkins Center

Erwartungsgemäß ergab der Glukosetoleranztest bei Christine, daß sie eine reaktive Hypoglykämie hatte. Beim Test stieg ihr Blutzucker steil auf 120 Milligrammprozent, um dann innerhalb von drei Stunden auf 60 Milligrammprozent zu sinken. Bei Patienten mit Reizkolon ist dies ein häufiger Befund. Christine litt ferner an einer Anämie, was bei diesen Patienten ebenfalls ziemlich oft vorkommt.

Ich verordnete Christine eine Diät, die keinen Zucker, dafür aber reichlich komplexe Kohlenhydrate enthielt, und setzte das Prednison und die Antibiotika allmählich ab. Die Vitamin- und Mineralstoffsubstitution erfolgte mit Pantothensäure sowie Injektionen von Vitamin C, Kalzium, Zink und Eisen.

Bei der nächsten Konsultation eine Woche später gab Christine an, sie fühle sich erheblich besser, die Durchfälle nähmen allmählich ab, und sie habe mehr Energie.

Im Oktober begann Christine mit Sitzungen bei unserem Akupunkteur. Die chinesische Akupunktur (Stechen mit Nadeln) ist eine der Heilkünste, die in der Komplementärmedizin eine wichtige Rolle spielen. Sie beruht auf der Beeinflussung von Energieströmen durch sogenannte Meridiane (und Meridianpunkte), die jeweils bestimmten Organen entsprechen. In der Sprache der westlichen Medizin: die Akupunktur ist nützlich, um das Gleichgewicht im autonomen (oder vegetativen) Nervensystem wiederherzustellen. Da dieses Nervensystem auch die Verdauungsorgane einschließlich des Kolons steuert, hat sich die Akupunkturtherapie beim Reizkolon oft bewährt. Christine erhielt eine Serie von zehn Akupunkturbehandlungen. Bereits nach der dritten hörten die Spasmen auf, sie hatte weniger Schmerzen, und die durchfallartigen Stuhlentleerungen wurden etwas seltener. Mein Assistent verabreichte ihr ergänzend zur Akupunktur ein Gemisch aus gefriergetrockneten chinesischen Päonien und Zimt.

Nach der siebten Behandlung stellte sich Christine bei mir zur Kontrolluntersuchung vor. Sie lachte über's ganze Gesicht und erzählte mir, um wieviel besser es ihr ging.

»Herr Doktor Atkins, Sie können sich nicht vorstellen, was bei mir los ist. Ich habe zwar immer noch Durchfall, aber längst nicht mehr so schlimm. Der Stuhlgang ist nicht mehr bloß Wasser, meine Schmerzen sind fast verschwunden, und ich bekomme kaum noch Krämpfe. Ich fühle mich einfach wesentlich wohler.«

Nach der zehnten Akupunktursitzung litt Christine nicht mehr an Spasmen, Schmerzen oder Durchfällen, außer bei Prüfungen. *»Während ich mich auf die Prüfungen vorbereite, geht es mir prima, und ich weiß, daß ich den Stoff beherrsche. Sogar am Abend vorher geht's mir noch gut, aber wenn ich morgens aufstehe und dann zu den Prüfungen gehe, dann bekomme ich wieder echte Probleme.«*

Das klingt gut. Weniger erfreulich ist, daß Christine nicht geheilt wurde. Von Zeit zu Zeit sucht sie unser Zentrum auf, weil sie einen Rückfall hat. Diese Rückfälle treten immer dann auf, wenn sie Diätsünden begeht. Immer wenn sie *Zucker* ißt, geht es ihr schlecht – ein weiterer Beleg dafür, was die meisten Zivilisationskrankheiten verursacht.

Margaret Corrigan

»Ich lebe ganz elend. Ich kann nichts essen. Ich kann mir nichts vornehmen. Ich kann nicht unter Menschen gehen. Ich bring' mich um, wenn Sie mir nicht helfen können.«

Zum erstenmal kam Margaret Corrigan am 22. Januar 1985 zu uns ins Zentrum. Ärzte am Columbia Presbyterian Hospital hatten vor zehn Jahren eine Entzündung des Ileums (Crohn-Krankheit) bei ihr diagnostiziert und sie seither behandelt. Margaret erklärte, sie sei zu mir gekommen, weil sich ihr Krankheitsbild so verschlechtert habe, daß sie irgend etwas anderes versuchen mußte.

Sie gab an, ihre Krankheit habe sich während des letzten halben Jahres »unglaublich« verschlimmert: Krämpfe, Durchfall, Schweißausbrüche, Blut und Schleim im Stuhl, Übelkeit, allgemeine Schwäche, Depressionen, Kopfschmerzen sowie Rücken- und Gelenkschmerzen.

Die Ärzte hatten ihr in den vergangenen zehn Jahren ständig Medikamente für ihre Krankheit verschrieben. Als sie zu uns kam, nahm sie täglich 15 Milligramm Prednison und 6 Azulfidine®-Tabletten (ein Sulfonamid).

Bei einer Körpergröße von 1,65 Meter brachte Margaret 55 Kilogramm auf die Waage. Die Nebenwirkungen der Arzneitherapie waren schmerzhaft deutlich: Mondgesicht, dicke Pickel im Gesicht und auf den Händen sowie eine Bindehautentzündung.

Aus Margarets Krankengeschichte ging hervor, daß man ihr 1973 den Blinddarm entfernt und ihr bei diesem Eingriff hohe Dosen Antibiotika verabreicht hatte. Ein Jahr später bekam sie Lebensmittelallergien, speziell gegen Kakao, Zitrusfrüchte und grünes Gemüse. Und 1975, sie war gerade 22 Jahre alt, hatte sie zum erstenmal eine Ileitis. Von da an hatte sie ständige Attacken.

Für mich lag es auf der Hand, daß ein Kausalzusammenhang zwischen den Antibiotika und den Lebensmittelunverträglichkeiten und der schließlichen Darmerkrankung bestand. Ich vermutete stark, daß bei Margaret die physiologische *Candida-albicans*-Besiedlung aus dem Takt geraten und das irritable Darmsyndrom das Hauptsymptom war. Sofort setzte ich das Sulfonamid und im Verlauf der nächsten sechs Monate ausschleichend auch das Prednison ab.

Bei der ersten Untersuchung war die Indikanprobe positiv, was besagt, daß Margaret an einer Nahrungsverwertungsstörung litt. Die zytotoxischen Tests ergaben das klassische Candida-Profil: hohe Empfindlichkeit gegen Bierhefe und alle fermentierten Lebensmittel (zum Beispiel Pilze, Essig, Senf), ferner gegen Weizen und andere Getreide, gar nicht zu reden natürlich von *Candida albicans*. Die Glukosetoleranzkurve verlief abgeflacht, was die ständigen Depressionen der Patientin erklärte. Der Folsäurespiegel war erniedrigt, die Zahl der roten Blutkörperchen im unteren Grenzbereich, was eine Nebenwirkung der Antibiotikabehandlung sein mochte. Ein Folsäuremangel ist das häufigste Defizit bei Patienten mit Ileitis. Die Haaranalyse ergab niedrige Selen-, Chrom- und Zink-Werte, aber einen erhöhten Kupfergehalt.

Behandlung

Margarets Organismus mußte gekräftigt werden, während wir die Darmkrankheit und die Überwucherung mit *Candida albicans* behandelten. Ich verordnete die Antioxidantien-Rezeptur, Nachtkerzenöl, Zink, Mangan, Magnesium, Kalzium, 400 I.E. Vitamin E, Biflavonoide, die Vitamine C, B_{12}, Pangamsäure und Folsäure. Außerdem setzte ich Margaret auf eine kohlenhydratarme Rotationsdiät. (Bei der sogenannten Rotationsdiät wird kein Lebensmittel vor Ablauf von vier Tagen wiederholt: dadurch kann man leichter herausfinden, auf welche Lebensmittel ein Patient überempfindlich reagiert. Natürlich schlossen wir von vornherein Lebensmittel aus, von denen wir wußten, daß Margaret gegen sie allergisch war.)

Akupunktur

Am 12. Februar fand die erste Sitzung bei unserem Akupunkteur statt. In den darauffolgenden fünf Monaten wurde Margaret einmal wöchentlich akupunktiert, und sie befolgte die verordnete Diät- und Nährstoffbehandlung. Um die Durchfälle zu beheben, gab ihr der Akupunkteur Acidophiluskulturen, die nicht aus Milch gewonnen wurden (Milch verursachte bei Margaret Durchfall), und ein Gemisch chinesischer Heilkräuter. Ende April war Margaret wieder kräftiger und energiegeladen, und sämtliche Symptome hatten sich deutlich gebessert.

Anticandida-Diät

Im Juni begannen wir, Margarets Candidosis einleitend mit den chinesischen Kräutern Ginseng und Tang kuei zu behandeln. Bald wurden sie durch homöopathische Arzneimittel und schließlich Kaprylsäure ergänzt. Sie strahlte, als sie zur Nachuntersuchung kam.

»Meine Kopfschmerzen sind weg. Ich habe keine Krämpfe mehr. Außerdem macht mir meine Periode keine Beschwerden mehr wie früher, und ich bekomme auch keine Durchfälle. Das passiert mir bloß, wenn ich die Diät nicht einhalte.«

Ich wies Margaret darauf hin, daß dies der Beweis für ihre Besserung war und daß sie von jetzt an selbst für ihren Zustand verantwortlich war.

Bis August behandelten wir die Candidosis weiter. Um diese Zeit berichtete Margaret:

»Ich fühle mich phantastisch. Ich habe jetzt immer unheimlichen Appetit. Ich esse drei große Mahlzeiten am Tag und bin zwischendurch ständig am Naschen. Ich habe zehn Pfund zugenommen. Ich bin so glücklich! Ich gehe sogar wieder unter Menschen. Seit ich von diesem Prednison runter bin, weiß ich wieder, daß ich eine attraktive Frau bin und nicht dieses pickelige, mondgesichtige, aufgeschwemmte Geschöpf, das ursprünglich zu Ihnen kam.«

Was diese beiden Krankengeschichten zeigen

Die Krankengeschichten von Margaret und Christine sind zwei ganz typische Beispiele aus meinen Akten. Unseren statistischen Auswertungen zufolge erzielen wir mit unseren therapeutischen Maßnahmen eine Besserungsrate von 80 Prozent, und dies bei einem Krankengut, das vorrangig die Mißerfolge anderer Ärzte repräsentiert.

Diagnose

Unser diagnostisches Vorgehen umfaßt zunächst einen Glukosetoleranztest, eine Indikanprobe und eine Untersuchung mit der Heidelberger Kapsel sowie vor allem die zytotoxischen Untersuchungen. Mit dem zytotoxischen Test wird nach nichtallergischen Lebensmittelunverträglichkeiten gefahndet und bestimmt, in welchem Ausmaß die Überempfindlichkeit gegenüber bestimmten Lebensmitteln die Leukozyten beeinträchtigt. Dieser Test ist unentbehrlich, um die diätetischen Richtlinien für einen Patienten aufzustellen. In Margarets Fall klärte er nicht nur, gegen welche Lebensmittel sie eine Intoleranz hatte, sondern bestätigte auch unseren Verdacht, daß die Patientin, wahrscheinlich infolge der häufigen Antibiotikagaben, mit Hefen infiziert war.

Bei jedem Patienten mit der Verdachtsdiagnose »Reizkolon« ist die Magenuntersuchung der erste Schritt zur Diagnose. Die Komplementärmedizin legt stets größten Wert darauf, die Ursachen einer Erkrankung herauszufinden. Beim Reizkolon findet sich die Schädigung zwar im Darm, aber die Ursache kann anderswo liegen. Angenommen, eine der Ursachen einer Darmfunktionsstörung ist, daß ungenügend verdaute Nahrungspartikel in den Verdauungstrakt gelangen; dann muß selbstverständlich der Magen untersucht werden, wenn man der Sache auf den Grund gehen will. Und genau dort beginnen wir mit unserer Untersuchung, indem wir eine Indikanprobe machen oder/und die Heidelberger Kapsel anwenden. Bekanntlich wird mit der Heidelberger Kapsel die Magensäureproduktion gemessen. Eine positive Indikanprobe weist auf unvollständige Nahrungsverwertung hin. Bei Christine wie auch bei Margaret fiel die Indikanprobe positiv aus.

Behandlung

Die verschiedenen möglichen Ursachen des Reizkolons können mitunter die Behandlung ziemlich erschweren. Sowohl Margaret wie auch Christine waren sechs bzw. zehn Jahre lang in angesehenen konventionellen Kliniken behandelt worden, freilich mit mäßigem Erfolg. Für einen Schulmediziner ist die Behandlung des Reizkolons problematisch, weil er sich auf wenige therapeutische Optionen beschränkt. Außerdem gibt es Krankheiten, die Symptome eines Reizkolons verursachen. Beispielsweise können parasitäre Erkrankungen leicht ein Reizkolon vortäuschen. Die Verwirrung wird noch dadurch vergrößert, daß man, wenn außer den üblichen Stuhlproben ein direkter Abstrich von der Rektumschleimhaut untersucht wird, bei etwa der Hälfte der Patienten mit Reizkolon, deren Erkrankung schon durch starken Candida-Befall kompliziert wird, auch Parasiten findet, hauptsächlich *Entamoeba histolytica* und *Giardia lamblia*. Deswegen ist man nie hundertprozentig sicher, welche Faktoren gemeinsam bewirken, daß das Kolon »verrückt spielt«.

Eine sechsteiliges Therapieprogramm

Da ein Reizkolon durch viele Faktoren verursacht werden kann, bedient sich auch unser Behandlungsprogramm verschiedener Ansätze. Die Grundbehandlung gliedert sich in sechs Maßnahmen:

1. Wo nötig, werden Medikamente abgesetzt.
2. Lebensmittel, auf die der Patient überempfindlich reagiert, werden gestrichen.
3. Der Patient erhält eine Diät, die den Blutzuckerspiegel reguliert.
4. Der Darm wird gereinigt und saniert.
5. Der Patient wird mit zusätzlichen Nährstoffen behandelt.
6. Bei Befall mit pathogenen Keimen wird eine gezielte »kurative« Behandlung durchgeführt.

Absetzen von Medikamenten

Falls Sie nicht gerade an dieser Stelle zu lesen beginnen, wissen Sie bereits, daß mein therapeutisches Handeln zunächst darin besteht, bisher genommene Medikamente möglichst abzusetzen. Beim Reizkolon bedeutet dies, Prednison und andere Steroide ausschleichend immer niedriger zu dosieren und, falls der Patient auf unsere Behandlung anspricht, ganz abzusetzen. Diese Arzneimittelgruppe birgt so enorme Risiken, daß sich alle Ärzte, orthodoxe wie alternative, darüber ausnahmsweise einig sind. Auch das schwer resorbierbare Sulfonamid Azulfidine®, das üblicherweise bei Reizkolon verordnet wird, kann eine ganze Reihe schwerer Nebenwirkungen herbeiführen und schwächt darüber hinaus die Wirkung der Folsäure. Folsäure wiederum ist eine therapeutisch sehr wirksame Substanz bei chronischer Diarrhö (siehe Seite 272). Antibiotika, die ebenfalls beim Reizkolon eingesetzt werden, können sogar bei jener Mehrheit von Patienten, bei denen ein Überwuchern von Hefepilzen an der Erkrankung beteiligt ist, wie zum Beispiel bei Margaret, kontraindiziert sein.

Ernährungsumstellung

Sie wissen nun, daß es sich beim Reizkolon tatsächlich um eine ernährungsbedingte Erkrankung handelt. Klinisch am besten untersucht ist dabei eindeutig der Zusammenhang mit Lebensmittelintoleranzen.

Bei den Patienten, die das Atkins Center aufsuchen, wird stets der Blutzuckerspiegel untersucht und mit einer zuckerfreien Diät zur Norm zurückgeführt. Es ist kein Zufall, daß bei den beiden Frauen, deren Krankengeschichten ich in diesem Kapitel kurz geschildert habe, eine Zuckerstörung nachgewiesen wurde; denn sie findet sich bei den meisten Patienten, die an einem Reizkolon leiden. Übrigens besteht der häufigste Diätfehler, der das Krankheitsbild wieder aufflackern läßt, weniger darin, daß die Patienten unerlaubterweise unverträgliche Lebensmittel essen, als im Verzehr von Zucker, wie es bei Christine der Fall war.

In meiner Ablehnung des Zuckers wurde ich schon 1976 durch meinen Kollegen D. S. GRIMES unterstützt, der sich in der amerikanischen Ärztezeitschrift *Lancet* dahingehend äußerte, daß eine zuckerreiche Ernährung für das Reizkolon ursächlich mitverantwortlich sei, indem sie Spasmen der glatten Muskulatur des Darms auslöst, die er wiederum auf den stark verringerten Ballaststoffanteil dieser Kostform zurückführte. Patienten, die an der Crohn-Krankheit leiden, verzehren oft viel mehr Zucker als Patienten mit anderen chronischen Darmkrankheiten. Vielleicht ist dies der Grund, warum deutsche Mediziner in einer randomisierten kontrollierten Studie bei 80 Prozent ihrer Patienten mit Crohn-Krankheit durch eine Diät, die keine raffinierten Zucker erlaubte, eine symptomatische Besserung erzielen konnten.

Kohlenhydratarme Ernährung und Darmperistaltik

Was geschieht nun, wenn der Zucker gestrichen wird, um die Gesamtzufuhr an Kohlenhydraten zu senken? Bei Patienten mit Reizkolon hat die kohlenhydratarme Kost den Vorteil, daß die Darmperistaltik verlangsamt wird. Dieser Effekt kann andererseits auch ein Nachteil sein. Die Verlangsamung der Darmbewegungen, die für Menschen mit Diarrhö ein wahrer Segen sein kann, wirkt sich bei denen, die an Darmträgheit leiden, durchaus nachteilig aus, so daß bei ihnen mit Faser- oder anderen Ballaststoffen nachgeholfen werden muß.

Hilft die Darmreinigung?

Bei den Naturheilkundigen, die in der Anhäufung von Giftstoffen im Kolon die Ursache der meisten Krankheiten erblickten, hat die Darmreinigung eine lange Tradition. Bedauerlicherweise hat die Schulmedizin diese Vorstellung immer skeptisch betrachtet. Im allgemeinen lehnte sie die Idee der Darmreinigung ab. Inzwischen vertreten aber nicht nur Komplementärmediziner die Auffassung, daß regelmäßiger Stuhlgang (Darmhygiene) eine wesentliche Voraussetzung unserer Gesundheit ist. Seit Jahren haben erfahrene Therapeuten in der Überzeugung, daß der Gehalt an systemischen Toxinen mit der Anhäufung stickstoffhaltiger übelriechender Abfallstoffe im Darm zunimmt, natürliche Mittel für die Reinigung des Darms angewandt.

Um diese »Darmentgiftung« durchzuführen, wurden beispielsweise Kaffeeklistiere, Saftfasten, hochdosierte oder Langzeitgaben von sogenannten *Flohsamen* (Psyllii semen) und adsorbierende, stark quellende Tone wie zum Beispiel Bentonit verwendet.

Ich verordne den meisten meiner Reizkolonpatienten zur Darmreinigung entweder Flohsamen oder Bentonit oder beide Mittel in Form von Handelspräparaten, die außerdem Pflaumenkonzentrat, Aloe vera, Beinwellpulver (Symphytum officinale), Natriumalginat, Selleriepulver, Acidophiluskulturen (Lactobacillus), Papain, Leinsamen, Alfalfa, Vitamin C und Knoblauch enthalten können.

Ergänzende Nährstoffe bei Reizkolon

Grundsätzlich erhält jeder Patient bei uns einen Diätfahrplan, in dem auch die verordneten Nährstoffe aufgeführt sind. Nachdem die Grundversorgung der Patienten, die an Reizkolon leiden, durch das Basistherapeutikum sichergestellt ist und Vitamin- und Mineralstoffmängel behoben sind, verschreibe ich ihnen noch bestimmte Nährstoffe speziell für das Reizkolon.

An oberster Stelle steht dabei die Pantothensäure. Sie ist der Nährstoff, der vor allem bei Nebennierenrindeninsuffizienz benötigt wird, und kann Prednison bis zu einem gewissen Grad ersetzen, so daß sie bei dieser Erkrankung eine tiefgreifende Besserung bewirkt. Pantothensäure ist eine Vorstufe von Koenzym A, dessen Konzentration in der Darmschleimhaut von Kolitispatienten deutlich vermindert ist, selbst wenn die Pantothensäurespiegel normal sind.

Folsäure

Unsere Patienten erhalten außerdem Folsäure, da sie bei Patienten mit chronischer Diarrhö in relativ hohen Dosen die Darmfunktion zu normalisieren vermag. 40 bis 80 Milligramm Folsäure täglich sind eine wirksame Dosierung. Die meisten Reizkolonpatienten haben einen niedrigen Folsäurespiegel, erst recht, wenn sie mit Sulfasalazin behandelt wurden.

Andere Nährstoffe

Als Schleimhautschutz verordnen wir auch Vitamin A. Untersuchungen ergaben, daß Patienten mit Kolitis oral zugeführtes Vitamin A schlechter resorbieren und daß Patienten mit Crohn-Krankheit niedrigere Vitamin-A-Blutspiegel haben als Gesunde. Weltweit wurde festgestellt, daß bei entzündlichen Darmerkrankungen ein Mangel vor allem an dem Mineralstoff Zink, aber auch an Magnesium, Kalzium und Selen besteht. Zink spielt eine wesentliche Rolle bei der Magensäureproduktion, die beim Reizkolon häufig beeinträchtigt ist. (Sie erinnern sich, daß wir bei Margaret Corrigan eine unvollständige Nahrungsverwertung feststellten; meist weist dies auf eine zu geringe Magensäureproduktion hin. Um Salzsäure produzieren zu können, benötigen die Belegzellen des Magens das *zink*haltige Enzym Carboanhydrase.) Ich achte nach Möglichkeit darauf, daß diese Mineralstoffe im Rahmen der zusätzlichen Nährstofftherapie verabreicht werden.

Reizkolon und Autoimmunreaktion

Wie ich bereits sagte, hat das Reizkolon wahrscheinlich so viele Ursachen, daß wir *die* Ursache dieses Leidens nicht kennen; allerdings interessiert sich die Fachwelt zunehmend für die Auffassung, daß eine Autoimmunreaktion ursächlich beteiligt sein könnte. Im vorigen Kapitel war davon die Rede, wie wertvoll das Nährstoffgemisch Kalzium-EAP als Schutz gegen eine Autoimmunreaktion ist. Dementsprechend verabreichen wir diese Verbindung oft auch unseren Patienten, die an Reizkolon leiden, nach dem gleichen Dosierungsschema wie bei der multiplen Sklerose.

Akupunktur und Heilkräuter

Wir wenden die Akupunktur und chinesische Heilkräuter gemeinsam an. Ziel dieser Behandlung ist es, die verschiedenen Organsysteme, die aus dem Gleichgewicht geraten sind und dadurch Krankheiten verursachen, zur funktionellen Norm zurückzuführen. In den beiden vorbeschriebenen Fällen stimulierte mein Assistent die Akupunkturpunkte, die einen Bezug zur Magensäurebildung, zu neuromuskulären Reaktionen und dem Gleichgewicht der Verdauungsorgane haben.

Die Bedeutung der Akupunktur

In vieler Hinsicht rundet der Erfolg der Akupunktur bei dieser Krankheit das Bild der Komplementärmedizin ab. Bevor ich ins Detail gehe, muß ich Ihnen über unsere Erfolge berichten, die wir mit Zahlen belegen können. Bei mehr als 80 Prozent unserer Patienten mit Reizkolon oder Crohn-Krankheit besserte sich das Krankheitsbild, oft in dem Umfang wie bei Christine und Margaret, so daß die Patienten nicht mehr unserer Hilfe bedurften. Allerdings muß ich gestehen, daß wir dieses Ergebnis ohne die Mitarbeit meines Assistenten DAN DUNPHY nicht erzielt hätten, der ein so fähiger Akupunkteur ist, daß die Akupunktur oft therapeutisch wirksamer war als Diät und Nährstofftherapie. Überlegen wir, was dies bedeutet. Mein Postulat »Ein guter Arzt tut nichts für Sie; er lehrt Sie bloß, was Sie selbst für sich tun können« kann hier sicher nicht angewandt werden. In diesem Fall ist der Arzt als Heiler, als Handaufleger die heilende Kraft. Die Komplementärmedizin wird der somit ersichtlichen zweifachen Aufgabe des Arztes als Lehrer und als Heiler gerecht. Ich baue darauf, daß einfühlsame Ärzte, auch Krankenhausärzte, dies als das Ideal ärztlichen Handelns begreifen.

Die Schwierigkeit der Beweisführung

Nehmen wir einmal an, Dan Dunphy wäre ein noch hervorragenderer Könner, als er bereits ist, und erzielte einen hundertprozentigen Behandlungserfolg. Die Patienten würden sich ungeachtet der ursprünglichen Schwere oder Chronizität ihrer Krankheit nach einigen erfolgreichen therapeutischen Sitzungen in alle Winde zerstreuen. Wie könnte ich meinen Berufskollegen und der Welt beweisen, daß die Behandlung wirksam ist?

Unter den derzeit geltenden Beweiskriterien ist keines, das die Interaktion zwischen einem geschickten Therapeuten und seinem Patienten berücksichtigt. Es ist völlig unmöglich, unser Therapieprogramm im Doppelblindversuch zu testen. Manchmal werden im Bereich der Schulmedizin entsprechende Versuchsanordnungen von inkompetenten Skeptikern getestet und ihre negativen Ergebnisse, wenn es gerade politisch opportun ist, publiziert, um die alternativen Therapien zu diskriminieren. Und so kann die Schulmedizin weiterhin Erfolge der Komplementärmedizin als »unbewiesene Therapie« abtun und fortfahren, Prednison, Sulfonamide, Antibiotika und Spasmolytika zu verschreiben und Kolostomien anzulegen.

22. Kapitel

Rheumatoide Arthritis: Chance für den Wirkungsnachweis

Wenn es eine Krankheit gibt, an der man besonders gut die Wirksamkeit therapeutischer Maßnahmen beurteilen kann, ist dies vor vielen anderen die rheumatoide Arthritis, die wegen ihres chronischen und verwirrenden Verlaufs allen Versuchen einer Behandlung trotzen kann.

Der Begriff rheumatoide Arthritis steht eigentlich für eine Reihe krankhafter Veränderungen an den Gelenken und ist das optimale Feld, um die Wirksamkeit einer Therapie zu prüfen. Die rheumatoide Arthritis weist ähnliche Merkmale auf wie die meisten der hier besprochenen Krankheiten. Sie ist sehr verbreitet, verläuft chronisch, und es sind Faktoren wie Allergie, Autoimmunreaktion, pathogene Mikroorganismen und freie Radikale beteiligt; es besteht ferner ein Zusammenhang mit der Ernährung, Nährstoffversorgung und Umwelteinflüssen. Arthritis ist eine deprimierende, schmerzhafte degenerative Erkrankung, die zu schwerster Behinderung führen kann.

Die übliche Behandlung besteht in einer mit schweren Nebenwirkungen belasteten, symptomatischen Pharmakotherapie und – viel zu oft sehr vernachlässigten – physiotherapeutischen Maßnahmen.

Komplementärmedizinische Behandlung ist besser

Fast alle Patienten, deren rheumatoide Arthritis nach orthodoxen Regeln wenig erfolgreich behandelt wurde, erfahren eine gewisse Besserung ihres Leidens, wenn sie sich unserer komplementärmedizinischen Behandlung unterziehen. In einer Crossover-Studie unserer Therapie lassen sich keine vergleichbar guten Ergebnisse erzielen, denn dazu müßte die Vergleichstherapie besser sein. (Unter *Crossover* versteht man eine Prüfmethode, bei der zwei verschiedene Therapien nacheinander am gleichen Krankengut beurteilt werden.) Die tabellarische Auswertung, die wir kürzlich bei einer Gruppe von Patienten mit rheumatoider Arthritis vornahmen, mag Ihnen einen Eindruck vermitteln, wie erfolgreich wir arbeiten. Fünfzig Patienten wurden nach unserem komplementärmedizinischen Konzept behandelt. Von diesen zeigten 38 eine echte Besserung um 20 Prozent oder mehr (Abnahme der Schmerzen und des Medikamentenverbrauchs); bei 8 Patienten trat eine leichte Besserung (um weniger als 20 Prozent) ein oder der Verlauf war wechselhaft, und bei 4 Patienten verschlechterte sich der Zustand. Für die Schulmedizin beweist das allerdings gar nichts. Gerade bei der rheumatoiden Arthritis aber ist es praktisch unmöglich, irgendwas zu beweisen. Unsere Ergebnisse belegen jedoch überzeugend, daß unser Behandlungskonzept schon insofern einen Versuch wert ist, als es im Gegensatz zu der schulmedizinisch »empfohlenen« Arthritisbehandlung keinerlei unerwünschte Nebenwirkungen erzeugt.

Ich möchte unser Vorgehen an zwei Fallgeschichten aus unserem Krankengut illustrieren. Aber auch aus nur einer Fallgeschichte kann man schon eine Menge lernen.

Maria Diamante

»Ich versuche, nicht zurückzudenken, aber manchmal frage ich mich, wie es mir heute ginge, wenn ich gleich beim Ausbruch meiner Krankheit zu Ihnen gekommen wäre, statt zu anderen Ärzten zu laufen.«

Die 55jährige Maria Diamante litt an rheumatoider Arthritis und suchte uns deswegen im Oktober 1983 im Atkins Center auf. Als sie mein Sprechzimmer betrat, war es offensichtlich, daß sie starke Schmerzen hatte und kaum laufen konnte. Bei einer Größe von 1,55 Meter wog sie 76 Kilogramm und hatte das typische Aussehen der überbehandelten Rheumakranken.

Vorgeschichte

Vor Jahren erkrankte sie nach zwei chirurgischen Eingriffen (eine Gallenblasen- und eine Schilddrüsenoperation) an einer Bursitis in beiden Schultern, die mit Kortisonspritzen behandelt wurde. Kurz danach klagte sie über arthritische Schmerzen in allen Gelenken. Dagegen verschrieben ihr die Ärzte unter anderem Indometacin (ein nichtsteroidales entzündungshemmendes Medikament = NSAID) und Goldinjektionen. Keines der Medikamente brachte eine Besserung, und bald legte man Maria nahe, sich operieren zu lassen.

Die Chirurgen setzten Maria 1978 zwei neue Hüftgelenke ein, und vier Jahre später wurden auch die Kniegelenke ersetzt. Das war aber noch nicht genug. Maria hatte weiterhin Schmerzen. Als nächstes wurden die beiden Großzehengrundgelenke und das rechte Handgelenk operiert.

Da es nicht gelang, durch diese »radikale Intervention« (so bezeichnen Ärzte derartige chirurgische Eingriffe) den Verlauf der Arthritis bei Maria zu verlangsamen, wurde sie wieder routinemäßig medikamentös behandelt. Als Maria zu mir in die Sprechstunde kam, nahm sie Aspirin®, Naprosyn® (NSAID), Prednison und Hydrochlorothiazid, ein Diuretikum, das die Nebenwirkungen des NSAID und des Prednisons beseitigen sollte.

Diagnostisches Vorgehen im Atkins Center

Unsere medizinische Untersuchung ergab erwartungsgemäß eine erhöhte Blutkörperchensenkungsgeschwindigkeit; außerdem waren einige Rheumafaktoren positiv. In Übereinstimmung mit früheren Befunden wurden eine Anämie und erhöhte Werte der alkalischen Phosphatase festgestellt (in Knochen und Leber gebildetes Enzym; bei Knochenerkrankungen erhöhte Serumspiegel). Wir machten einen Glukosetoleranztest. Marias Blutzuckerspiegel zeigte heftige Schwankungen, von 76 stieg er bis zum Ende der ersten Stunde auf 215 und sank auf 43 in der vierten Stunde, worauf der Test abgebrochen wurde, weil die Patientin sich schwach und benommen fühlte. Der Befund einer Hypoglykämie bei gleichzeitig hohem Insulinspiegel sagte mir, daß Marias Kohlenhydratstoffwechsel gestört war. Außerdem ergab die Haaranalyse einen Eisenmangel.

Die Behandlung im Atkins Center

Unverzüglich stellten wir für Maria ein Behandlungsprogramm zusammen. Zuerst wurden das Schmerzmittel Aspirin® und das Diuretikum abgesetzt. Sodann wurden Nachtschattengewächse (Tomaten, Kartoffeln, Paprika, Peperoni, Auberginen, auch Tabak) von der Speisekarte gestrichen; denn es ist bekannt, daß die Vertreter dieser Pflanzenfamilie eine Arthritis verschlimmern können. Neben diesen diätetischen Einschränkungen wurde unsere kohlenhydratarme Standarddiät verordnet, mit der außerdem einige sehr nachteilig wirkende, unverträgliche Lebensmittel eliminiert werden sollten.

Ergänzende Nährstoffzufuhr

Ich verordnete Maria unsere Rezeptur gegen rheumatoide Arthritis und zusätzlich Superoxiddismutase (SOD) und Pantothensäure. Im zweiten Behandlungsmonat erhielt sie eine Infusionsserie mit 40 g Vitamin C sowie 5 Kubikzentimeter Vitamin-B-Komplex, Vitamin B_6, Folsäure, Mangan und Magnesium. Außerdem schluckte sie täglich Bromelain (eiweißspaltendes Enzym aus Ananas), dreimal einen Teelöffel Askorbinsäurepulver (Vitamin C) und abends Niacin. Bis zum dritten Monat der Behandlung hatte Maria sechs Vitamininfusionen bekommen. Sie fühlte sich kräftiger und war aktiver.

Medikamentenentzug

Ich hatte den Eindruck, daß sich Marias Zustand schneller bessern würde, wenn es gelänge, sämtliche Medikamente bei ihr abzusetzen. Dies sollte aber ausschleichend erfolgen, um ihrem Organismus keine extremen Belastungen zuzumuten. Während Naprosyn® und Prednison immer niedriger dosiert wurden, machte ihre Besserung zusehends Fortschritte. Im Februar waren ihre Beschwerden bis auf ein gewisses Taubheitsgefühl und ein Brennen in den Gelenken abgeklungen. Die Schmerzen hatten aufgehört.

Ergebnis der Nährstofftherapie

Im März war die Patientin nicht wiederzuerkennen. Fußknöchel und Handgelenke waren praktisch schmerzfrei. Marias nicht operierte Hand war viel beweglicher und schmerzfrei geworden, und sie hatte 10 Kilogramm abgenommen. Bei jeder Nachuntersuchung zeigte sich, daß die Besserung weiterhin fortschritt. 1984 bemerkte sie:

»Als ich Sie zum erstenmal konsultierte, konnte ich kaum laufen. Darüber denke ich heute gar nicht nach, sondern ich laufe einfach, ohne Schmerzen zu spüren. Ich kann sogar heben und meinen rechten Arm gebrauchen. Ich fühle mich richtig wohl. Im vergangenen Monat habe ich mir die Schulter gebrochen und mußte ins Krankenhaus. Die Ärzte, die mich von früher kannten, trauten ihren Augen nicht. Sie hielten mich für ein medizinisches Wunder. Sie konnten nicht fassen, daß es mir so gut geht und daß ich keine Schmerzen habe.«

Maria fühlte sich subjektiv besser und sah besser aus. Was mir besonders imponiert, ist die Tatsache, daß sie regelmäßig zur Kontrolle zu uns kommt, so daß sich die Besserung in den fünf Jahren nach der ersten Konsultation weiter stabilisieren konnte. Vergleichen Sie dieses Ergebnis mit dem Krankheitsverlauf vorher, als immer nur vorübergehend nach der Behandlung mit dem Messer des Chirurgen eine Besserung eintrat!

Robert Kelley

»Ich kann heute völlig schmerzfrei zwei Meilen am Tag marschieren und nach Herzenslust radeln.«

Bob Kelley war einer der schwierigeren Patienten, die ich zu behandeln hatte, weil ihn vorher ein äußerst kompetenter alternativer Arzt betreut hatte. Bob war ein 66jähriger pensionierter Ingenieur. Er litt an schweren, in beide Knie einschießenden Schmerzen.

Vorgeschichte

Er befolgte bereits eine vernünftige Diät, und da sein alternativer Doktor ihm eine intravenöse Vitamin- und Mineralstoffbehandlung hatte angedeihen lassen, war sein allgemeiner Gesundheitszustand gut. In Bobs Krankengeschichte fanden sich aber einige ernste Probleme: Er hatte 1959 einen Herzinfarkt erlitten und sich 1976 einer koronaren Bypassoperation unterzogen. Da Bob daran gelegen war, sich möglichst vollständig von der Herzoperation zu erholen, hatte er einen in der Nährstofftherapie erfahrenen Arzt konsultiert.

Bob litt zwar an einer Arthritis, aber seine Hauptsorge hatte seinem Herzen und seinem allgemeinen Gesundheitszustand gegolten. Man hatte ihm erklärt, daß er sich viel bewegen müsse, um nach der Herzoperation gesund zu bleiben. Deswegen ging er viel spazieren; er lief täglich zwei Meilen. Inzwischen war aber das Gehen für ihn zur Qual geworden. Bob ängstigte sich, daß ein Mangel an Bewegung sich nachteilig auf seine Herzfunktion auswirken könnte. Diese Angst verursachte zusätzlichen Streß, der wiederum sein Herz-Kreislauf-System beeinträchtigte.

Bedauerlicherweise sprach er auf die therapeutischen Maßnahmen seines alternativen Arztes nicht an und wandte sich deswegen an das Atkins Center.

Das Atkins Center greift ein

Bob unterzog sich unserer Standarduntersuchung einschließlich Glukosebelastungstest, bei dem sich eine leichte Hypoglykämie herausstellte. Es bestand danach kein Anlaß, seine bisherige vernünftige Ernährungsweise zu ändern. Statt dessen konzentrierten wir uns auf die zytotoxische Untersuchung, und dabei fanden wir, daß Bob überempfindlich auf Nachtschattengewächse, Hefe, Käse, Weizen, Pilze, Brokkoli, Karotten, Orangen und Weinessig reagierte.

Behandlung

Bob erhielt die Nährstoffrezeptur gegen Arthritis und darüber hinaus nur Vitamin C, zusätzliche Vitamin-E-Gaben sowie Dorschlebertran. Die Lebensmittel, gegen die er empfindlich war, wurden vom Ernährungsplan gestrichen, und wir trugen ihm auf, seine Lebensmittelunverträglichkeiten auszutesten. Zu diesem Zweck sollte er in den kommenden Wochen in Abständen jeweils geringe Mengen der verdächtigten Lebensmittel verzehren. Bereits eine Woche, nachdem die Unverträglichkeiten erkannt waren, und Bob auf die entsprechenden Lebensmittel verzichtet hatte, waren die Beschwerden beim Gehen nur noch geringfügig. Allerdings machte er seit den Tests die Erfahrung, daß er regelmäßig Schmerzen in den Knien bekam, wenn er eines der unverträglichen Lebensmittel verzehrte. Nachdem er zwei Wochen lang keine unverträglichen Lebensmittel mehr gegessen hatte, hörten seine Schmerzen auf und kehrten seither nicht wieder.

Als er letzthin zu einer Kontrolluntersuchung kam, betrat er mit elastischen Schritten mein Sprechzimmer.

»Jetzt sorge ich mich nicht mehr; denn ich kann mein regelmäßiges Gehtraining absolvieren und weiß, daß meine Blutgefäße durchgängig bleiben werden.«

Bob marschierte nicht nur über lange Strecken, sondern neben seinem gewohnten Training radelte er noch und arbeitete in seinem Garten. Wer nicht weiß, daß der Mann eine schwere Herzoperation hinter sich hat, schätzt ihn wahrscheinlich zehn bis fünfzehn Jahre jünger. Ich kann ehrlich gesagt nicht beurteilen, ob das, was wir mit Bob getan haben, zu einer Heilung oder zu einer Remission führte, aber es geht ihm immer noch gut.

Das Geheimnis des Erfolgs

Diese beiden Fälle zeigen beispielhaft, wie wir unsere zumindest teilweisen Therapieerfolge erzielen. Wir behandeln keine zwei Patienten gleich, und doch werden alle nach dem gleichen Konzept behandelt. *Jeder erhält eine individuelle*, für ihn maßgeschneiderte Therapie. Diesem besonderen Bemühen, für jeden einzelnen Patienten den therapeutischen Durchbruch zu finden, verdankt die Komplementärmedizin ihre großen Erfolge. Doch trotz unserer Erfolge würde wahrscheinlich kaum eine der im Atkins Center angewandten Therapien einer orthodoxen Prüfung im Doppelblindversuch standhalten; denn es gibt *keine* Standardtherapie, die bei der Mehrzahl der Arthritiden wirksam wäre. Der Fehler besteht im Schubladendenken. Die Vorstellung, ein schillerndes Krankheitsbild auf eine einzige Kategorie zu begrenzen, ist auf die Arthritis nicht anwendbar, und auf viele andere Krankheiten genauso wenig. Wer richtig behandeln will, muß vor der Diagnose zuallererst die Krankheitsursachen begreifen. Wie die beiden beschriebenen Fälle zeigen, kann die Diagnose gleich sein, obwohl die Ursachen und damit auch der Schlüssel zur Therapie verschieden sind.

Komplementärmedizinische Behandlung der rheumatoiden Arthritis

Wenn Sie meinen Ausführungen bis hierher gefolgt sind, haben Sie vielleicht den Eindruck gewonnen, daß wir ganz verschiedene Leiden wie Darmerkrankungen, Kopfschmerzen oder Arthritis auf zum Teil recht ähnliche Weise behandeln. Dann haben Sie den Knackpunkt erfaßt. Beim komplementärmedizinischen Ansatz geht es darum, die Ursachen einer Störung herauszufinden und sie zu korrigieren, und zwar kann die gleiche Ursache bei verschiedenen Menschen zu verschiedenen Störungen führen. Wir werden noch erfahren, daß die Ursachen zumeist in der Fehlernährung und in den schädlichen Umwelteinflüssen unseres zwanzigsten Jahrhunderts zu suchen sind.

Bei den Arthritispatienten, aber auch bei vielen anderen, fahnden wir nach Lebensmittelunverträglichkeiten, Störungen des Zuckerstoffwechsels, Schwermetallansammlungen im Organismus, überschießendem Wachstum von Hefen oder anderen Mikroorganismen und nach Autoimmunreaktionen. Wenn die ursächlichen Faktoren erkannt sind, ist der Rest verhältnismäßig einfach. Sobald die Ursache eines Ungleichgewichts beseitigt ist, geht es dem Patienten meist besser.

Das Vorgehen der Schulmedizin

Wie anders ist dagegen doch die vollkommen symptomatische Therapie der Schulmediziner! Was die Ursachen angeht, lassen sie in der Regel allenfalls gelten, daß die Arthritis entzündlich bedingt ist. Dies führt zu einer maßlosen Anwendung von Antiphlogistika (entzündungshemmende Mittel), was zugegebenermaßen einer Ursachenbehandlung näherkommt als die Therapie mit reinen Schmerzkillern.

Was aber verursacht die Entzündung?

Wer betroffen genug ist, um eine Antwort auf diese Frage zu suchen, gilt als Quacksalber. Doch nur wer die Menschen verachtet, wird die vielversprechenden therapeutischen Möglichkeiten bekämpfen, mit denen eine Besserung dieser verkrüppelnden Krankheit erzielt werden kann. Als Quacksalberei gelten unter anderem die Eliminationsdiät bei Lebensmittelintoleranzen, die Ernährung ohne Nachtschattengewächse, die Therapie mit Vitaminen, Dorschlebertran, Homöopathie, Heilpflanzenpräparaten und Akupunktur – alles Basistherapien, auf die kein engagierter Arzt, der seinen Patienten helfen will, verzichten würde. Dagegen haben die Medikamente, die von der Schulmedizin anerkannt sind, ausnahmslos ein hohes Toxizitätspotential, und zwar nicht in Form möglicher Nebenwirkungen, sondern als direkte schädliche Wirkung. Aus diesem Grund auch muß die Behandlung von Arthritispatienten möglichst von pharmakologisch versierten Rheumatologen durchgeführt werden. Ich definiere Rheumatologen als Spezialisten für Gelenkkrankheiten, die sechs hochgiftige Präparate gleichzeitig so geschickt anzuwenden verstehen, daß die Patienten gerade noch am Leben bleiben.

Komplementärmedizinische Verfahren

Es gibt zahlreiche Formen der Arthritis und Millionen Betroffener. Da wir eine individuelle Behandlung durchführen, verfügen wir potentiell über unzählige Behandlungsmöglichkeiten. Allerdings müssen stets bestimmte therapeutische Grundregeln beachtet werden.

Da wir davon ausgehen, daß Diät die rheumatoide Arthritis günstig beeinflußt, ist bei uns die *Ernährungsumstellung oberstes Gebot.* Erstens sind raffinierte Zucker, Nachtschattengewächse, Suchtmittel sowie alle Lebensmittel zu meiden, gegen die laut zytotoxischer Untersuchung eine Unverträglichkeit besteht. Zweitens gibt es Lebensmittel, die eine Schutzwirkung gegen Arthritis entfalten, insbesondere Öle, die im Körper zu Omega-3-Fettsäuren (Lachsöl, Dorschlebertran) oder zu PGE_1 (Nachtkerzenöl und Kernöl Schwarzer Johannisbeeren) abgebaut werden.

Rheumatoide Arthritis und Ernährung

In den letzten zehn Jahren wurde eine Reihe vielversprechender Studien begonnen, die den Wert der Umstellung auf eine Ernährung belegen, bei der unverträgliche Lebensmittel ausgeschlossen werden. Skandinavische

Mediziner konnten 1979 bei der Mehrzahl ihrer Patienten mit rheumatoider Arthritis, die auf nichtsteroidale Antirheumatika (NSAID-Präparate) angewiesen waren, eine deutliche Besserung durch sieben- bis neuntägiges Saftfasten erreichen.

Später erzielte J. A. Hicklin bei 20 von 22 Patienten mit rheumatoider Arthritis eine »objektive Besserung« durch eine achtzehntägige allergenfreie Diät (nachdem Allergien ausgetestet worden waren). Und neuerdings erst wurde eine wirklich wichtige Studie von L. G. Darlington in der Fachzeitschrift *Lancet* veröffentlicht. In einem plazebokontrollierten Blindversuch wurde bei 33 von 45 Patienten mit rheumatoider Arthritis allein durch Weglassen allergener Lebensmittel eine Besserung erreicht. Ich kenne noch drei weitere Studien, die belegen, daß ein Zusammenhang zwischen Ernährung und rheumatoider Arthritis besteht. Inzwischen wurde nachgewiesen, daß nichtsteroidale Antirheumatika, die am meisten verordnete Arzneimittelgruppe, die Permeabilität der Darmwand für Lebensmittelallergene steigern. Dieser Mechanismus liegt vermutlich auch den nicht allergisch bedingten Lebensmittelintoleranzen zugrunde.

Ergänzende Nährstoffzufuhr bei Arthritis

Auf der Suche nach geeigneten Nährstoffen bei Arthritis und im Glauben an das Zusammenwirken der Nährstoffe habe ich Bände von Fachliteratur gewälzt. Schließlich habe ich eine Rezeptur entwickelt, die Vitamin B_6, Niacinamid, Pantothensäure, Paraaminobenzoesäure (PABA), Vitamin C, natürliche Flavonoide sowie Vitamin E mit Zink und Kupfer enthält. Diese einzelnen Bestandteile haben wir in eine Tablette gepackt, die wir unseren Arthritispatienten im Atkins Center verabreichen. Inzwischen wurde die Zusammensetzung der Tablette revidiert (siehe Anhang C), und zwar wurden einige Nährstoffe zugefügt und andere, die in der ebenfalls revidierten Rezeptur unseres Basistherapeutikums enthalten sind, weggelassen.

Betrachtet man die klinischen Ergebnisse, dann war diese Rezeptur erfolgreicher als alle anderen Rezepturen, die wir im Center verwenden, und trug in hohem Maße zu unserer Erfolgsrate von 92 Prozent bei. Maria und Bob erhielten diese Rezeptur als Basistherapie. Ich glaube, daß die revidierte Zusammensetzung, die zusätzlich Selen und L-Zystein sowie die doppelte Dosis Mangan enthält (vergleiche Anhang C), noch wirksamer sein wird.

Klinische Studien sind rar

In der medizinischen Fachliteratur sind ermutigende Studien zum Thema noch dünn gesät, vermutlich vor allem wegen des organisierten Widerstandes gegen die Nährstofftherapie. Immerhin wurden aber die Untersuchungen von Dr. E. C. BARTON-WRIGHT über Pantothensäure von interessierten englischen Kollegen aufgegriffen. Sie berichteten über eine Doppelblindstudie bei rheumatoider Arthritis, derzufolge Pantothensäure in einer Dosierung von 500 bis 2 000 Milligramm eine deutliche Abnahme der Morgensteifigkeit, der Schmerzen und des Grades der Behinderung herbeiführte.

Ebenfalls gibt es Studien, aus denen hervorgeht, daß Patienten mit rheumatoider Arthritis einen erniedrigten Vitamin-C-Spiegel haben. Der Wirkungsmechanismus dieses Vitamins wurde geklärt. Es muß aber noch viel mehr Forschungsarbeit geleistet werden, um die meines Erachtens recht offenkundige Wirksamkeit des Vitamin C schlüssig zu beweisen.

Kupfer und rheumatoide Arthritis

Die Erforschung der entzündungshemmenden, antiarthritischen Wirkung des Kupfers hat inzwischen unter der Ägide von JOHN R. L. SORENSEN aus Little Rock, Arkansas, sehr eindrucksvolle Fortschritte gebracht. Es scheint, daß das salizylsaure Salz des Kupfers (Kupfersalizylat) am wirksamsten ist.

Noch einmal: ungesättigte Fettsäuren

Ein wirklicher Durchbruch gelang in den achtziger Jahren bei der Erforschung der EPA-haltigen Fischöle (Eikosapentaensäure; Omega-3-Fettsäuren) und der Omega-6-Fettsäuren (Nachtkerzenöl). Inzwischen wurde nachgewiesen, daß *beide* die rheumatoide Arthritis günstig beeinflussen. In Skandinavien wurde eine kontrollierte Studie durchgeführt, bei der allerdings auf die unmoralische und unethische Vergleichsprüfung an Plazebogruppen verzichtet wurde. Die Hälfte der Patienten erhielt die Standardbehandlung mit nichtsteroidalen Antirheumatika (also eine anerkannte Standardtherapie), die andere Hälfte wurde kombiniert mit Nachtkerzenöl und den Kofaktoren Zink, Vitamin C, Niacin und Vitamin B_6 (Mittel, die auch wir vorziehen) behandelt. Beide Behandlungen zeigten sich gleich wirksam in bezug auf die Arthritis, mit dem Unterschied freilich, daß bei der zweiten Gruppe (Nährstofftherapie) keine unerwünschten Wirkungen auftraten.

Unser therapeutisches Programm

Wir verordnen unseren Patienten zusätzlich zur Antiarthritisrezeptur zirka 6 Kapseln Nachtkerzenöl, außerdem EPA und/oder Leinsamenöl, Antioxidantien, Kupfer, Superoxiddismutase, L-Histidin, Querketin, Zink oder Selen, die individuell dosiert werden.

Unsere Basistherapie bei Arthritispatienten gestaltet sich folgendermaßen: Wir beginnen mit der maßgeschneiderten Eliminationsdiät und den bereits erwähnten Nährstoffgaben. Dabei sage ich meinen Patienten gleich, daß wir noch ein As im Ärmel haben, nämlich eine Behandlung mit Injektionen durchführen können. Zu den biologischen Substanzen, die wir im Rahmen einer Spritzenkur verabreichen, zählen hohe Dosen Vitamin C (intravenös) sowie die nötigen Mineralstoffe und B-Vitamine, Kalzium-EAP (vergleiche 20. Kapitel), die Trägersubstanz DMSO (Dimethylsulfoxid; ein Antiphlogistikum, das die Zellwand sehr leicht passiert), Ozontherapie (wirkt viruzid und bakterizid und soll das Immunsystem stimulieren) und eine Reihe biologischer Heilmittel, die aus fetalen Synovialzellen (in Gelenken) gewonnen werden.

Aus dieser Liste ist zu ersehen, daß die Komplementärmediziner aus einem großen Fundus bewährter nichttoxischer und empirisch geprüfter Therapien schöpfen können.

Abschließende Beurteilung

Kaum ein Krankheitsbild kann so erfolgreich komplementärmedizinisch behandelt werden wie die rheumatoide Arthritis. Bei kaum einer Krankheit wird aber gleichwohl der Therapieerfolg von der Schulmedizin so summarisch abgestritten.

Jeder Arthritispatient, der sich der Gehirnwäsche durch die Schulmedizin entzieht, kann eine deutliche Besserung seines Leidens erfahren und sogar von den gefährlichen Medikamenten unabhängig werden, die zur Behandlung der Arthritis verwendet werden.

23. Kapitel

Krebstherapie – das Stiefkind der Schulmedizin

Der Unterschied zwischen Schulmedizin und Komplementärmedizin besteht manchmal nur darin, daß die Methoden des einen Systems denen des anderen überlegen sind. Er kann aber auch über Leben und Tod entscheiden.

Es gibt kein besseres Beispiel für das Versagen der etablierten Medizin als ihren offensichtlich erfolglosen Kampf gegen den Krebs. Und es gibt kaum ein besseres Beispiel für die Überlegenheit des komplementärmedizinischen Therapieansatzes bei dieser furchtbaren Krankheit.

Insofern dieses Buch sich mit dem Problem auseinandersetzt, ob die orthodoxe Medizin durch eine zeitgemäße Medizin ersetzt werden muß, die in dem Maße expandiert, wie sie sich verschiedene Heilverfahren aneignet, ist natürlich auch die ketzerische Frage zu stellen, ob die Schulmedizin, wenn sie den Wirkungsnachweis fordert, damit vielleicht vor allem ihre Pfründe verteidigen will.

Wie ich bereits mehrfach geäußert habe, können Fallgeschichten wertvolle Erkenntnisse und die Einsicht vermitteln, daß man eine Handlungsweise ändern muß. Und nun bitte ich Sie, eine Gewissensfrage zu beantworten: Könnte eine *einzige* Krankengeschichte Sie veranlassen, den dringenden Rat eines Krebsspezialisten in den Wind zu schlagen und sich einer Behandlung zu unterziehen, die er nicht billigt? Formulieren Sie Ihre Antwort mit Bedacht, denn sie könnte eines Tages Ihnen oder einem geliebten Menschen das Leben retten – oder es kosten.

Pauline Platten

»Natürlich war mir klar, daß ich sterben würde. Doch ich hatte nicht das Gefühl, daß ich sterben müßte. Ich hatte alles über mögliche Alternativen gele-

sen, was ich in die Finger bekommen konnte, und kam zu Ihnen, um Sie zu fragen, was ich tun soll. Als ich merkte, daß Sie über all das nachgedacht hatten, wußte ich, daß ich an der richtigen Adresse gelandet war.«

Pauline Platten war eine kräftige, aktive, 62jährige Hausfrau und ehemalige Rechtsanwältin, als sie 1985 mit ihrem Mann, einem bekannten Zahnarzt aus einem städtischen Randgebiet, über Weihnachten nach Puerto Rico flog. Niemand wunderte sich, daß ihre Haut sich in der tropischen Sonne dunkel färbte. Nach der Rückkehr begleitete sie ihren Mann zu *seinem* Termin beim Internisten. Als der Arzt Pauline sah, rief er aus: »Meine Güte, Ihre Augen sind ja ganz *gelb*!«

Am 12. Januar 1986 wurde Pauline in das Winthrop University Hospital eingewiesen. Eine Hepatitis wurde bald ausgeschlossen und ein Stauungsikterus (Gelbsucht) festgestellt. Wenige Tage danach wurde Pauline operiert, wobei ein Shunt (Umleitung) angelegt wurde, um die Stauung zu beseitigen. Dabei bestätigte sich der schlimmste Verdacht des Chirurgen: Pauline hatte ein inoperables Karzinom am Pankreaskopf; die Biopsie sicherte ein typisches Adenokarzinom der Bauchspeicheldrüse mit Wucherung in die Lymphknoten.

Todesurteil Pankreaskarzinom

Unter Schulmedizinern bedeutet die Diagnose eines inoperablen Adenokarzinoms der Bauchspeicheldrüse ein so sicheres Todesurteil wie ein Flugzeugzusammenstoß in der Luft. Die Statistik weist eine Ein-Jahres-Überlebensrate von zwei Prozent aus. Diese »glücklichen« Patienten sind hauptsächlich in vier Gruppen zu unterteilen:

a) Fälle, die erfolgreich operiert werden konnten;
b) Fälle mit dem weniger aggressiven Inselzellkarzinom;
c) Fehldiagnosen;
d) alternativ behandelte Patienten.

Eine Chemotherapie ist bei dieser Krebsart aussichtslos. In einer neueren Studie wurden drei verschiedene chemotherapeutisch behandelte Gruppen mit unbehandelten Kontrollen verglichen: *alle Gruppen überlebten nur drei Monate!* Und ich garantiere Ihnen, daß die Patienten, denen die Chemotherapie zugemutet wurde, in jenen drei Monaten erheblich mehr zu leiden hatten als die unbehandelten Kranken.

Chemotherapie als Fait accompli

Diese Prognose hinderte den konsultierten Onkologen nicht, Pauline noch vier Monate zu »geben« und ihr eine Chemotherapie zu empfehlen. Zu diesem Zeitpunkt hatte sich Pauline bereits über das Thema informiert. Sie war alles andere als begeistert, sich einer Chemotherapie mit den unvermeidlichen schlimmen und kräftezehrenden Nebenwirkungen auszusetzen. Höflich erklärte sie: »Ich werde es mir überlegen. Jetzt will ich erst mal nach Hause.«

Den Krebsspezialisten hinderte dies freilich nicht, die Behandlung anzuordnen, von der er glaubte, daß sie zu ihrem besten sei. Drei Tage später kam eine freundliche Krankenschwester und verkündete, daß die erste Chemotherapie fällig sei. Darauf flüchtete Pauline in die Eingangshalle.

»Ich war bleich vor Entsetzen. Ich sagte: ›Ich weiß nicht, wer diese Anweisung gegeben hat, aber die werden Sie sofort streichen.‹

Dann verließ ich die Klinik, um mich weiter kundig zu machen. Zuallererst ließ ich mir einen Termin bei Ihnen geben, weil Sie mit Dr. Carlton Fredericks zusammenarbeiten, und der scheint alles zu wissen.«

Das erste Gespräch

Die erste Begegnung mit Pauline ist mir noch sehr gegenwärtig. Sie wirkte ruhig und schien daran interessiert zu sein, Antworten auf eine lange Liste von Fragen zu bekommen, aber ihre Augen blickten wie die eines in die Enge getriebenen Tieres.

An dieser Stelle darf ich ganz ohne Scheu gestehen, daß ich mich bemühte, Pauline als Patientin zu gewinnen. Ich hatte damals gerade meine bisherige Einstellung, keine Krebspatienten zu behandeln, geändert. Manche alternativen Ärzte lehnen die Behandlung von Krebskranken ab, weil die etablierten Onkologen ihnen oft das Leben schwer machen, um ihre Pfründe zu verteidigen. Das geht soweit, daß es den Außenseiter die Zulassung als Arzt kosten kann. Inzwischen ist die Krebstherapie längst ein wesentlicher Bereich meiner ärztlichen Tätigkeit geworden. Ich erklärte Pauline, daß ich bisher erst eine Patientin mit Bauchspeicheldrüsenkrebs behandelt hatte, die allerdings erstaunlich gut auf die Therapie angesprochen hatte. Mein deutscher Kollege Professor FRIEDRICH DOUWES, so fuhr ich fort, habe jedoch mehr als ein Dutzend Patienten mit einer biologischen Therapie behandelt, und der Enzymspezialist KARL RANSBERGER habe mit dem Enzym Wobe-Mugos in über 38 Fällen eine vollständige Remission erzielt (die immerhin vom österreichischen Gesundheitsministerium positiv gewertet wurde). »Sie sehen also, daß Sie allen Grund haben, optimistisch zu sein«, erklärte ich abschließend.

Pauline und ich wußten Bescheid

Während ich dies sagte, konnte ich sehen, wie sich Paulines Züge entspannten, und da wußte ich, daß sie es schaffen würde; denn sie hatte Kampfgeist und lehnte gefühlsmäßig die Vorstellung ab, krank zu sein. An diesem Tage erzählte ich begeistert zu Hause: »Heute habe ich *die* Patientin für das Krebskapitel gefunden!«

Natürlich darf man den springenden Punkt nicht übersehen: Beim Kampf gegen die Krankheit müssen sowohl der Arzt als auch der Patient glauben, daß eine Behandlung helfen wird, sonst *wird die Heilung erschwert*. Und genau an diesem Punkt versagt die Schulmedizin. Bei der heute üblichen onkologischen Behandlung erlebt der Arzt ständig viel zu viele Mißerfolge, um selbst noch überzeugt zu sein oder überzeugen zu können. Bei Doppelblindprüfungen ist das Problem womöglich noch größer; hier weiß selbst der optimistischste Arzt, daß nur die Hälfte der Patienten die eigentliche Behandlung und kein Plazebo erhält. Ein Krebskranker hat erst dann eine größere Chance, wenn Vertrauen die Therapie begleitet.

Am 24. Februar 1986, genau drei Wochen nach ihrer Entlassung aus der Klinik, kam Pauline zu ihrer ersten Behandlung. Mein Therapieplan war eine komplementärmedizinische Behandlung, das heißt, ich wollte alle erdenklichen Mittel anwenden, um Paulines Gesundheitszustand zu verbessern, ihr Immunsystem zu stärken und sie zu kräftigen. Ich wollte *den Organismus aufbauen, nicht den Krebs niederzwingen*.

Der Weg zu meinem komplementärmedizinischen Konzept

Ein kleiner Exkurs soll zeigen, wie ich zu meiner Behandlungsphilosophie kam. Vorweg sei angemerkt, daß jeder, der ein Heilverfahren gegen Krebs erfindet, seine Zulassung als Arzt riskiert.

Es hat schon *viele* Krebstherapien gegeben, und alle wurden erbarmungslos und systematisch vom onkologischen Establishment unterdrückt.

Ich überlegte mir, daß man alle bewährten, aber unterdrückten, wirksamen, aber ignorierten, klinisch erprobten, aber nicht zugelassenen, gesundheitsfördernden Krebstherapien kombiniert anwenden müsse, jedenfalls so viele, wie im Einzelfall angemessen. Diese Flexibilität der therapeutischen Maßnahmen ist der Vorteil der Komplementärmedizin. Wenn die Mittel, die ich anwende, die Gesundheit fördern und mit keinerlei Gefahr verbunden sind, kann es schlimmstenfalls passieren, daß einige von ihnen weniger wirksam sind. Im besten Falle hingegen findet der kranke Körper unter meinen Therapieangeboten etwas, das seine Selbstheilungskräfte mobilisiert. Ich gab Pauline nichts, was ich nicht ebenfalls nehmen würde, um mich besser zu fühlen und meine körpereigene Abwehr gegen Krankheiten zu steigern.

Therapeutische Strategie

Zunächst konnten wir glücklicherweise feststellen, daß Paulines Immunsystem intakt war. (Wir führen stets Tabellen, in die wir die Werte der Zellimmunität eintragen, welche die Laboruntersuchung mittels sogenannter T- und B-Subsets ergibt. Mit diesen Tests kontrolliert man auch den Verlauf von Aids-Infektionen. Die klinische Onkologie lehnt diese Tests stur ab – vielleicht aus Scheu, die systematische Zerstörung des Immunsystems durch Chemotherapie zu dokumentieren?) Nachdem wir außerdem nachgewiesen hatten, daß Paulines Tumormarker (immunologische Blutuntersuchungen) keine Hinweise auf eine Ausbreitung des Krebses ergaben, setzten wir uns wieder zusammen, um den Therapieplan zu besprechen.

Ich verordnete die insulinregulierende Diät; sie ist kohlenhydratarm und erlaubt komplexe Kohlenhydrate. Ich spielte auch mit dem Gedanken an eine makrobiotische Kost mit wenig tierischem Eiweiß, weil nämlich Dr. MAX GERSON und Dr. WILLIAM DONALD KELLEY damit sehr gute Ergebnisse erzielen. Ich empfahl meiner Patientin, raffinierte Zucker (die krebsfördernd wirken) und chemische Konservierungsmittel möglichst zu meiden. Ansonsten sollte sie täglich einen halben Liter frisch gepreßten Karottensaft trinken und achtzig Prozent ihrer Gemüse roh verzehren.

Enzyme und Antioxidantien

Zu jeder Mahlzeit mußte Pauline sechs Enzymtabletten (Bromelain und Pankreasextrakte) schlucken. Aus meinen Literaturrecherchen wußte ich, daß die enzymatische Behandlung bei Pankreaserkrankungen besonders wichtig ist. Die Patientin erhielt außerdem täglich 12 Kapseln Antioxidantienrezeptur. Als weitere Nährstoffe nahm sie Beta-Karotin, so daß sie mit dem Beta-Karotin der Antioxidantien-Rezeptur auf eine Dosis von etwa 200 000 Einheiten Vitamin A kam. Vitamin A ist das am besten dokumentierte Antikrebsvitamin und Beta-Karotin ist seine Vorstufe und die sicherste Form, es zu verabreichen. Überdies ist es ein wichtiges Aufbaumittel, wenn man es mit Pankreasenzymen kombiniert. Pauline nahm auch Vitamin C (Askorbinsäure) in Pulverform, und zwar ingesamt 3 Teelöffel (15 Gramm) täglich, sowie hohe Dosen Magnesiumorotat plus Kupfer und Mangan.

Die orale Behandlung wurde durch Nachtkerzenöl und Squalen, ein Haifischölderivat, ergänzt. Hinzu kamen Extrakte aus Baldrianwurzel, Venusfliegenfalle (*Dionaea*) und einige andere pflanzliche Mittel zur Steigerung der Immunabwehr.

Während der nächsten 32 Tage erhielt Pauline dreizehn intravenöse Infusionen mit fünfzig Gramm Natriumascorbat, Mineralstoffen und Nebennierenrindenextrakt. Außerdem gaben wir Ozon, Thymusextrakt und das Hormon Dehydro-epi-androsteron (DHEA). Wir gingen davon aus, daß diese Therapie durchgeführt werden sollte, bis Pauline in der Lage sein würde, zu einer intensiveren biologischen Behandlung eine deutsche Kurklinik aufzusuchen, die von Professor FRIEDRICH DOUWES geleitet wurde.

Die Reise nach Deutschland

Pauline trat ihre Reise nach Deutschland in recht guter Verfassung an. Als sie drei Wochen später zurückkehrte, ging es ihr hervorragend. Innerhalb der letzten beiden Monate hatte sie die zuvor im Krankenhaus verlorenen neun Kilo Gewicht wieder zugenommen und wieder ihr Normalgewicht von 58 Kilogramm erreicht. Professor Douwes hatte sie kurmäßig biologisch behandelt, mit organspezifischen Peptiden aus Leber, Milz und

Thymus. Für überaus wichtig hält Douwes auch die sogenannte »Symbioselenkung«, mit der die Bakterienflora des Darms wieder in ein gesundes Gleichgewicht gebracht wird.

Am 30. April erklärte Pauline stolz: »Ich fühle mich besser als je zuvor«, und sie bewies es, indem sie das Gehtraining beibehielt, mit dem sie in der Bundesrepublik Deutschland begonnen hatte. In den Computertomogrammen konnte inzwischen ein Pankreastumor nicht mehr »mit Sicherheit« nachgewiesen werden. Ein Sonogramm neueren Datums zeigte zwar den Sitz des Tumors, ergab aber keinen Anhalt für eine Vergrößerung des Pankreaskopfes. Die Tumormarker blieben niedrig, insbesondere fiel der LASA-Test von verdächtigen 21,4 auf einen Normalwert von 15,7. Die Leberwerte blieben im Normbereich und besserten sich sogar, und die Zahl der roten Blutkörperchen stieg von 3,8 auf 4,5 Millionen.

Über ein Jahr lang blieb Pauline symptomfrei, bis sie wegen einer gutartigen Stauung im Bereich des vorausgegangenen chirurgischen Eingriffs erneut operiert werden mußte. Dabei stellte sich heraus, daß das Karzinom des Pankreaskopfes nicht größer war als anderthalb Jahre zuvor. Der Einsatz der sanften Medizin und Paulines Kampfgeist hatten die lebensbedrohliche Erkrankung zum Stillstand gebracht. Inzwischen ist Pauline die dritte von sechs Patienten mit Adenokarzinom des Pankreas, die mit unserer Behandlung zwei Jahre überlebt haben. In den Kreisen der Schulmedizin findet man allenfalls drei solche Fälle unter dreihundert Patienten.

Unser therapeutisches Arsenal enthält noch viele Mittel, die wir bei Pauline *nicht* anwandten: Therapeutika wie Iridoides, Tumosterone, Ukrain, Carciverein, Mandelonitrile, Carcalon, Caesiumchlorid, Germaniumsesquioxid, Neoblastine, Immucothel, Regeneresen, Harnstoff, Transferfaktor, Serrapeptase und Dutzende andere biologisch wirksame Substanzen, deren hervorragende therapeutische Wirkung ausführlich dokumentiert worden ist. Und diese Aufzählung ist noch längst nicht vollständig.

Der Therapieerfolg bei Pauline wurde fast ausschließlich mit unbewiesenen Behandlungsverfahren erzielt. Wäre sie genügend eingeschüchtert gewesen, um sich ausschließlich den bewiesenen Behandlungen zu unterziehen, dann wäre sie, glaubt man den Voraussagen ihrer früheren Ärzte, nach vier Monaten gestorben.

Mein Weg zur komplementärmedizinischen Krebstherapie

Das Gebiet der sanften Krebstherapie eroberte ich stufenweise. Ich fing damit an, zunächst bei Patienten, die bereits mit einer der anerkannten Krebstherapien behandelt wurden, zusätzlich die Nährstoffversorgung sicherzustellen. Die praktizierenden Onkologen schienen sich um die Ernährung ihrer Patienten wenig zu kümmern. Doch die Logik, die praktische Erfahrung und auch die Durchsicht der ernährungswissenschaftlichen Literatur sagten mir, daß eine derartige Einschränkung einfach nicht zulässig sein durfte.

Im Laufe der Jahre wurden Arbeiten über die krebsverhütende Wirkung von Beta-Karotin beziehungsweise Vitamin A, Selen, Vitamin C und Zystein oder Glutathion veröffentlicht. Alle die genannten Substanzen haben übrigens Antioxidationswirkung.

Als sich zeigte, daß die Kranken von der Nährstofftherapie und von biologischen Behandlungen (mit Enzymen, pflanzlichen Präparaten und Organextrakten) offenbar mehr profitierten als von der Chemotherapie, begannen wir, dafür zu plädieren, erst die Chemotherapie hintanzustellen, es sei denn, die sichereren Behandlungen wären von vornherein aussichtslos. Wir glauben auch, daß wir dem hippokratischen Gebot des *Primum nil nocere* (vor allem nicht schaden) besser gerecht werden, indem wir bei unserem therapeutischen Konzept erst die ungefährlichen und ganz zuletzt die gefährlichen Behandlungsmethoden einsetzen. Viele unserer Patienten sprachen sehr gut auf die nichttoxischen Behandlungen an. Ein Beispiel ist Chester Delmas.

Chester Delmas

Chester Delmas, ein 65jähriger Bestattungsunternehmer im Ruhestand, war für die Mitarbeiter im Atkins Center ein wahrer Sonnenschein. Als er am 3. Juni 1987 zu uns kam, sah er freilich nicht sehr glücklich aus.

Chester war mehr als besorgt um seine Gesundheit. Vor vier Jahren war er erfolgreich an einem Kolonkarzinom operiert worden. Danach ging es ihm offenbar gut, bis Anfang des Jahres 1987 ein Lungenkarzinom bei ihm diagnostiziert wurde. Im April kam er unters Messer. Ein Tumor von der Größe eines Golfballs wurde mit dem mittleren rechten Lungenlappen entfernt. Der Pathologe wies nach, daß die Tumorzellen Muzin bildeten und schloß daraus auf eine Metastase, das bedeutet eine Absiedelung des Primärtumors im Kolon. Chester erholte sich rasch. Wenige Wochen nach der Operation suchte er mit seinem Sohn, einem praktizierenden Arzt in Pennsylvania, den Chirurgen auf, um sich nach seinen Aussichten zu erkundigen. Dieser riet ihm, sich »vorsorglich« einer Chemotherapie zu unterziehen. Er wollte gerade anfangen, die Namen einiger Onkologen zu nennen, als Chester ihn unterbrach und die Namen selbst herunterrasselte. Der Chirurg blickte leicht überrascht.

»Ich mußte ihn erinnern, daß ich Bestattungsunternehmer war, und er sah etwas sauer aus, als ich ergänzte: ›Ich kenne diese Namen sehr gut. Die haben mehr Totenscheine ausgestellt, als Magenkranke Pillen nehmen.«

Über eines war sich Chester klar: Er würde keine Chemotherapie machen. Da er von uns gehört hatte, beschloß er, mich zu konsultieren. Ich erklärte Chester, daß es zwei Methoden gibt, eine Schlacht zu gewinnen. Bei der einen wird der Feind geschwächt, bei der anderen werden die vereinten Abwehrkräfte gestärkt. Als er hörte, wir würden ihm nur Wirkstoffe geben, die seine Kräfte steigerten, entspannten sich seine Züge. Seither habe ich nie mehr einen unglücklichen Gesichtsausdruck bei ihm gesehen.

Chesters Laborwerte waren alles andere als die eines Krebskranken. Er hatte einen hohen Cholesterinspiegel (326 mg%; bei Krebspatienten ist das Cholesterin oft sehr niedrig), und sein Glukosetoleranztest ergab sogar extreme Schwankungen von 196 bis 51. Sein Immunprofil und alle möglichen Tumormarker waren annähernd normal. Das einzige Medikament, das er nahm, war ein Betablocker. Ansonsten hatte er leichtes Übergewicht. Wir mußten ihn eigentlich eher wie einen Hochdruckpatienten behandeln. Wir verordneten Chester 12 Kapseln Antioxidans täglich, 2 Teelöffel Vitamin C, 75 000 I.E. Beta-Karotin, 4 Kapseln Nachtkerzenöl, 450 Milligramm Germaniumsesquioxid, Pankreasenzyme, Thymus- und Leberextrakte und außerdem unsere Standardtherapie gegen Bluthochdruck. Außerdem setzten wir den Betablocker ab. Eine intravenöse Behandlung mit Vitamin C, Ozon, Peptiden aus Leber und Milz und einem Mistelpräparat wurde eingeleitet. Der intravenöse Cocktail enthielt Vitamine, Mineralstoffe und einige biologische Präparate. Im ersten Monat erhielt Chester fünfzig dieser Behandlungen.

Über den weiteren Verlauf der Erkrankung ist nichts zu sagen, außer daß er, wie wir Ärzte uns ausdrücken, unauffällig war. Für Chester bedeutete dies, daß er zweimal in der Woche mit rosigen Wangen, kräftig und gesprächig zur Behandlung kam und gute Laune unter den Patienten des Zentrums verbreitete. Heute sind alle Tumormarker und Immunprofile innerhalb der Norm. *»Ich weiß nicht, was ich täte, wenn ich nicht bei Ihnen gelandet wäre. Ich freue mich immer unheimlich auf die Besuche im Zentrum.«*

Merken Sie sich diese Sätze gut, denn ich glaube, sie sind der Schlüssel zu unserem Behandlungserfolg. Wenn der Gang zur Behandlung optimistisch stimmt und dem Patienten Zuwendung, Liebe und die Überzeugung vermittelt, daß die Besserung seines Leidens nicht nur möglich, sondern wahrscheinlich ist, dann kann ein Krebskranker oft wirklich geheilt werden.

Und dies ist unser Anliegen. Die Interaktion zwischen Arzt und Patient bringt den Therapieerfolg. Hat die wissenschaftliche Medizin dies vergessen?

Die ersten sieben Monate, die Chester mit unserer Behandlung zubrachte, verliefen so gut, wie man es nur wünschen konnte, aber das *beweist* gar nichts. Skeptiker (auch ich) mögen sich nachträglich fragen, ob nicht die zweite Operation die Heilung brachte. Zu einem Zeitpunkt, da man nur noch hoffen konnte, rieten die behandelnden Ärzte Chester zu einer so heroischen Chemotherapie, daß allein die Behandlung ihn an den Rand seiner Kräfte gebracht hätte.

Leider ist es überaus problematisch, einen relevanten Bericht über ambulante Patienten zu machen, die eine private medizinische Institution aufsuchen, um sich behandeln zu lassen. Von den 150 Krebspatienten, die wir bislang behandelten, hat praktisch jeder unsere beabsichtigte Dokumentation, entweder durch zwischenzeitliche andere Therapien, komplizierende andere Krankheiten und ähnliches unterbrochen. Bedenkt man außerdem, daß jeder eine andere Art von Krebs hat, bei jedem der Krebs in einem anderen Stadium festgestellt wurde, daß jeder zuvor schon anderweitig behandelt worden war, dann leuchtet ein, daß man aus diesem Chaos von Informationen kaum eine vernünftige Publikation erstellen kann.

Es ist nicht verwunderlich, daß die Könner auf dem Gebiet der Komplementärmedizin – IVY, NIEPER, REVICI und andere – keine schlüssigen Antworten geben können, wenn sie statistische Beweise für ihre therapeutischen Erfolge vorlegen sollen. Eine Tatsache jedoch ist objektiv festzustellen: Die Lebensqualität unserer Patienten wird verbessert. Und nur wenige haben Schmerzen unter unserem Therapieprogramm.

Während der vergangenen zwölf Monate habe ich nur drei von insgesamt hundert behandelten Krebspatienten Rezepte für Betäubungsmittel schreiben müssen. Gewiß, nicht alle Patienten hatten Glück, aber interessanterweise konnten wir meistens schon beim ersten Gespräch *voraussagen*, ob ein Patient überleben würde. Das Überleben hing weniger von der Schwere der Krankheit ab als von der *inneren Einstellung* der Erkrankten. Fast immer überlebten jene Patienten, die den Krebs nicht demütig hinnahmen, sondern gegen ihn ankämpfen wollten, *und* die sich nicht durch die destruktive Schulmedizin hatten einschüchtern lassen.

Wie Pauline knapp aufzählte: »Ich habe ungefähr ein Dutzend Ihrer Patienten kennengelernt. Von diesen lebt keiner mehr, der sich, bevor er zu Ihnen kam, einer Chemotherapie unterzogen hatte.«

Bedauerlicherweise ist dies oft der Fall. Der Schaden, der dem Organismus durch eine erfolglose Chemotherapie zugefügt wird, ist oft so groß, daß sich das Immunsystem des Betroffenen nie mehr genügend erholt, um noch eine Chance im Kampf gegen den Krebs zu haben.

Und die Chemotherapie?

Hiermit komme ich zu der Entscheidung, die mir als Arzt am schwersten fällt und die ich gleichwohl fast täglich zu treffen habe. Viele Krebskranke, die von den Erfolgen der Komplementärmedizin gehört haben, kommen zu uns, nachdem sie nach den Regeln der Schulmedizin behandelt wurden, und oft, nachdem sie eine Bestrahlungs- oder Chemotherapie begonnen hatten. Meistens erkundigen sie sich: »Was können Sie tun, um die Chemotherapie erträglicher zu machen?« Instinktiv möchte ich ihnen dann sagen: »Ich will Sie dazu bringen, die Chemotherapie zu beenden«, aber das spreche ich nicht aus. Die Frage ist so wichtig, daß sie einer sehr differenzierten Antwort bedarf.

Eines der Argumente gegen alle jemals vorgeschlagenen alternativen Methoden besagt, daß sie »den Patienten hindern, sich lebensrettenden anerkannten Behandlungen zu unterziehen«. Einer solchen Unterlassung möchte ich mich niemals schuldig machen. Ich möchte andererseits auch niemals die Schuld auf mich laden, einen Patienten *lebenszerstörenden* bewiesenen Therapien *nicht* entzogen zu haben. Das Problem ist, daß nur Gott weiß, welche Therapie was ist.

Die Entscheidung für oder gegen Chemotherapie

Die Schulmedizin ist der Ganzheitsmedizin insofern überlegen, als sie sich auf vertrautem Terrain bewegt, während die alternative Medizin weitgehend in unbekannten Gewässern segelt. Dieser Umstand hilft mir sehr, wenn ich Kranken, die mich konsultieren, einen vernünftigen Rat geben soll. Aus der Schulmedizin wissen wir nämlich, daß es grob drei Arten von Tumoren gibt: solche, die auf eine Chemotherapie ansprechen, solche, die nicht darauf ansprechen und dazwischen eine Gruppe von Tumoren, die nur unbefriedigend reagieren.

Tumoren der Bauchspeicheldrüse, des Magens, der Lungen und des Kolons sowie Melanome sprechen nicht an. In diesen Fällen ist die Entscheidung eindeutig. *Eine Chemotherapie, die keine oder nur geringe Aussicht auf Erfolg hat, ist im besten Fall dumm und im schlimmsten Fall kriminell.* Sie vernichtet auch noch den verbliebenen Rest an Lebensqualität und macht den Patienten sofort noch kranker, als er zuvor war.

Wie aber verhält es sich mit Lymphomen, Hodgkin-Krankheit, Krebs der Eierstöcke – Tumoren, bei denen die Wirksamkeit der Chemotherapie erwiesen ist? Diese Frage ist unterschiedlich und schwerer zu beantworten. Es ist nicht einfach, einer Behandlung, die nachweislich wirksam ist, den Rücken zu kehren. Die betroffenen Patienten werden allerdings mit den gleichen Problemen konfrontiert, die bei jeder Chemotherapie auftreten: die unmittelbar toxischen Wirkungen führen zu massivem Haarausfall, Erbrechen, Schleimhautschäden, Erschöpfung und, was schlimmer ist und erst im weiteren Behandlungsverlauf auftritt, einer deutlich geschwächten Immunfunktion, die den Patienten besonders infektionsanfällig (quasi ein Immunsystem wie bei Aids) und krebsanfälliger macht. Ich habe die Endstadien dieser Behandlungen gesehen – kachektische Patienten, die keine Widerstandskraft mehr hatten. Und es gab nichts mehr, womit ich ihnen hätte helfen können.

Warum auf bewiesene Therapien verzichten?

Wenn die komplementärmedizinische Behandlung wirken soll, muß das Immunsystem relativ intakt sein. Die biologischen Therapien wirken *über* das Immunsystem; sie können kein neues schaffen. Für das Immunsystem ist die Chemotherapie eine mittlere Katastrophe. Die unvermeidliche Konsequenz ist somit, daß man, selbst wenn die Chemotherapie wirksam ist, über Alternativen nachdenken muß.

Mein zweites Argument ist aber, daß ein Tumor, der so gelehrig ist, daß er unter Chemotherapie schrumpft, auch gut auf biologische Präparate und Nährstoffe ansprechen müßte, die den furchtbaren Krebs unter Kontrolle zu bringen vermögen. Die dritte Gruppe von Krebsgeschwülsten sind jene, die gelegentlich oder teilweise auf eine Chemotherapie ansprechen. Dafür ist der Brustkrebs ein gutes Beispiel. Und hier gelten dieselben Überlegungen.

Tagtäglich werde ich gefragt, ob man besser orthodox oder alternativ behandeln soll. Ehrlich gesagt, ich hasse diese Frage; denn man kann sie so nicht beantworten. Man könnte ebenso gut fragen: »Mit welcher Hälfte des Kartenspiels möchtest du spielen?« Darauf kann ich nur sagen: »Laß uns das ganze Spiel benutzen, wenn zwei Hälften da sind!«

Doch genau das erstere geschieht. *Krebskranke, die sich entweder orthodox oder alternativ behandeln lassen wollen, vertrauen ihr Leben Ärzten an, die nur eine Hälfte des Kartenspiels benutzen.*

Die multidimensionale Therapie

Eine wohldurchdachte Entscheidung, ob, wann und in welchem Umfang eine Chemotherapie gemacht werden soll, kann und darf nicht von einseitig ausgebildeten Ärzten getroffen werden. Meine Patienten stellen gescheite Fragen. Sie wollen wissen, wie sie sich die Chemotherapie zunutze machen können, ohne daß ihr Immunsystem geschädigt wird. Ob es sinnvoll ist, erst die sicheren biologischen Therapien einzusetzen und die Chemotherapie in Reserve zu behalten. Ob sich bei gleichzeitiger biologischer Behandlung der Umfang der Chemotherapie verringern läßt. Welche therapeutischen Kombinationen die größten Erfolgsaussichten bieten. Nur ein Arzt, der mit beiden therapeutischen Ansätzen vertraut ist und ihre Problematik sowie ihre Erfolge kennt, kann solche Fragen beantworten. Meine deutschen Kollegen Dr. NIEPER und Prof. DOUWES beispielsweise haben sich große Erfahrung mit der Chemotherapie erworben. Auch ich habe die Chemotherapie eingesetzt, als ich mit einem konsiliarisch tätigen Onkologen im Geist gegenseitiger Wertschätzung zusammenarbeitete.

Unsere Lösung des Problems

Im Atkins Center besteht die Lösung darin, möglichst viele Daten über jeden Patienten zusammenzutragen und dann nach einer, wie ich sie nenne, hippokratischen Rangordnung vorzugehen, was bedeutet, daß wir die sichersten der therapeutisch wirksamen Maßnahmen zuerst durchführen und die riskantesten bis zum Schluß aufsparen. Das Zusammentragen der Daten über den Patienten ist ein sehr wichtiger Schritt. Wir untersuchen das Immunsystem sehr genau, unter anderem die B- und T-Zellen, und bestimmen quantitativ die Helfer-, Suppressor- und Killerzellen. Wir bestimmen alle denkbaren Tumormarker und fertigen die nötigen Sonographien und Röntgenaufnahmen an. Dies alles hilft uns zu beurteilen, ob ein Patient auf die anfängliche Behandlung anspricht; denn wir müssen wissen, ob und wann eine risikoreichere Therapie notwendig ist.

Dieses therapeutische Konzept, das die unnötige Anwendung der zerstörerischen Chemo- oder Strahlentherapie verhindert, verstößt gegen die herrschende Lehrmeinung, die sich ganz klar auf statistische Wahrscheinlichkeit berufen kann. Unser Konzept beruht hingegen auf der *individuellen* Reaktion des jeweiligen Patienten und auf der Beurteilung des *Einzelfalls*.

Das Problem mit der Schulmedizin

Angenommen, einem Krebskranken sagt die individuelle, flexible alternative Behandlungsweise zu; dann wird es ihm sehr schwerfallen, einen Onkologen zu finden, der die besagte »gegenseitige Wertschätzung« für einen alternativen, immunologisch orientierten Kollegen aufbringt. Mir sind nur wenige Onkologen begegnet, die sich überhaupt für das Immunsystem interessieren. So unglaublich es klingen mag, viele Onkologen sind bereit, das Immunsystem von normal auf annähernd Null zu dämpfen, ohne nur ein einziges Immunprofil (Blutuntersuchung) zu erstellen. Die simplen quantitativen Bestimmungen der weißen Blutkörperchen und der Blutplättchen, die sie anordnen, geben einfach keine adäquaten Informationen. Wenn Sie einen Arzt haben, der bei Ihnen eine Bestrahlungs- oder Chemotherapie durchführen will, ohne Ihr Immunsystem zu untersuchen, können Sie sich unnötigerweise echte Probleme einhandeln.

Leider wollen viele Schulmediziner überhaupt nicht wissen, daß es alternative therapeutische Möglichkeiten gibt. Dementsprechend sind ihre Ergebnisse nicht sehr ermutigend.

Fest steht, daß die Bemühungen der Schulmedizin um eine verbesserte Prävention und Therapie der Krebskrankheiten die Mortalität an diesen Leiden nicht verringert haben.

Erfolgversprechender ist der therapeutische Ansatz der alternativen Ärzte in Europa und seit geraumer Zeit auch in den Vereinigten Staaten. Sie praktizieren eine auf den einzelnen Patienten zugeschnittene, flexible, biologische und ernährungswissenschaftliche Medizin, die von destruktiven Therapien nur soweit Gebrauch macht, als das Immunsystem unbeschädigt bleibt. Es fehlt einzig der »Beweis«, daß dieses therapeutische Konzept funktioniert.

Drittes Buch

Therapeutische Möglichkeiten

24. Kapitel

Die wichtigsten Nährstoffe und ihre komplementärmedizinischen Indikationen

Hätte ich ein zweibändiges Werk schreiben wollen, dann würde der zweite Band hier beginnen und alle Behandlungsmöglichkeiten der Komplementärmedizin erschöpfend erläutern. Aus Platzgründen muß ich mich jedoch darauf beschränken, das Wesentliche zusammenzufassen.

Vorweg aber will ich noch die Frage nach dem Standort der Komplementärmedizin beantworten. Befindet er sich in den Forschungsabteilungen der Universitätskliniken und der pharmazeutischen Industrie oder in den Praxen weniger, begeisterter Komplementärmediziner, die bei den Heilverfahren gern das letzte Wort hätten?

Die Antwort ist ein Sowohl-als-auch. Die *Forschung*, die auf vielen Gebieten zum Durchbruch führt, wird meist *in den profitorientierten Denkfabriken* geleistet. Die *entscheidenden klinischen Versuche* dagegen sind den *Komplementärmedizinern* zu verdanken. Wenn es darum geht, die neuesten wissenschaftlichen Erkenntnisse klinisch anzuwenden, eilt die Komplementärmedizin allen mit Riesenschritten voraus.

Die angewandte Ernährungswissenschaft ist dafür ein gutes Beispiel. Zu den Nährstoffen, die wir routinemäßig therapeutisch nutzen, zählen:

Antioxidantien
Gammalinolensäure (Nachtkerzenöl)
Omega-3-Fettsäuren (DHA, EPA)
Mineralstoffe transportierende Substanzen (Orotate, Aspartate, EAP)
Taurin

Karnitin
Bromelain
Ubichinon (Koenzym Q)
Querketin
Pantethin
Kaprylsäure
Octacosanol

Über chemische Struktur und Eigenschaften dieser Nährstoffe geben die Lehrbücher hinreichend Auskunft. Was die klinischen Wirkungen betrifft, sind sie eher zurückhaltend.

Auf den folgenden Seiten ist nun ein Teil dessen zusammengefaßt, was der Komplementärmediziner wissen muß, um seinen Patienten durch eine Nährstofftherapie helfen zu können. Die Informationen wurden aus der internationalen medizinischen Literatur zusammengetragen. Sie sollen erstens mit beweisen, daß nicht die Universitätsmedizin, sondern die Komplementärmedizin das Feld der medizinischen Entdeckungen bestellt. Zweitens sollen sie zeigen, daß die empirische Medizin sich inzwischen auf wissenschaftliche Entdeckungen und Studien gründet und für eine Verschmelzung mit der Schulmedizin bereit ist. Und drittens sollen sie die Grundlagen zum Verständnis der Nährstoffe vermitteln, die in Zukunft immer größere praktische Bedeutung erlangen werden.

Antioxidantien

Die meisten glaubwürdigen Theorien über die Ursachen des Alterns und degenerativer Erkrankungen, wie zum Beispiel Arteriosklerose, Krebs oder rheumatoide Arthritis, gehen davon aus, daß dabei umweltbedingte Streßfaktoren, die über äußerst reaktionsfähige Teilmoleküle, die freien Radikale, wirksam werden, eine wesentliche Rolle spielen. Da freie Radikale ihre schädliche Wirkung im allgemeinen dadurch ausüben, daß sie gesunde Teile des Körpers und Stoffwechselkomponenten oxydieren, schützt sich der Körper dagegen, indem er bestimmte Substanzen für die Oxydation anbietet und damit verhindert, daß die oxydierenden Radikale lebenswichtige Gewebe wie Gefäßepithel, Lungen oder Gelenkstrukturen zerstören. Diese Substanzen werden als Antioxidantien bezeichnet. Zu ihnen zählt bekanntlich das Enzym Superoxiddismutase (SOD) und wahrscheinlich auch das umstrittene Cholesterin.

Die hochempfindlichen Katalysatoren, die für den Energiehaushalt der Zellen wichtig sind, werden als Reduktions-Oxydations-Systeme, kurz Redoxsysteme, bezeichnet.

Nährstoffe für das Redoxsystem

Viele Antioxidantien sind Enzyme, welche die Natur für den Zellstoffwechsel vorgesehen hat: zum Beispiel Superoxiddismutase (benötigt Kupfer, Zink oder Mangan), Glutathionperoxidase (benötigt Zystein und Selen), Katalase und viele andere. Manche Antioxidantien sind Vitamine, beispielsweise Vitamin E, C und A.

Wir haben im Atkins Center vor einigen Jahren eine Antioxidantienrezeptur entwickelt, die nach unserem Basistherapeutikum die am häufigsten verordnete Rezeptur wurde. Ich bin nämlich überzeugt, daß Antioxidantien unbedingt erforderlich sind, um Krankheiten zu verhüten und zu behandeln.

Die ideale Antioxidantienrezeptur

Die wichtigsten Bestandteile der Antioxidantienrezeptur sind Zystein und Glutathion (beide für das Enzym Glutathionperoxidase notwendig), Selen, Vitamin E, Vitamin C und Vitamin A oder Beta-Karotin (= Provitamin A). Eine echte Schutzwirkung können Antioxidantien aber nur entfalten, wenn sie ausreichend hoch dosiert werden (vergleiche Anhang C).

Einige Vitamine des B-Komplexes, desgleichen die Mineralstoffe Zink und Mangan, unterstützen die Funktion des Redoxsystems. Wie unsere Rezeptur beweist, halten wir auch Bioflavonoide und Methyldonatoren, zum Beispiel N,N-Dimethylglyzin, für notwendig. Es darf nicht verwundern, daß Antioxidantien in so großem Umfang verordnet werden, wenn man bedenkt, daß sie gegen vorzeitiges Altern, Herz- und Kreislaufkrankheiten, rheumatoide Arthritis, Krebs, Diabetes, Lungenkrankheiten und möglicherweise gegen Alzheimer-Krankheit schützen.

Gammalinolensäure

Die nächsten beiden Nährstoffe auf unserer Liste gehören zu einer Stoffklasse, die erst in den letzten Jahren gründlicher erforscht wurde – die Prostaglandine. Prostaglandine stellen so etwas wie hormonähnliche Botenstoffe dar. Sie senden Signale an verschiedene Gewebe oder Organe, die beispielsweise unsere Blutgefäße, die Bronchien oder die Gebärmutter veranlassen, sich zusammenzuziehen oder zu erweitern. Normalerweise besteht zwischen beiden Wirkungen ein Gleichgewicht. Prostaglandine vom Prostazyklintyp bewirken eine Entspannung der glatten Muskelfasern von Blutgefäßen und Bronchien, schützen die Gelenke und lindern Entzündungen. Die Wirkung der Prostaglandine vom Thromboxantyp ist genau entgegengesetzt und im allgemeinen unerwünscht.

Die Prostaglandine werden nach der Struktur der Fettsäuren in ihrem Molekül bezeichnet. Anders als etwa bei den Metaboliten des Kohlenhydratstoffwechsels kann der Organismus diese essentiellen Fettsäuren nicht von einer Form in eine andere überführen. Das heißt hier: *der Mensch ist, was er ißt.* Mit der für den zivilisierten Westen typischen Ernährung wird vor allem Arachidonsäure zugeführt. Aus ihr entstehen die Prostaglandine der 2er-Serie, zu denen das besonders zerstörerisch wirkende Thromboxan zählt. Ein Überwiegen von Thromboxan läßt sich vermeiden, indem man dem Körper die essentiellen Fettsäuren zuführt, die ein solches Ungleichgewicht gar nicht erst entstehen lassen. Solche Fettsäuren sind die Gammalinolensäure (1er-Serie) und die Omega-3-Fettsäuren (Prostaglandine der 3er-Serie).

Bedeutung der Gammalinolensäure

Gammalinolensäure (GLA) ist für den menschlichen Organismus besonders wertvoll, weil sie in Dihomogammalinolensäure (DGLA) konvertiert wird, die ihrerseits Vorstufe des Super-Prostaglandins E_1 (PGE_1) ist. In der Regel wird ein Teil der Linolsäure, die unsere Nahrung enthält, in GLA umgewandelt, aber die Menge ist nicht bedarfsdeckend. Folglich sind wir darauf angewiesen, die GLA direkt mit der Nahrung zuzuführen. Ein idealer GLA-Lieferant ist die Muttermilch, in deren Genuß leider nur die Säuglinge kommen.

Auch eine wirklich gesunde Ernährung liefert nicht genügend GLA, weil diese essentielle Fettsäure nur in relativ wenigen Nahrungsmitteln vorkommt. Nur das Samenöl von Nachtkerzen, schwarzen Johannisbeeren sowie Borretsch enthalten ausreichende Mengen GLA.

Am besten erforscht ist das Nachtkerzenöl, um das sich der Engländer Dr. David Horrobin, einer der brillantesten Köpfe der Komplementärmedizin, besonders verdient gemacht hat. Insbesondere hat Horrobin statistisch signifikante, kontrollierte Doppelblindstudien an renommierten Kliniken durchgeführt. Sie beweisen unwiderlegbar, daß GLA bei prämenstruellem Syndrom, atopischem Ekzem des Kindes, Sicca-Syndrom (trokkene Augen) und dem verwandten Sjögren-Syndrom eine der wirksamsten Behandlungen darstellt. Auch belegen sie den therapeutischen Wert der Substanz bei einer Reihe von Allergien und Krankheiten des Immunsystems, bei Bluthochdruck und erhöhtem Cholesterinspiegel, Alkoholismus, Brustbeschwerden, Raynaud-Syndrom, diabetischer Neuropathie, rheumatoider Arthritis sowie Autoimmunkrankheiten, zum Beispiel multiple Sklerose, Lupus und Sklerodermie. Bewährt hat sich die Gabe von Nachtkerzenöl vielfach auch bei hyperaktiven Kindern, Depressionen, Schizophrenie und Parkinson-Krankheit. Tierversuche lassen einen günstigen Effekt bei Krebskrankheit vermuten.

Eikosapentaensäure

Bekannter als die Gammalinolensäure sind die Vorstufen von Prostaglandinen der 3er-Serie, Eikosapentaensäure (EPA) und Dokosahexaensäure (DHA), die in Seefischöl (Lachs, Heringsfische, Makrele) enthalten sind.

Auch die Schulmedizin lernt diese Nährstoffe allmählich schätzen.

EPA wirkt so hervorragend, daß sie das einträgliche Geschäft mit den blutdruck- und den lipidsenkenden Medikamenten zunichte machen könnte. Das beweisen jüngste Untersuchungen. Der Erfolg hängt davon ab, daß man die richtige Dosis gibt. In einer der neueren Studien wurde über eine bisher noch nie mit Nährstoffen erreichte mittlere Cholesterinsenkung von 370 auf 204 Milligrammprozent (mg%) berichtet. Allerdings wurden die Patienten mit Tagesdosen von 60 Gramm (das entspricht 60 Kapseln) behandelt. Dies bedeutet, daß man einen umso niedrigeren Cholesterinspiegel erreichen kann, je mehr Fischölkapseln man zu schlucken bereit ist. Wir verabreichen EPA unterstützend bei Krebs, rheumatoider Arthritis, Allergien, multipler Sklerose und vielen weiteren Indikationen, auf die ich in diesem Buch hingewiesen habe. Besonders hat sich EPA bei erhöhten Triglyzeridspiegeln bewährt.

Da inzwischen etliche pharmazeutische Firmen als Trittbrettfahrer die gewinnversprechende Produktion dieser Nährstoffe aufgenommen haben, ist beim üblichen Werbeaufwand zu erwarten, daß durch entsprechende Verbreitung dieses therapeutischen Konzepts in absehbarer Zeit die Lebenserwartung weiter steigen wird. Ich fürchte bloß, daß es dann auch immer weniger Lachs geben wird.

Mineralstoffe transportierende Substanzen

Ich erwähnte bereits, daß Dr. Hans A. Nieper die Idee der Mineralstofftransporter entwickelte. Er verwendet Orotate, Aspartate und Salze des Colaminphosphats (EAP). Elektronenmikroskopische Untersuchungen ergaben, daß jede dieser Substanzen einen anderen Angriffspunkt an der Zellmembran und eine spezielle Funktion hat.

Orotate

Orotate entstehen, wenn man Mineralstoffe mit dem Metaboliten Orotsäure verbindet. Die Orotsäure galt früher als Vitamin (B_{13}). Sie ist ein Zwischenprodukt der Biosynthese von Pyrimidinbasen, die bei der Struktur der Nukleinsäuren (unser genetisches Material) erforderlich sind.

Orotate verbessern die Durchlässigkeit der Zellmembran, ohne deren elektrische Aktivität zu beeinträchtigen. Diese Eigenschaft und weniger der geringe Mineralstoffgehalt macht den Wert dieser Salze aus. Aus dem Magnesiumsalz der Orotsäure zum Beispiel kann das Magnesium schneller und weniger verlustreich in die Zelle eindringen. Als Herzspezialist schwöre ich auf Magnesiumorotat bei allen möglichen kardiovaskulären Krankheiten.

Auch Aspartate, die Salze der Asparaginsäure, aktivieren den Zellstoffwechsel.

Colaminphosphat (EAP)

Die Wirkungsweise des Kalzium-EAP wurde bereits in dem Kapitel über multiple Sklerose beschrieben. Das an Colaminphosphat gebundene Kalzium hat einen anderen intrazellulären Angriffspunkt als Kalzium in Form des Orotats oder Aspartats. Kalzium-EAP (Ca-EAP) versiegelt offenbar die Poren in der Zellmembran, die sonst für freie Lipide durchlässig sind, und verringert dadurch die Permeabilität der Zellwand für Antikörper. Dies dient dazu, die Zelle gegen Autoimmunreaktionen zu schützen. Auf diese Weise wirkt Kalzium-EAP bei Krankheiten, die auf Immunsuppressiva ansprechen, nur mit dem Unterschied, daß Ca-EAP ein sicheres, praktisch nebenwirkungsfreies Therapeutikum darstellt, während Immunsuppressiva zu den gefährlichsten Medikamenten zählen und schwer zu handhaben sind.

Wir haben Colaminphosphat außerdem bei rheumatoider Arthritis (die außergewöhnlich gut anspricht), verschiedenen Nierenleiden, neurologischen Erkrankungen, Colitis ulcerosa, Kollagenkrankheiten, Lupus, Polymyositis und vielen anderen Zuständen mit guten Ergebnissen angewandt.

Bereits vor über zwanzig Jahren veröffentlichte Dr. HANS A. NIEPER seine guten therapeutischen Ergebnisse mit Ca-EAP bei juvenilem Diabetes, Magenschleimhautentzündung und Magengeschwüren, Erythema nodosum, Thyreoiditis, Myokarditis, Sarkoid und Hodgkin-Krankheit.

Aminosäuren

Im Mittelpunkt des Interesses der ernährungswissenschaftlich orientierten Medizin stehen Aminosäuren. Sie erweitern die therapeutischen Möglichkeiten um ein Vielfaches.

Taurin

Eine dieser Aminosäuren, die reichlich im Herzmuskel vorkommt, ist das Taurin. Es ist ein Segen für den Kardiologen, trägt es doch dazu bei, den Blutdruck zu senken und die Symptome der Herzinsuffizienz zu mildern. Die diuretische Wirkung des Taurins beruht wahrscheinlich auf einer Verdrängung des Natriums von den Zellen. Anscheinend reguliert Taurin auch Herzrhythmusstörungen.

Bewährt hat sich Taurin zuerst bei der Epilepsiebehandlung. Wir haben es inzwischen bei über vierzig Patienten mit Krampfpotentialen im EEG angewandt und konnten dadurch die erforderlichen Antiepileptikadosen bei 40 Prozent der Patienten deutlich senken und bei weiteren 40 Prozent die Medikamente ganz absetzen.

Karnitin

Diese Aminosäure gilt als »Herztonikum«. Karnitin scheint Kardiomyopathien günstig zu beeinflussen und den Herzrhythmus zu stabilisieren. Seine wichtigste Indikation ist jedoch die Koronarinsuffizienz.

Karnitin ist eine Trägersubstanz, die Fettsäuremoleküle zu den Herz- und Skelettmuskelzellen befördert. Die Gewebe können diese Fettsäuren als Energiequelle nutzen. Ohne ausreichende Karnitinzufuhr werden die Fettsäuren nicht richtig metabolisiert, und dies wirkt sich ungünstig auf das Herzgewebe aus und beeinträchtigt die Durchblutung. Offenbar steigert Karnitin auch die Wirksamkeit von Vitamin C und anderen Antioxidantien, indem es diese effizienter in die Mitochondrien einschleust, in denen die freien Radikale entstehen. Wenn das Herz mangelhaft durchblutet ist oder eine Arrhythmie besteht, finden sich meist mehr oder weniger verminderte Karnitinkonzentrationen. Vorbeugend wird Karnitin auch gegen Kammerflimmern eingesetzt. Es wurde nachgewiesen, daß Karnitin die Serum-Triglyzerid- und Cholesterinspiegel senkt und den HDL-Spiegel anhebt. Wir wenden Karnitin auch bei metabolischer Fettsucht an, wenn bei den Patienten trotz Diät keine ketotische Stoffwechsellage erreicht wird.

Bromelain

Bromelaine sind eiweißspaltende Enzyme, die aus der Ananaswurzel gewonnen werden. Seit 1957, als diese Enzyme in die Therapie eingeführt wurden, sind zahlreiche Arbeiten über die verdauungsfördernden, entzündungshemmenden und muskelentspannenden Eigenschaften der Bromelaine publiziert worden. So wurden Bromelaine eingesetzt, um die Resorption von Antibiotika und die Wundbehandlung zu beschleunigen, Magengeschwüre zu verhüten, Entzündungen der Nebenhöhlen zu lindern, den Appetit zu zügeln und Wehen zu verkürzen. Bromelain erhöht nicht nur die Konzentration mancher Antibiotika in den Geweben, sondern wird selbst als Antibiotikum bei bestimmten Infektionen angewandt, zum Beispiel bei Pneumonien und Bronchitiden, perirektalen Abszessen oder Staphylokokkeninfektion der Haut. Weitere Indikationen sind Sportverletzungen, etwa Prellungen und Entzündungen der Kniegelenke.

Bromelaine haben aber auch, wenn sie genügend hoch dosiert werden, eine sehr günstige Wirkung auf das Herz und das Gefäßsystem. Vor allem mein bereits mehrfach erwähnter Kollege Dr. HANS A. NIEPER hat große Erfahrung mit der kombinierten therapeutischen Anwendung von Bromelain mit Orotaten und Karnitin in der Kardiologie.

Kardiovaskuläre Wirkungen von Bromelain:
Da diese Enzyme die Verklumpung oder Aggregation der Blutplättchen verhindern, haben sie eine sehr erwünschte präventive Wirkung; denn aus der Blutplättchenaggregation entsteht ja die Plaque, der Belag auf der Arterienwand, mit dem die Arteriosklerose beginnt. Daneben hat Bromelain die Eigenschaft, die Biosynthese des entzündungsfördernden Prostaglandins Thromboxan zu hemmen (deswegen eignet es sich auch zur Behandlung der rheumatoiden Arthritis). Möglicherweise vermag es sogar bereits bestehende Blutgerinnsel aufzulösen und, ich zitiere Nieper, »somit können durch intensive Langzeittherapie mit Bromelain die Koronargefäße von innen gewissermaßen durchgeputzt werden«. Dieser Effekt, der auf der starken eiweißspaltenden Aktivität der Enzyme beruht, läßt sich mit dem der neuerdings in der Intensivmedizin verwendeten Thrombolytika (Gerinnsel auflösende Mittel), wie Streptokinase und Polypeptid-Gewebeantigen, vergleichen. Diese Medikamente werden derzeit nur bei akutem Herzinfarkt verwendet. Dagegen ist Bromelain das ideale Langzeittherapeutikum und die perfekte Ergänzung der Chelattherapie mit EDTA. EDTA entfernt die Verkalkung von der Gefäßwand, und Bromelain verdaut die dekalzifizierte Plaque.

Voraussetzung für die kardiosvaskuläre Wirkung ist, daß Tagesdosen von mindestens 600 Milligramm eines apothekenpflichtigen Präparates eingenommen werden.

Ubichinon

Hoffentlich fragen die Herzkranken unter meinen Lesern sich jetzt, warum ihr Doktor sie nicht mit den oben beschriebenen Therapeutika behandelt. Dann haben sie nämlich erkannt, daß ein Arzt nicht alles weiß. Manche Ärzte wissen nicht einmal das, was sie wissen müßten!

Aus diesem Grund auch ist es sehr unwahrscheinlich, daß einem Herzkranken Ubichinon, ein weiterer kardiologisch wichtiger Nährstoff, verordnet wird.

Ubichinon oder Koenzym Q spielt beim Wasserstoff- und Elektronentransfer in der Zellatmung eine Rolle und ist unentbehrlich für die Funktion des Immunsystems. Bei Mangel an Ubichinon wurden Erkrankungen des Herzens und der Gefäße, Bluthochdruck, Diabetes ebenso wie Zahnbetterkrankungen beobachtet. Diese Krankheiten werden durch Gaben von Ubichinon günstig beeinflußt.

Die Wirkung von Ubichinon bei fortgeschrittener Stauungsinsuffizienz fanden S. A. MORTENSEN und Mitarbeiter so eklatant und schlüssig, daß sie von einem »großen Fortschritt in der Behandlung der therapieresistenten Herzinsuffizienz« sprachen. In ihrer Studie zeigten acht von zwölf Patienten, die auf Digitalis und Diuretika nicht ansprachen, eine deutliche Besserung aller gemessenen klinischen Parameter, nachdem sie vier Wochen mit Tagesdosen von 100 Milligramm Ubichinon behandelt worden waren. Ubichinon erwies sich nachweislich auch als wirksam bei Herzrhythmusstörungen und bei Kardiomyopathien.

In der Kombination mit Karnitin, Taurin, EPA, GLA, Magnesiumorotat, Bromelain und Knoblauch stellt Ubichinon ein ausgezeichnetes Nährstofftherapeutikum für Herzkranke dar.

Querketin

Zu den Substanzen, die den Oxydationsstoffwechsel der Zelle beeinflussen, sind auch die natürlichen Flavonoide zu rechnen. Ich verwendete schon seit langem die aus Zitrusfrüchten gewonnenen Bioflavonoide und habe mich deswegen mit den einzelnen Flavonoiden nicht weiter beschäftigt. Seit ich jedoch auf Empfehlung eines Kollegen das Flavonoid Querketin therapeutisch anwende, hat es mich so überzeugt, daß ich es hier erwähnen muß.

Querketin wird aus Blaualgen gewonnen. Die Substanz verhindert, daß Vitamin C im Körper oxydiert wird, ist gleichzeitig aber auch das wirksamste natürliche Antihistaminikum, das ich kenne. Querketin dämpft allergische Reaktionen, indem es die Ausschüttung von Histamin hemmt. Es wirkt günstig bei Bluthochdruck, lindert vorübergehende Mangeldurchblutung des Herzens, verringert die Durchlässigkeit und verhütet das Brüchigwerden der Kapillargefäße.

Bioflavonoide sind gut, aber Querketin ist besser.

Aufgrund meiner persönlichen und ärztlichen Erfahrung rechne ich Querketin zu den zwölf wichtigsten Nährstoffen. Ich erwähnte bereits, daß ich nach chinesischem Essen Kopfschmerzen bekomme. Aber auch viele andere Lebensmittel lösen bei mir Kopfschmerzen aus, die meist fast einen Tag anhalten. Inzwischen ist das kein Problem mehr, denn die Schmerzen verschwinden innerhalb von zwanzig Minuten, wenn ich zwei Tabletten Querketin nehme.

Deshalb verschreibe ich diese Substanz auch vielen Patienten, die ebenfalls auf bestimmte Lebensmittel oder Chemikalien mit Kopfschmerzen reagieren. Übrigens zählt Querketin zu den wenigen Nährstoffen, die bei Krampfadern therapeutisch wirksam sind.

Pantothensäure und Pantethin

Die Substanz Pantethin besteht aus zwei Molekülen Pantothensäure, die durch eine Disulfidbrücke miteinander verbunden sind. (Sogenannte Disulfidbrücken bestehen aus zwei Schwefelatomen; sie halten die Polypeptidketten von Aminosäuren zusammen.) Pantethin wird in der Schulmedizin unterstützend bei Alkoholismus verwendet, da es die Konzentration von Azetaldehyd, der beim Abbau des Alkohols entsteht, herabsetzt. Azetaldehyd ist aber nicht nur für die Giftwirkung von Alkohol, sondern auch für viele Symptome der Candidosis verantwortlich.

Nicht immer lassen sich unerwünschte Reaktionen auf Umweltgifte oder Lebensmittel oder Allergien mit Nährstoffen, wie zum Beispiel Vitamin C und andere Antioxidantien, in den Griff bekommen. Oft haben dann aber GLA, Omega-3- Fettsäuren und Pantothensäure eine günstige Wirkung. Da Pantethin aus Pantothensäure abgeleitet ist, gaben wir die Substanz zunächst versuchsweise bei allergischen Patienten und konnten uns überzeugen, daß ihre Wirksamkeit sich nicht auf Alkoholismus und Candidosis beschränkt.

Eine weitere Indikation von Pantethin sind erhöhte LDL- und Cholesterinspiegel, da Pantethin den HDL-Spiegel anhebt. Insofern könnte man, zumal die Behandlung keine unerwünschten Wirkungen erzeugt, Pantethin als das Mittel der Wahl bei erhöhtem Cholesterinspiegel bezeichnen. Diese für das Herz und die Kranzgefäße günstige Wirkung wird noch dadurch verbessert, daß Pantethin die Verklumpung der Blutplättchen verhindert.

Kaprylsäure

Kaprylsäure ist eine kurzkettige gesättigte Fettsäure, die im Darmtrakt von der normalen Bakterienflora gebildet wird. Schon lange ist bekannt, daß sich bei Candidosis die Darmflora unter Kaprylsäuregaben wieder normalisiert und die Stuhlproben *Candida*-frei werden.

Die modernen Präparate enthalten Kaprylsäure in einem Ionenaustauschkomplex, der die Substanz erst im Kolon, das von *Candida* überwuchert ist, freisetzt.

Wir verwenden Kaprylsäurepräparate als Therapie der Wahl bei Candidosis. Sie haben gegenüber dem aus Schimmelpilzen gewonnenen Nystatin den Vorteil, daß sie nur selten allergische Reaktionen hervorrufen. Viele Patienten mit Candidosis reagieren allergisch auf Schimmelpilze.

Octacosanol

Bei diesem Nährstoff handelt es sich chemisch um einen Alkohol mit 28 Kohlenstoffatomen. Er kommt in sehr geringen Mengen in Weizenkeimöl und in anderen pflanzlichen Ölen vor. Aufgrund verschiedener Studien nimmt man an, daß Octacosanol die Komponente ist, auf der die günstige Wirkung des Weizenkeimöls auf die Widerstandskräfte, die Reaktionszeit und die Funktionen von Herz und Kreislauf beruht.

Ursprünglich wurde es als Geheimtip zur Leistungssteigerung unter Leistungssportlern und Bodybuildern gehandelt. Dann konnte Dr. CARLTON FREDERICKS nachweisen, daß Octacosanol die Hirnfunktion deutlich verbessert. Darauf empfahl er Octacosanol für Patienten, die aus verschiedenen Gründen im Koma waren, und erlebte, wie bei vielen von ihnen überraschend eine Besserung eintrat. Dies veranlaßte uns, Octacosanol bei allen Zuständen zu verordnen, die mit einer Störung der Gehirnfunktion einhergehen: Gedächtnisstörungen, Alzheimer-Krankheit, Parkinson-Krankheit, Krampfleiden, multiple Sklerose, Konzentrationsstörungen bei Kindern und anderen mehr.

Octacosanol entfaltet spürbare Wirkungen. Es ist geradezu ein Universaltherapeutikum. Um eine nachhaltige Wirkung zu erzielen, sind bei Erwachsenen Tagesdosen von mindestens 8 Milligramm erforderlich.

25. Kapitel

Wenn Sie mein Patient wären

Ich hoffe, daß Sie jetzt neugierig geworden sind und wissen möchten, wie wir im einzelnen vorgehen, damit aus den Kranken, die uns meist unter großem Leidensdruck aufsuchen, soweit möglich, wieder gesunde Menschen werden. Deshalb werde ich Ihnen den üblichen Gang der Untersuchungen und der anschließenden Behandlung eines Patienten schildern.

Der Nachteil der Komplementärmedizin

Bisher habe ich noch nicht den Hauptnachteil der Komplementärmedizin genannt: Diese Form der Medizin ist keineswegs leicht, etwa wie Rezepte eines Kochbuchs, zu handhaben. Vielmehr ist sie sehr kompliziert und vielfältig und erfordert, daß ständig neue Entscheidungen getroffen werden. Das heißt, für normale Sterbliche ist die Komplementärmedizin schwer zu begreifen. Nun sind aber unsere Ärzte glücklicherweise keine normalen Sterblichen. Fragen Sie sie bloß!

Angenommen, Sie würden beschließen, uns zu konsultieren – was käme dann auf Sie zu?

Der erste Termin

Acht bis vierzehn Tage, bevor Sie zum beratenden Gespräch mit mir kommen, haben Sie in unserem Untersuchungszentrum einen Termin bei einem meiner ärztlichen Mitarbeiter, meist einem jungen Kollegen, der den Ehrgeiz hat, ein hervorragender Komplementärmediziner zu werden.

Auf einem sechsseitigen Fragenbogen kreuzen Sie zunächst alle Symptome an, die Sie bei sich bemerkt haben, und machen die nötigen Angaben über Ihre Anamnese, Ihre Familienanamnese sowie Medikamente und/

oder Vitamine, mit denen Sie behandelt werden oder wurden. Dann beschreiben Sie Ihre Hauptbeschwerden. Eine Krankenschwester fragt Sie sehr genau über Ihre früheren und heutigen Ernährungsgewohnheiten aus. (Das ist das erste, was ich wissen will, weil es mir einiges über Ihre Chancen einer Besserung sagt.) Alle diese Angaben bilden für den Arzt den Ausgangspunkt für weitere Fragen zu Ihrer Krankengeschichte.

Die nackte Wahrheit

Anschließend werden Sie von dem Arzt, der Sie betreut, gründlich von Kopf bis Fuß untersucht, einschließlich der Inspektion sämtlicher Körperöffnungen. Der Arzt achtet besonders auf Haut, Haare, Nägel, Zunge, Zähne und Gaumen, denn diese geben Aufschluß über Ihren Ernährungszustand.

Bevor Sie sich wieder ankleiden dürfen, müssen noch ein Elektrokardiogramm geschrieben, eine Lungenfunktionsprüfung und eine Schilddrüsenfunktionsprüfung gemacht werden. Falls der Arzt es für geboten hält, wird noch geröntgt (zum Beispiel Thorax). Weitere Untersuchungen, die erforderlich sein können: Augen, Zähne, einschließlich Quecksilberdampftest an Amalgamfüllungen, psychologische Tests (zum Beispiel Minnesota Multiphasic Personality Inventory, dem entspricht das MMPI-Saarbrükken; oder Rorschach-Test).

Laboruntersuchungen

Parallel zu diesen Untersuchungen finden Blutanalysen statt. Sie sind natürlich nüchtern angetreten, und bei der Blutentnahme über eine Verweilkanüle in einer Armvene werden gleich einige Teströhrchen gefüllt. Danach wird wahrscheinlich auch ein Glukosetoleranztest durchgeführt, der uns sehr wichtig ist, weil er einen Zusammenhang zwischen Ihren speziellen Beschwerden und Zuckern in Ihrer Ernährung aufdecken kann. Für den Test müssen Sie eine bestimmte Menge eines sehr süßen Colagetränks trinken. Danach werden vier bis sechs Stunden lang in ein- beziehungsweise halbstündigen Intervallen Blutproben entnommen, während Sie und eine Krankenschwester alle eventuell auftretenden Symptome notieren. Falls die Symptome, die Ihnen Kummer bereiten, während des Tests wiederkehren, beweist dies, daß diese mit dem Blutzucker zusammenhängen. Am Vormittag des Untersuchungstages werden außerdem Urinproben gesammelt.

Außer dem normalen Blutbild (quantitative Bestimmung und Differenzierung der festen Blutbestandteile) werden noch zwanzig weitere Parameter im Blut untersucht. Routinemäßig werden auch die Konzentrationen von Schilddrüsenhormonen, Immunglobulin E (Allergien!), Vitaminen und Lipiden bestimmt. Hinzu kommen meist Analysen der zellulären Immunität, B- und T-Lymphozyten sowie die zytotoxische Untersuchung, deren Ergebnis eine ganz individuelle diätetische Beratung erst ermöglicht. Je nachdem, wie stark die weißen Blutkörperchen bei Inkubation mit verschiedenen Lebensmittelantigenen reagieren, läßt sich sagen, welche Lebensmittel unbedingt zu meiden sind.

Über die wichtigsten Spurenelemente und über giftige Schwermetalle informiert entweder eine Haaranalyse oder auch die aufwendigere RBC-/Plasma-Mineralanalyse (Untersuchung des Mineralstoffgehaltes in roten Blutkörperchen beziehungsweise Blutplasma).

Endlich das beratende Gespräch

Ein bis zwei Wochen nach den Voruntersuchungen hat der Patient dann seinen Termin bei mir. Das Patientendossier enthält nicht nur alle Informationen, die ein Schulmediziner für seine Diagnose benötigt, sondern außerdem Details über den Nährstoffstatus, die Immunsituation, die Reaktion auf verschiedene Lebensmittel und den Stoffwechsel. Es geht mir weniger darum, der Krankheit einen Namen zu geben, als die *krankmachende Ursache* herauszufinden.

Das komplementärmedizinische Vorgehen ist unter anderem deshalb so gründlich, weil unsere ganzheitliche Betrachtungsweise von der Spezialisierung wegstrebt und die medizinische Betreuung des Patienten dem umfassend informierten einzelnen Arzt (oder auch einem guten Team) überantworten will.

Zuerst frage ich Sie, was Sie im wesentlichen veranlaßt hat, bei uns Hilfe zu suchen. Und von da an bemühe ich mich, das Gesamtbild im Auge zu behalten und mich nicht durch die vielen Details, aus denen es entstanden ist, ablenken zu lassen. Vor allem versuche ich herauszufinden, ob Sie wirklich gesund werden wollen oder ob Sie vielmehr jemanden suchen, der Sie ge-

gesund machen soll. Ob Sie begreifen, daß die Wiederherstellung Ihrer Gesundheit nicht von mir, sondern von Ihnen bewerkstelligt werden muß. Wenn nicht, dann muß ich Ihnen die Einsicht vermitteln, daß ich das nicht für Sie tun kann. Ich kann Ihnen nur zeigen, was Sie für sich tun können.

Nachdem ich Ihnen erklärt habe, welche Faktoren bei Ihrer Lebensweise, Ihrer Erkrankung oder Ihren Beschwerden sehr wahrscheinlich zugrunde liegen, skizziere ich Ihnen das therapeutische Programm, das für Sie geeignet ist. Es besteht aus der bereits beschriebenen Nährstofftherapie und einer maßgeschneiderten Diät.

Ernährungsumstellung

Die Diäten, die wir empfehlen, sind zeitlich nicht begrenzt. Wir geben den Patienten Richtlinien, raten aber nicht zu bestimmten Lebensmitteln. Für die Diätpläne verwenden wir nur zwei Formulare, mit deren Hilfe die Diät eines jeden Patienten individuell zusammengestellt wird.

Wir arbeiten mit zwei Basisdiäten. Für welche wir uns jeweils entscheiden, richtet sich danach, ob ein Patient abnehmen muß oder nicht. Wer abnehmen muß, erhält die zuckerfreie Diät, die aus der bekannten Atkins-Diät entwickelt wurde. Wenn ein Patient nicht abnehmen soll, bekommt er die insulinregulierende Diät, bei der Zucker verboten, jedoch komplexe Kohlenhydrate erlaubt sind.

Dies ist nur die erste von mehreren Entscheidungen, die ich für jeden Patienten zu treffen habe. Ich muß außerdem im Einzelfall beurteilen, ob es notwendig ist,

a) hefehaltige und fermentierte Lebensmittel auszuschließen,
b) eine Rotationsdiät zu veranlassen und zu bestimmen, nach wieviel Tagen ein Lebensmittel erneut verzehrt werden darf,
c) Kochsalz einzuschränken oder
d) anhand der zytotoxischen Untersuchung festzustellen, gegen welche Lebensmittel Intoleranzen bestehen, und diese gegebenenfalls zu streichen.

Dann ist zu entscheiden, welche der Lebensmittel, deren Verträglichkeit im Grenzbereich liegt, erlaubt sein sollen. Bei jeder neuen Nachuntersuchung werden dann (meist) vorsichtig weitere Lebensmittel zugelassen, damit die Eliminationsdiät leichter durchzuhalten ist, aber dennoch zum gewünschten Ergebnis führt.

Über die Diäten informieren Anhang A und B.

Die Nährstofftherapie

Wenn Sie erkannt haben, wie Sie sich künftig ernähren sollen, und zur Umstellung Ihrer Eßgewohnheiten bereit sind, werden Sie Ihre Probleme bald weitgehend gelöst haben. Vermutlich werden die meisten Leser aber denken, daß erst das Wissen über Vitamine, Mineralstoffe, Aminosäuren und andere Nährstoffe den eigentlichen Zugang zur Nährstofftherapie eröffnet. Ich will die Bedeutung der Nährstoffe als sichere und wirksame Therapeutika nicht schmälern, möchte aber nochmals betonen, daß eine *Nährstofftherapie nur dann erfolgreich sein kann, wenn der Patient gleichzeitig vermeidet, was er vermeiden muß*. Leider verkennen viele orthodoxe Ernährungswissenschaftler und Diätetiker das wichtigste Prinzip dieser Therapie: *Der Wert einer Diät bemißt sich weniger nach den zugeführten Nährstoffen als nach den unverträglichen Komponenten, die sie eliminiert.*

Wieviel Vitamine benötigen wir?

Die Zeiten der kleinen Multivitamingaben, mit denen nur der tägliche Mindestbedarf gedeckt werden soll, sollten eigentlich der Vergangenheit angehören. Tatsächlich könnte ich leicht pro Tag und Patient achtzig Kapseln mit Vitaminen, Mineralstoffen und anderen essentiellen Nährstoffen verordnen, ohne daß eine einzige Substanz im Sinne orthodoxer Dosierungsrichtlinien überdosiert wäre. Eine gesunde Frau im mittleren Alter müßte beispielsweise, um Krebs, Osteoporose und Zervixdysplasie vorzubeugen, täglich 25 Folsäuretabletten, 9 Tabletten Kalziumglukonat, 9 Kapseln Nachtkerzenöl und 9 Kapseln Antioxidantienrezeptur schlukken, um die Nährstoffmengen zuzuführen, die nach neuester Erkenntnis benötigt werden, um einen therapeutischen Effekt zu erzielen. Dazu kämen noch Vitamin-B-Komplex, eine optimale Dosis Vitamin C, die fettlöslichen Vitamine A, D und E und mehr als ein Dutzend essentielle Spurenelemente sowie einige wichtige Substanzen des intermediären Stoffwechsels. Man kommt also sehr leicht auf eine große Zahl von Wirkstoffen.

Keine Megavitamintherapie

Als *Megavitamingaben* bezeichnet man Dosierungen, die ein Vielfaches des normalen Bedarfs betragen. Wir verwenden hingegen die Nährstoffe in den Mengen, die erforderlich sind, um einen therapeutischen Effekt zu erzielen. In den über sechzig Doppelblindstudien, in denen Nachtkerzenöl bei Ekzem, prämenstruellem Syndrom, Störungen des Fettstoffwechsels und anderen Indikationen geprüft wurde, betrug die therapeutisch wirksame *Mindestdosis* 6 Kapseln.

Das Problem der großen Zahl

Die Hauptschwierigkeiten beim Ausarbeiten der individuellen Nährstofftherapie besteht darin, daß die optimale Anzahl der Nährstoffe für den Magen nicht optimal ist.

Die physiologisch adäquaten Dosen von einzelnen Nährstoffen sind zusammen genommen fast unweigerlich mehr, als ein normaler Magen verkraften kann. Angenommen, ein Patient erkundigt sich, wieviel Pollen, Leberextrakt, Mukopolysaccharide, Kalzium, Lezithin, Pankreasenzyme und so weiter man benötigt. Wenn ich ihm nach bestem Wissen antworte, ergäbe sich eine geballte Dosierung, die nicht nur unverdaulich ist, sondern womöglich mehr kostet, als sie wert ist.

Unser Baukastensystem

Bei der Planung einer Nährstofftherapie muß man *selektiv* vorgehen und sich für die am dringendsten benötigten Substanzen entscheiden. Im Atkins Center arbeiten wir nach einem Baukastensystem, was bedeutet, daß wir das jeweilige nährstofftherapeutische Konzept aus verschiedenen Bausteinen, das heißt Nährstoffrezepturen für bestimmte Indikationen, entwickeln. Statt einzelner Nährstoffe verwenden wir Rezepturen, die alle bei einer bestimmten Indikation erfahrungsgemäß erforderlichen Nährstoffe in eine einzige Kapsel packen.

Sie erinnern sich, daß in diesem Buch die Rede von Patienten war, denen die Rezeptur gegen rheumatoide Arthritis, Bluthochdruck, Osteoporose und so weiter verordnet wurde. Wir haben inzwischen mehr als ein Dutzend Rezepturen entwickelt (siehe Anhang C), die in regelmäßigen Intervallen überprüft und aktualisiert werden. Unser Produktionsprogramm beinhaltet Rezepturen für Patienten mit Hypoglykämie, Gewichtsproblemen, Potenzproblemen, prämenstruellem Syndrom, Wechseljahresbeschwerden, Erkrankungen des Immunsystems, Candidosis, Gedächtnisschwäche und dergleichen.

Der wichtigste Baustein ist immer noch das Basistherapeutikum, das dem Patienten die nötigen Mindestmengen an Nährstoffen zuführt. Normalerweise genügen täglich 6 Tabletten Basistherapeutikum, die auf drei Einnahmen nach den Hauptmahlzeiten verteilt werden. Für Patienten, die keine weiteren Nährstoffe einnehmen, empfiehlt sich eine Tagesdosis von 9 Tabletten. Das Basistherapeutikum steht in zwei Versionen zur Verfügung, einer normalen und einer östrogensenkenden. Letztere enthält keine Folsäure und kein PABA, dafür aber größere Mengen Cholin, Inositol und Methionin. Wir wenden diese Rezeptur bei Frauen mit Myomen, Mastopathie oder Endometriose an, bei denen die Östrogenbildung nicht stimuliert werden sollte.

Der nächste Schritt

Gern hätte ich Ihnen erklärt, wie ich beim einzelnen Patienten die Nährstoffkombination ermittle, damit Sie sich allein helfen können. Dies setzt jedoch große Erfahrung voraus, und die Rezepturen, die wir entwickelt haben, sind nur im Atkins Center erhältlich. Ich kann also nur auf das hinweisen, was ich meine ärztlichen Mitarbeiter lehre. Wenn ich einem jungen Kollegen erklären will, wie er anhand unserer Bausteine das nährstofftherapeutische Programm für einen bestimmten Patienten zusammenstellen soll, frage ich ihn zunächst, ob und welche speziellen Rezepturen auf den Patienten zutreffen. Hat der Patient eine Arthritis oder Zucker oder Allergien? Braucht er mehr Energie, soll er besser schlafen können, soll sein Gedächtnis besser funktionieren oder sein Immunsystem gestärkt werden? Der erste Schritt besteht darin, alle Rezepturen zu notieren, die bei einem Patienten indiziert sind. Dann suchen wir anhand der Laborergebnisse nach speziellen Defiziten, vor allem bei den Spurenelementen. Oft verordnen wir daraufhin zusätzliche Gaben von Vitamin C und natürlichen Flavonoiden. Meist gebe ich auch Gammalinolensäure und/oder Eikosapentaensäure: bei hohen Serumcholesterinwerten ziehe ich GLA, bei erhöhten Triglyzeridspiegeln EPA vor. Fast allen Patienten verschreibe ich Antioxidantien.

Bei den meisten Rezepturen sind die Inhaltsstoffe so dosiert, daß 6 Kapseln oder Tabletten den Tagesbedarf decken. Je nach der Schwere der Krankheitserscheinungen wird diese Standarddosierung nach oben oder unten korrigiert. Dann wird eine vorläufige Liste der benötigten Nährstoffe zusammengestellt und die Zahl der verordneten Pillen errechnet. Für Patienten mit komplizierten medizinischen Problemen ist diese Zahl oft zu hoch. Um unerwünschte Reaktionen zu vermeiden, wird dann die Gesamtdosis um ein Drittel oder gar die Hälfte reduziert.

Vorsichtsmaßnahmen

Genau wie Medikamente können auch Nährstoffe unerwünschte Wirkungen hervorrufen. Doch anders als bei medikamentös bedingten Nebenwirkungen kommt es unter Nährstoffen nur selten zu Reaktionen im Blut, nachdem diese resorbiert worden sind. Dagegen schützt nämlich die von den Gegnern dieser Therapie ins Feld geführte Besonderheit, daß der Körper normalerweise nur soviel Nährstoffe aufnimmt, wie er benötigt, und den Rest über die Nieren ausscheidet. Unsere Gegner reden abschätzig von dem »teuren Urin«.

Bei der Nährstofftherapie sind drei Arten von unerwünschten Wirkungen denkbar. Am häufigsten treten Reaktionen des Magen-Darm-Traktes auf. Zuviel Nährstoffe auf nüchternen Magen können Aufstoßen, Sodbrennen oder Magenbeschwerden auslösen. Wenn das Therapeutikum hohe Dosen Vitamin C oder Magnesiumverbindungen enthält, kann es bei der Passage durch den Darm zu Durchfällen kommen.

Die zweite Gruppe unerwünschter Wirkungen sind »allergische« Reaktionen. Davon sind fast immer Patienten betroffen, bei denen eine Überempfindlichkeit gegen verschiedene Lebensmittel oder chemische Stoffe vorliegt. Manchmal läßt sich dieses Problem lösen, indem man auf hypoallergene Nährstoffe umstellt; denn im allgemeinen können diese Patienten wohl die Nährstoffe, nicht aber bestimmte Füllstoffe oder Bindemittel, die bei der Herstellung der Therapeutika verwendet werden, vertragen. In diesen Fällen sind mitunter auch synthetische Wirkstoffe den natürlichen vorzuziehen, weil manche Menschen auf das nährstoffhaltige Lebensmittel, das sie dringend brauchen, überempfindlich reagieren. Diese Patienten sind oft sehr schwer zu behandeln. Wenn wir dennoch bei ihnen therapeutische Erfolge hatten, wurden diese über eine sehr differenzierte homöopathische Behandlung oder mit Hilfe von Vitamin- und Mineralstoffinjektionen erzielt.

Die dritte Art von Nebenwirkungen sind toxischer Natur. Ein Beispiel ist die periphere Neuropathie (Taubheits- und Kribbelgefühl in Händen oder Füßen) infolge Überdosierung von Vitamin B_6 (mehr als 1 000 Milligramm ohne genügend Vitamin-B-Komplex). Weitere Beispiele sind Vergiftungen mit Vitamin A oder D oder der sogenannte »Rebound«-Effekt (relativer Mangel), wenn hochdosierte Vitamine, speziell Vitamin C, plötzlich abgesetzt werden. Wir haben bei unserem Baukastensystem vorsorglich einige Sicherungen eingebaut und bei dieser Therapieform noch keinen einzigen Fall einer echten Nährstoffvergiftung erlebt. Natürlich müssen Sie sich darüber im klaren sein, daß es unter einer unsachgemäßen Nährstofftherapie zu Vergiftungserscheinungen kommen kann.

Da wir hauptsächlich mit Unverträglichkeiten im Bereich des Magen-Darm-Traktes zu rechnen haben, raten wir den Patienten, die nicht gewöhnt sind, Vitamine zu schlucken, mit einem Drittel der verordneten Dosierung zu beginnen und diese innerhalb der ersten zwei Wochen zur vollen Dosis zu steigern. Bei jeder Nachuntersuchung wird die Nährstoffverordnung den Bedürfnissen des Patienten neu angepaßt. Dazu bedarf es sehr großer Erfahrung, und es lassen sich (da die Therapie immer dem Einzelfall angepaßt werden muß) keine allgemeinen Richtlinien aufstellen. Ich kann nur soviel sagen, daß wir uns an die optimalen Nährstoffkombinationen und -dosierungen vorsichtig herantasten und langsam auf die nötigen Erhaltungsdosen heruntergehen, sobald der Patient einen maximalen Zustand des Wohlbefindens erreicht hat.

Handhabung der Diät

Die Ernährungsumstellung beginnt mit einer strengen, zugegebenermaßen oft sehr restriktiven Eliminationsdiät, die lange genug befolgt werden sollte, daß eine maximale klinische Wirkung erzielt wird. Das heißt nicht, bis das Idealgewicht erreicht ist, sondern bis die Symptome der Lebensmittelunverträglichkeit nicht mehr auftreten. Dann folgt die angenehmere Aufbauphase der Diät. Sobald wir die Kopfschmerzen, Angstanfälle oder das Herzjagen eines Patienten beherrschen, können wir nach und nach einige der Lebensmittel, die der Patient mag (außer Zucker), wieder erlauben und dabei beobachten, ob die früheren Symptome zurückkehren. Bleibt der Patient symptomfrei, dann darf er künftig eine geringe Menge des betreffenden Lebensmittels genießen. Treten aber die Symptome wieder auf, dann wissen wir zumindest, daß der Patient auf das Lebensmittel verzichten soll. Auf diese Weise bauen wir allmählich eine Diät auf, die den besten Kompromiß darstellt zwischen dem, was der Patient essen möchte, und dem, was er verträgt.

Patienten, die abnehmen müssen, erlauben wir, auch nachdem die Symptome unter Kontrolle sind, so wenig Kohlenhydrate, daß die Gewichtsabnahme nicht infrage gestellt wird.

Das Behandlungsziel

Die Betreuung der Patienten in einem komplementärmedizinischen Therapiezentrum erfordert jedoch mehr als nur Richtlinien für Diät und Nährstoffgaben.

Etwa die Hälfte der Patienten nehmen, wenn sie zu uns kommen, irgendwelche Medikamente; manchmal sind es acht bis zehn verschiedene Präparate. Hier zeigt sich einer der größten Unterschiede zwischen Schulmedizin und Komplementärmedizin. Während die Schulmedizin die Freiheit von Krankheit durch Medikamente erzielen will, ist das erklärte Ziel der Komplementärmedizin, *Wohlbefinden ohne Medikamente* zu erreichen. Nach unserer Definition bedeutet Wohlbefinden, daß der Patient keine Medikamente benötigt.

Deshalb versuchen wir möglichst immer, die Patienten medikamentenfrei zu machen. Natürlich gibt es viele, bei denen vollkommenes Wohlbefinden nicht mehr hergestellt werden kann und die dann vielleicht doch Medikamente nehmen müssen; mitunter wird dies sogar von uns veranlaßt. Selbstverständlich greifen wir dann nach Möglichkeit auch auf die Nährstoffpharmakologie, Heilkräuter oder Homöopathie als sichere Alternativen zu Pharmazeutika zurück.

Das Absetzen von Medikamenten erfolgt ganz allmählich, indem wir dem Patienten bei jedem Untersuchungstermin eine geringere Dosierung aufgeben, es sei denn, er nähme ein völlig ungeeignetes oder einfach gefährliches Mittel; dieses wird sofort abgesetzt. Wir sehen darauf, die Patienten in kurzen Intervallen zu Kontrolluntersuchungen einzubestellen (jede Woche oder alle vierzehn Tage), so daß der Medikamentenentzug gut kontrolliert erfolgen kann.

Die Entscheidung über das therapeutische Vorgehen

Im großen und ganzen leiden die Patienten, die sich bei uns behandeln lassen, an schwereren Krankheiten, als dies bei der Durchschnittsklientel eines niedergelassenen Internisten der Fall ist. Das stellen die Ärzte, die unsere Institution besuchen, immer wieder fest. Unsere Patienten brauchen also nicht nur präventive Maßnahmen, sondern eine Therapie.

Unsere Behandlungsmöglichkeiten beinhalten Nährstofftherapie, Heilkräutertherapie, Akupunktur, Chirotherapie, Homöopathie, Bioenergetik, klinische Ökologie, Verfahren der Hyposensibilisierung, biologische Medizin, Chelattherapie und andere Infusionsbehandlungen, Gruppentherapie, neurolinguistische Therapie, Ozontherapie, UV-Bestrahlung des Blutes, eine große Zahl von naturheilkundlichen Verfahren und natürlich das gesamte Spektrum der orthodoxen Medizin.

Der Komplementärmediziner ist also, wenn er das optimale Therapieprogramm für einen Patienten zusammenstellen will, mit einer Fülle von Möglichkeiten konfrontiert. Bei den meisten Verfahren addieren sich die Wirkungen (oder sie steigern sich gegenseitig), aber niemals blockieren sie einander. Diejenigen, die für sich allein am besten wirken, wie manche Formen der Homöopathie, wenden wir seltener an. Unter den Ärzten im Atkins Center setzt jeder entsprechend seiner persönlichen Erfahrung etwas andere therapeutische Schwerpunkte. Viele Wege führen nach Rom, und so ist es auch mit der komplementärmedizinischen Behandlung. Darin liegt ihr Reiz und ihre Stärke.

26. Kapitel

Was Sie selbst für sich tun können

Ihre Chancen, meine Leserin, mein Leser, bei uns im Atkins Center komplementärmedizinisch behandelt zu werden, sind zumeist wegen großer räumlicher Entfernung, aber auch wegen unserer langen Warteliste oder vielleicht aus Kostengründen sehr gering. Das darf Sie aber nicht hindern, alles in Ihren Kräften Stehende zu tun, damit Sie die gewünschte Hilfe finden.

Wo ein Wille ist ...

Damit Sie dem Idealziel einer optimalen gesundheitlichen Betreuung möglichst nahe kommen, müssen wir zunächst überlegen, was Sie selbst tun können. Und da muß ich Ihnen vorab noch einmal einschärfen: *Dieses Buch stellt keineswegs eine Anleitung zur Selbstbehandlung dar! Vielmehr soll es die Öffentlichkeit aufrütteln und zeigen, daß die Zeit reif ist für eine neue Medizin.* Leider gibt es zuwenig Komplementärmediziner, als daß eine entsprechende ärztliche Versorgung der zahllosen Behandlungsbedürftigen möglich wäre. Dieses Buch wendet sich an Patienten, die einen Arzt brauchen, und ist kein Ratgeber für die Selbstbehandlung.

Kommen wir also zur Sache. Folgende Faktoren sind zu beachten, damit Ihre optimale gesundheitliche Betreuung sichergestellt wird:

- Sie brauchen einen Arzt, der Ihre Probleme übersieht und Sie medizinisch begleitet.
- Sie brauchen eine diagnostische Einrichtung, in der man Sie auf Herz und Nieren untersuchen und den Therapieverlauf kontrollieren kann. Diese Aufgaben können oft von dem Arzt Ihres Vertrauens in Zusammenarbeit mit einem sehr guten Laboratorium wahrgenommen werden.
- Sie müssen sich die empfohlenen Nährstoffe und biologischen Heilmittel beschaffen können.

Wie findet man den richtigen Arzt?

Natürlich sollte man sich möglichst nach einem komplementärmedizinisch erfahrenen Arzt umsehen. Infrage kommen Ärzte, die sich für Ernährungswissenschaft, klinische Ökologie, Akupunktur, Homöopathie, Chelattherapie oder andere Außenseitermethoden besonders interessieren. Oft sind sie Mitglied entsprechender medizinischer Gesellschaften, was aber nicht obligatorisch ist. Sie finden jedoch leichter über entsprechende Mitgliederverzeichnisse einen Arzt, der in Ihrer Gegend praktiziert. Damit müssen Sie allerdings noch nicht am Ziel Ihrer Wünsche angelangt sein; denn manche Ärzte interessieren sich nur für einen bestimmten Teilbereich der Komplementärmedizin – etwa für klinische Ökologie oder Akupunktur und nicht für Nährstofftherapie. Viele sind auf bestimmte Leiden spezialisiert, von denen Sie gottlob oder hoffentlich nicht betroffen sind. Einen vom örtlichen Krankenhaus oder von der Ärztekammer empfohlenen Ernährungswissenschaftler brauchen Sie nicht allzu ernstzunehmen; wahrscheinlich wissen Sie nach der Lektüre dieses Buches mehr über Diätetik und Nährstofftherapie als solche Experten.

Oft hilft es, wenn man sich im Bereich des alternativen Gesundheitswesens, zum Beispiel in Gesundheitsläden, Reformhäusern und so weiter, erkundigt. Falls das nichts bringt, sollte man sich in der nächsten größeren Stadt oder in der nächsten Großstadt umhören, wo ein erfahrener Nährstofftherapeut praktiziert. Es ist besser, nach dieser als nach einer anderen Fachrichtung der alternativen Medizin zu fragen, denn die Ernährungswissenschaft ist mit Abstand der wichtigere Teilbereich.

Überzeugen Sie den Arzt!

Wenn Sie einen Arzt gefunden haben, müssen Sie sich vergewissern, ob er die für Sie geeignete Person ist. Sie wollen ja, daß sich der Arzt auf die Behandlungen versteht, von denen Sie sich nach der Lektüre dieses Buches einiges erhoffen. Lassen Sie sich erklären, welche allgemeine Strategie der Arzt verfolgen würde, um Ihre Erkrankung oder Ihre Beschwerden zu behandeln. Wenn sie in etwa mit dem hier Gesagten übereinstimmt, werden Sie sich vielleicht in die Hände dieses Arztes geben. Wenn nicht, sollten Sie ihn fragen, ob er dieses Buch kennt oder lesen will. Falls ja, dann sollten Sie ausprobieren, ob Sie im Hinblick auf die gewünschte Therapie miteinander klar kommen. Weichen die Vorstellungen des Arztes etwas von den meinen ab, und Sie haben gleichwohl den Eindruck, daß er kompetent ist und Sie sich ihm anvertrauen könnten, dann mag er durchaus für Sie der richtige Arzt sein. Falls er diesem Buch jedoch völlig ablehnend gegenübersteht, sind Sie bestimmt an der falschen Adresse.

Die zweite und dritte Wahl

Wenn Sie nicht den richtigen Doktor finden, müssen Sie vielleicht mit einem orthodoxen Mediziner vorliebnehmen, der hoffentlich aufgeschlossen ist. Dieser kann zum Beispiel Ihr Hausarzt sein, den Sie mögen und bewundern. Dennoch wird der nächste Schritt nicht einfach sein. Konfrontieren Sie ihn mit diesem Buch; fragen Sie ihn, ob er bereit ist, es zu lesen und Sie zu betreuen und zu überwachen, während Sie Ihre Ernährung umstellen und mit der Nährstofftherapie beginnen.

Falls Sie bisher täglich Medikamente nehmen mußten, heißt das meist, daß Sie geringere Dosen benötigen werden. Und das müssen Sie und Ihr Arzt berücksichtigen.

Eine andere Möglichkeit ist, daß Sie mit einem gegenüber der Nährstoffpharmakologie toleranten Internisten und einem auf diesem Gebiet erfahrenen Nichtmediziner zusammenarbeiten. Diese zweite Aufgabe könnte etwa auch ein seriöser Heilpraktiker wahrnehmen.

Die letzte Möglichkeit, wenn alle Stricke reißen, ist nicht gerade ratsam. In diesem Fall nämlich bleiben Sie bei Ihrem bisherigen Arzt *und* führen die nötigen therapeutischen Maßnahmen in eigener Verantwortung durch, nachdem Sie sich noch eingehender informiert haben. Auch hier ist unabdingbar, daß Patient und Arzt sich gegenseitig respektieren.

Falls Sie keinen Arzt brauchen

Wenn Sie im Grunde gesund sind und noch gesünder werden oder vorbeugend etwas gegen die in diesem Buch beschriebenen Krankheiten tun möchten, dann können Sie dies ohne fremde Hilfe, indem Sie die gegebenen Richtlinien befolgen.

Ein wichtiges Buch sei in diesem Zusammenhang empfohlen – es wird vorgestellt von Professor LINUS PAULING: nämlich »*Der Gesundheit auf der Spur – Die Mikro-Nährstoffe der Orthomolekularmedizin*« von Dr. med. MICHAEL WIEDEMANN, das unter Mitarbeit namhafter Experten wie Professor PETER H. C. MUTKE und Professor CARL C. PFEIFFER entstand (Ariston Verlag, Genf/München 1989).

Der diagnostische Aspekt

Die diagnostischen Untersuchungen kann in der Regel der Arzt Ihres Vertrauens durchführen. Probleme wird nur der Nachweis von Lebensmittelintoleranzen, zum Beispiel die zytotoxische Untersuchung, bereiten. Echte Lebensmittelallergien können nach verschiedenen Methoden aufgespürt werden, doch werden nichtallergische, gleichwohl ausgeprägte Intoleranzen nur zu oft nicht erfaßt. Der zytotoxische Test könnte hier Aufschluß geben, ist aber in Mißkredit gefallen – meines Erachtens, weil er leider sehr häufig weder richtig durchgeführt noch richtig interpretiert wurde. Das Problem beim zytotoxischen Test ist, daß er nur dann exakte Ergebnisse liefert, wenn die Blutprobe innerhalb weniger Stunden nach der Entnahme verarbeitet und ausgewertet wird. Das bedeutet, daß der Patient zum Test das Untersuchungslabor aufsuchen muß. Und das Labor muß wissen, wie viele Tests die Mitarbeiter täglich durchführen können.

Zur Nährstofftherapie

Im vorigen Kapitel habe ich geschildert, wie wir im Atkins Center das nährstofftherapeutische Konzept nach einem Baukastensystem erarbeiten. Sie können auch ohne diese Rezepturen eine Liste von Nährstoffen zusammenstellen.

Wesentlich ist, mit einer möglichst breitgefächerten Basistherapie zu beginnen, die mindestens vierzig Komponenten in ähnlicher Dosierung wie unser Basistherapeutikum beinhaltet. Wenn Sie sechs Kapseln schlucken müssen, um die volle Tagesdosis zu erhalten, um so besser.

Das Basistherapeutikum ist äußerst wichtig; denn es verhindert meist Störungen des inneren Gleichgewichtes, die beim nächsten Schritt auftreten können, nämlich wenn Sie fünf bis zehn Nährstoffe für eine bestimmte Indikation wählen müssen.

Die Kunst, Nährstoffe zu verordnen

Ich hoffe, daß Sie einen erfahrenen, klugen Komplementärmediziner finden und das für Sie geeignete nährstofftherapeutische Programm nicht selbst zusammenstellen müssen.

Wissen und Erfahrung sind die Faktoren, die über das Gelingen einer Nährstofftherapie entscheiden – etwa, wenn der erfahrene Therapeut zusätzliche Gaben von Folsäure, Magnesiumorotat oder eine Rezeptur gegen Candidosis empfiehlt.

Angenommen, Ihr Arzt möchte seinen Horizont erweitern

Sie können davon ausgehen, daß Ihr Arzt keinen Zugang zu dem beschriebenen Baukastensystem hat, mit dem Sie gern behandelt werden möchten. Wenn er sich mit der Verordnung von Nährstoffen auskennt, ist das kein Problem, weil er vermutlich ein sehr gutes eigenes System hat. Das soll nicht heißen, daß Sie nicht die Ideen, die Sie durch dieses Buch kennengelernt haben, mit ihm diskutieren sollten. (Ich meine die Erläuterungen, nicht die Fallgeschichten, deren Nährstofftherapie wahrscheinlich nur in diesen Einzelfällen adäquat war).

Wenn Ihr Arzt auf diesem Gebiet ein – allerdings lernbegieriger – Neuling ist, werde ich ihm nur zu gerne helfen. Wir können ihm alle Nährstoffrezepturen zur Verfügung stellen, mit denen wir im Atkins Center arbeiten. Die Therapeutika können zwar nicht ohne weiteres an medizinische Laien abgegeben werden, aber doch an Kollegen, die sie uneingeschränkt verordnen dürfen.

Aufbruch zu neuen Ufern

Sie haben mich bisher eine lange Strecke Weges durch das Neuland der Komplementärmedizin begleitet und dabei hoffentlich erkannt, daß sie die bessere Medizin ist. Dem Komplementärmediziner bleibt stets die Option, kunstgerechte Schulmedizin zu praktizieren, aber er weiß auch, wann und unter welchen Umständen er wirksamere Maßnahmen ergreifen und seinen Patienten helfen kann, zu einem besseren therapeutischen Ergebnis zu gelangen. Inzwischen hat sich die Komplementärmedizin auch auf einer breiten wissenschaftlichen Basis bewährt, und ich muß mich nur noch selten mit dem Repertoire der orthodoxen Medizin begnügen.

Ich kann mir nicht vorstellen, daß ein vernünftiger Arzt, der sich mit beiden Formen der Medizin auseinandersetzt, zu einem anderen Urteil käme. Leider jedoch gibt es viele vernünftige Ärzte, aber noch viel zu wenige, die sich auch mit der Komplementärmedizin auseinandersetzen.

Noch hat sich diese neue Medizin gegen erhebliche Widerstände durchzusetzen, und dazu braucht sie Ihre Unterstützung; denn auf konkrete Unterstützung durch die etablierte Ärzteschaft, die Industrie oder durch die Regierung kann sie nicht zählen. Wenn Sie von der Idee der Komplementärmedizin überzeugt sind, ist Ihr aktives Engagement gefordert.

Die meisten alternativen Ärzte werden dieses Buch lesen, aber nur wenige Schulmediziner (auch nicht, wenn meine Leser es ihnen verehren). Deswegen müssen Sie, wenn Sie Ihren Arzt aufsuchen, die Vorstellungen der Komplementärmedizin ins Gespräch bringen; denn die Gesundheitsrevolution kann nur gelingen, wenn ihre Idee in das Bewußtsein der Menschen, insbesondere der Ärzte, eindringt. Und wenn Sie die Abwehr Ihres Arztes auch nur an einer winzigen Stelle durchbrechen, kann dies den Anstoß geben, einen einst fruchtbaren Geist zu erneuter Produktivität anzuspornen und allmählich für die Gesundheitsrevolution zu gewinnen.

Und falls Sie Anregungen oder Kommentare zu diesem Buch haben, schreiben Sie mir bitte an die nachstehende Adresse:

The Atkins Center for Complementary Medicine
400 East Fifty-sixth Street
New York, New York 10022
USA.

Anhang A
Die kohlenhydratarme Diät nach Dr. Atkins

Die folgende Anleitung erhalten bei uns die Patienten, die eine kohlenhydratarme Diät befolgen müssen. Je nachdem, wie streng die Diät gehandhabt werden soll und welche zusätzlichen Einschränkungen geboten sind, werden die entsprechenden Anweisungen vom Arzt auf der Liste vermerkt oder angekreuzt.

Die streng kohlenhydratarme Ernährung

Der folgende Ernährungsplan ist ein Test, mit dem bestimmt werden soll, wie Ihr Körper reagiert, wenn ihm praktisch keine schnell verwertbaren Brennstoffe zugeführt werden. Wir können damit feststellen, wie schnell und in welchem Umfang er die körpereigenen Fettspeicher als Energiequelle nutzt. (Da der Test für Patienten bestimmt ist, die nach ein bis zwei Wochen wieder einbestellt werden, leitet er gleichzeitig die Umstellung auf eine Langzeitdiät bei denen ein, die abnehmen müssen oder die aus anderen Gründen von einer strengen Kohlenhydratbeschränkung profitieren können.) Bei Ihrem nächsten Termin im Atkins Center können wir dann anhand Ihrer Reaktion auf die Diät, der Ketonanalyse und der Laborwerte die zweite Stufe der Ernährungsumstellung planen. Wir weisen ausdrücklich darauf hin, daß der gesamte Test nicht aussagefähig ist, wenn Sie zwischendurch auch nur einen einzigen Kaugummi naschen. Diese Diät ist nicht als Ernährung auf Dauer vorgesehen, kann aber eventuell als Basis für Ihre künftige Ernährungsweise dienen. Die Diät, die auf den folgenden Seiten beschrieben ist, enthält keine Mengenangaben, verlangt aber gewisse Einschränkungen. Mitunter sind im Einzelfall zusätzliche Einschränkungen notwendig. Bitte halten Sie sich daran, wenn sie angekreuzt sind.

○ *Keine hefehaltigen oder fermentierten Lebensmittel*. Dies gilt hauptsächlich für Patienten, bei denen ein starkes Überwuchern von *Candida albicans* angenommen wird. Meiden Sie Käse, Tofu, Weinessig, Wein, Bier, Brot (außer ungesäuertes, zum Beispiel Matzen), Nudeln und so weiter.

- *Keine zytotoxischen Lebensmittel.* Wenn unverträgliche Lebensmittel bekannt sind, sei es durch zytotoxische Tests, Allergietests oder aus leidvoller Erfahrung, müssen diese künftig weggelassen werden. Bitte meiden Sie Lebensmittel mit folgender Kennzeichnung: . . . .
  Wir streben an, bei jedem Patienten die unverträglichen Lebensmittel herauszufinden, bevor wir seine Langzeitdiät zusammenstellen. Anhand der Testergebnisse entscheidet der Arzt, welche Lebensmittel unter allen Umständen eingeschränkt werden müssen. Manchmal streicht er sogar Lebensmittel, die im Test nur eine relativ milde Reaktion auslösen, aber doch heftige ernährungsbedingte Symptome erzeugen. In der Regel werden aber nur die Lebensmittel ausgeschlossen, die eine schwere oder mäßig schwere Reaktion bewirken.
- *Salzlose Kost oder … salzarme Kost oder … natriumarme Kost.* Die Einschränkung des Kochsalzverbrauchs oder des Gesamtnatriums ist bei manchen Hochdruckkranken oder bei Patienten mit Ödemen notwendig.
- Rotationsdiät. Das Prinzip dieser Diät erfordert, daß Sie nach dem Verzehr eines Lebensmittels aus einer bestimmten biologischen Gruppe … Tage warten müssen, bis Sie es erneut essen dürfen.
  Theoretisch ist eine Rotationsdiät mit drei- oder viertägigen Pausen für jeden ratsam, da sie die Entstehung einer Abhängigkeit von bestimmten Lebensmitteln oder Getränken verhindert. In der Praxis ist diese Diät aber denen vorbehalten, bei denen Lebensmittelunverträglichkeiten ein ernstes Problem darstellen.
- *Vermeidung weiterer Lebensmittel:* . . . .
  Hier sind zu nennen: Nachtschattengewächse, Milch und Milchprodukte, bestimmte Gewürze und so weiter.

Liste der erlaubten Lebensmittel

Ihre Kost muß ausschließlich aus den Lebensmitteln und Getränken, die in dieser Liste genannt sind, zusammengestellt werden. Diese müssen absolut unverfälscht sein und dürfen keinerlei zucker- oder stärkehaltige Füllmittel oder Zusatzstoffe enthalten. *Was nicht ausdrücklich in dieser Liste geführt wird, ist nicht erlaubt.* Die Diät erfordert keine quantitativen Beschränkungen.

Tierische Lebensmittel (Fleisch, Geflügel, Fisch, Schalentiere)
All diese Lebensmittel sind erlaubt, dürfen aber nicht mit Zucker, Mononatriumglutamat, Maissirup, Maisstärke, Mehl, Essig oder Salzlake, Nitrit oder anderen Konservierungsstoffen hergestellt sein.

Eier
Uneingeschränkt erlaubt.

Fette und Öle
Viele Fette, insbesondere bestimmte Öle, sind für eine gesunde Ernährung unentbehrlich, auch wenn noch so heftig gegen »zu fettes Essen« gewettert wird. Unbedingt erforderlich ist die Zufuhr von Gammalinolensäure (Nachtkerzenöl) und Eikosapentaensäure (Lachsöl). Gut ist Olivenöl (einfach ungesättigte Fettsäure). Die hochwertigsten pflanzlichen Öle werden aus Walnüssen, Sojabohnen, Sesam, Trauben- und Sonnenblumenkernen und aus der Färberdistel durch Kaltpressung gewonnen. Butter ist Margarine vorzuziehen. Hausgemachte Mayonnaise ist erlaubt, sofern Sie nicht hefefrei essen müssen. Fett am Fleisch oder Geflügel dürfen Sie mitessen.

Salatdressings bereiten Sie aus einem Öl Ihrer Wahl mit Weinessig oder Zitronensaft und Gewürzen zu. Sie können geriebenen Käse, gehackte Eier oder (falls erlaubt) Schinken daruntermischen.

In begrenzten Mengen zulässige Lebensmittel

Die erlaubten Tagesmengen dürfen nicht überschritten werden.

Hartkäse und halbweiche Käsesorten
Schweizer Käse, Cheddar, Gruyère, Brie, Camembert, Blauschimmelkäse, Mozzarella und auch Ziegenkäse dürfen Sie essen.
Erlaubt sind ... Gramm täglich.
Meiden Sie kalorienreduzierten Käse und Käsezubereitungen sowie Schmelzkäse.

Frischkäse
Hüttenkäse, Quark, Ricotta.
Bis zu ... Gramm täglich.
Keine Diätprodukte, auch kein Sojabohnenkäse (Tofu).

Anmerkung: Viele Patienten, die Milch oder fermentierte Lebensmittel nicht vertragen oder bei denen der zytotoxische Test bei Käse positiv ausfällt, müssen auf Käse verzichten. In unkomplizierten Fällen, in denen eine Gewichtsabnahme wünschenswert ist, dürfen 85 bis 450 Gramm Käse verzehrt werden. Falls eine geringere Fettzufuhr indiziert ist, soll Hüttenkäse, falls strenge Kohlenhydratbeschränkung nötig ist, Hartkäse bevorzugt werden.

Salatgemüse
Grünes Blattgemüse (Kopfsalat, Endivien, Romana, Rosenkohl, Spinat), Petersilie, Pilze, Gurken, Sellerie, Rettich, Paprika, Bohnenkeime.
Bis zu ... Tassen verzehrfertige Ware pro Tag.
Die Salatmenge beträgt bei der strengen einleitenden Diät zwei Tassen, bei der großzügiger gehandhabten Langzeitdiät bis zu sechs locker gefüllten Tassen.

Andere erlaubte Gemüse
In der Liste tauchen einige Salatgemüse wieder auf, bei deren Verzehr Sie sich dann nach der unten gemachten Mengenangabe richten müssen.

Spargel	Kohlrabi	Kürbis
Brokkoli	Pilze	Rüben
grüne Bohnen	Tomaten	Avocado
Wachsbohnen	Zwiebeln	Bambusschößlinge
Kohl	Mangold	Spinat
Bohnenkeime	Blumenkohl	Paprika
Wasserkastanien	Artischocken	Melone
Schnee-Erbsen	Auberginen	Zucchini
Sauerkraut	Grünkohl	Okrafrüchte

Bis zu ... Tassen pro Tag.

Besondere Lebensmittel
In dieser Gruppe sind Lebensmittel zusammengefaßt, die bei mittelstrenger Diät in kleineren Mengen erlaubt sind.

Oliven	bis zu ... Tassen pro Tag
Avocados	bis zu ... Tassen pro Tag
Nüsse und Samen (keine Cashewnüsse)	bis zu ... Tassen pro Tag
Zitronen-, Limettensaft	bis zu ... Tassen pro Tag
süße, saure Sahne oder Crème fraîche	bis zu ... Tassen pro Tag

Süßmittel und Desserts
Zum Süßen eignet sich Aspartam (Nutra-Sweet®) am besten. Saccharin und Zyklamat sind nicht erlaubt. Süßstoffe sollten im allgemeinen nur verwendet werden, um den Übergang zur zuckerfreien Ernährung zu erleichtern. Sonst finde ich sie nicht empfehlenswert. Da die Süßkraft gesteigert wird, wenn man verschiedene Süßstoffe kombiniert, läßt sich so die Menge veringern. Sorbit, Honig, Fruchtzucker, Milchzucker, Malzzucker und Traubenzucker sind gewöhnliche Zucker und daher nicht erlaubt. In Lebensmittelgeschäften werden immer wieder neue Fertigdesserts angeboten (zum Beispiel kalorienreduzierte Götterspeise). Bevor Sie solche Produkte kaufen, sollten Sie genau das Etikett studieren. Der Kohlenhydratanteil darf nicht mehr als ein Gramm pro Portion betragen.

Getränke
Trinken Sie reichlich, ohne sich jedoch dazu zu zwingen. Meiden Sie koffeinhaltige Getränke.

Die besten Getränke sind Wasser und Kräutertees. Quellwasser und stille Mineralwasser eignen sich besser als Leitungswasser und Sprudel, doch sind alle zulässig. Trinken Sie koffeinfreien, ungezuckerten Kräutertee.

Klare Bouillon (Consommé) ist erlaubt, sofern Sie sich nicht salzarm ernähren müssen.

Entkoffeinierter Kaffee ist (nicht) erlaubt.

Regelmäßiger Genuß von Kaffee und Espresso ist (nicht) erlaubt. Manchen Patienten gestatte ich aber, regelmäßig Schwarztee zu trinken.
... Beutel Schwarztee am Tag sind erlaubt. (Sie können einen Teebeutel zum Beispiel für vier Tassen verwenden.)
... Becher koffeinfreie Diätlimonade pro Tag sind erlaubt.

Alkohol
Alkohol ist nicht erlaubt.

Zulässige Mengen

Am besten funktioniert die Diät, wenn Sie nach Bedarf essen. Das heißt, wenn Sie hungrig sind, sollten Sie gerade genug essen, um satt zu werden, aber nicht mehr. Sie brauchen nicht sklavisch feste Mahlzeiten einzuhalten.

Allerdings sind häufige kleine Mahlzeiten oft wirksamer als drei große. Infolge der natürlichen Appetitminderung durch die kohlenhydratarme Diät gewöhnen Sie sich leichter an, allmählich kleinere Portionen zu verzehren. Deshalb sollten Sie auch nicht brav Ihren Teller immer leeressen.

Merken Sie sich noch einmal, daß Ihr Diätplan folgende Lebensmittel *nicht* vorsieht: Brot, mehlhaltige Produkte, Früchte, Säfte, Honig, Milch, Magermilch, Joghurt, Dosensuppen, Milchprodukte, Ketchup, zuckerhaltige Würze und Relishes.

Vermeiden Sie folgende häufigen Diätfehler: Verwenden Sie keine »Diät«-Produkte (Süßwaren, Fruchtkonserven, Speiseeis, Brot und dergleichen); essen Sie keine zuckerhaltigen Speisen (zum Beispiel auch Weißkohlsalat); nehmen Sie keine Medikamente in Sirup- oder Tropfenform (wie Hustensaft oder -tropfen, Lutschtabletten).

Symptome, die während der Diät auftreten

Wir hoffen, daß Sie sich während der Diät körperlich wohler fühlen – deswegen haben wir sie Ihnen ja verordnet. Manche Menschen reagieren freilich mit Symptomen, auf die wir im folgenden eingehen.

Unangenehme Symptome, die in den ersten beiden Tagen der Diät auftreten, sind entweder eine Reaktion auf einen oder mehrere der ungewohnten Nährstoffe, oder es handelt sich um echte Entzugssymptome nach dem plötzlichen Verzicht auf Lebensmittel oder Getränke, nach denen Ihr Körper süchtig ist. Symptome, die am zweiten oder dritten Tag einsetzen (Müdigkeit, Schwäche, Gereiztheit) spiegeln die Umstellung Ihres Stoffwechsels von der Kohlenhyrat- auf die Fettverbrennung. Befolgen Sie weiter die Diät, wenn die Symptome erträglich sind, und beobachten Sie, ob sie am vierten Tag geringer werden. Falls dies nicht geschieht, lassen Sie die Nährstoffe weg und/oder essen Sie während ein paar Tagen eine kleine Menge komplexe Kohlenhydrate (zum Beispiel Vollkornbrot). Befolgen Sie danach wieder konsequent Ihre Diät.

Sollten Sie zu rasch abnehmen, kann Ihr Schwächegefühl auf einem Elektrolytverlust beruhen, den Sie aber korrigieren können, indem Sie gesalzene Fleischbrühe trinken und kaliumreiche Lebensmittel essen (wie Petersilie und Sonnenblumenkerne). Die häufigste unangenehme Nebenwirkung ist eine Verstopfung. Wenn Ihre Darmperistaltik allmählich geringer wird, sollten Sie Kleie aus dem Reformhaus einnehmen (viel Wasser dazu trinken!) und eventuell zu einem pflanzlichen Abführmittel greifen. Falls Sie eine leichte Übelkeit oder Magenkneifen verspüren, dürfte dies eher auf die Nährstoffe als auf die Diät zurückzuführen sein. In diesem Fall lassen Sie für ein paar Tage die Nährstoffe weg und beginnen die Einnahme danach etwa mit der Hälfte der verordneten Dosierung.

Körperliches Training

Es ist unerläßlich, daß Sie sich einem maximalen körperlichen Training unterziehen. Dazu gehören

a) aerobische Übungen für die Stärkung der Herz- und Kreislauffunktion;
b) Lockerungs- und Dehnungsübungen sowie Krafttraining für sämtliche Muskelgruppen;
c) eine Sportart, an der Sie in der Freizeit Freude haben.
   Beginnen Sie mit einem leichten Training, das Ihre Kräfte nicht überfordert, und steigern Sie es ganz langsam und allmählich.

(Hier folgen die Anweisungen für die individuell erforderlichen therapeutischen Maßnahmen.)

Anhang B
Insulinregulierende Vollwerternährung nach Dr. Atkins

Die folgenden Anweisungen geben wir den Patienten, die ihr Idealgewicht haben oder weniger wiegen und bei denen deswegen eine streng kohlenhydratarme Diät nicht angebracht ist.

Die insulinregulierende Diät

Je nach den individuellen diätetischen Erfordernissen können den Patienten im Atkins Center verschiedene Kostformen verordnet werden. Eine davon ist die insulinregulierende Diät. Sie beruht auf der Erkenntnis, daß wir über die Ernährung vor allem unseren Blutzucker regulieren und stabilisieren müssen. Wir erreichen das, indem wir Zucker, traubenzuckerhaltige Lebensmittel und raffinierte Kohlenhydrate aus dem Ernährungsplan streichen. Und Ihnen wird dies gelingen, wenn Sie ab jetzt bis zu Ihrem nächsten Termin bei uns die folgenden Instruktionen genau befolgen. Sie werden dann nachuntersucht, und anhand Ihrer neuen Laborwerte und einer eingehenden Befragung wird Ihre Diät gegebenenfalls den neuen Befunden individuell angepaßt.

Im folgenden ist eine Diät beschrieben, bei der nicht Mengen, sondern bestimmte Einschränkungen beachtet werden müssen. Unter Umständen sind in Ihrem besonderen Fall weitere Einschränkungen erforderlich. Bitte halten Sie sich daran, wenn entsprechende Hinweise eingetragen sind.

- ○ *Keine hefehaltigen oder fermentierten Lebensmittel.* Das heißt, Käse, Tofu, Weinessig, Wein, Bier, Brot (außer ungesäuertem), Nudeln und so weiter sind nicht erlaubt.
- ○ *Keine zytotoxischen Lebensmittel.* Anhand von zytotoxischen Tests oder Allergietests oder aus eigener Erfahrung bekannte unverträgliche Lebensmittel dürfen Sie künftig nicht mehr essen. Vermeiden Sie ....
- ○ *Salzlose oder … salzarme oder … natriumarme Ernährung.*

- *Rotationsdiät.* Sie erfordert, daß Lebensmittel einer bestimmten biologischen Gruppe, wenn sie an einem Tag verzehrt wurden, frühestens nach ... Tagen wieder erlaubt sind.
- *Zusätzliche Hinweise* . . . .

Liste der erlaubten Lebensmittel

Ihre gesamte Diät wird aus den nachstehend genannten Lebensmitteln zusammengestellt. Falls diese Lebensmittel in fertigen Produkten vorkommen, die auch nicht erlaubte Ingredienzien enthalten, sind sie grundsätzlich *nicht* zulässig.

Tierische Lebensmittel (Fleisch, Geflügel, Fisch, Schalentiere)
Erlaubt, außer in Zubereitungen, die Zucker, Mononatriumglutamat, Maissirup, Mehl, Weinessig, Salzlake, Nitrit oder andere Konservierungsmittel enthalten.

Eier
Ohne Einschränkungen erlaubt.

Nüsse, Samen, Sojabohnen
Alle erlaubt, einschließlich Nußmuse (ohne Zucker und Traubenzucker), Sojamehl und Sojafleisch. Fermentierte Sojaprodukte wie Tofu und Miso sind nicht erlaubt, wenn hefefreie Ernährung verordnet wurde.

Milchprodukte
Milch enthält Laktose (Milchzucker), ein Monosaccharid. Kann bei Laktose-Unverträglichkeit problematisch sein. (Auch Buttermilch und einfacher Joghurt gehören in diese Kategorie.) Sie dürfen . . . . essen.

Meist ist Milch nicht erlaubt, außer bei Heranwachsenden, denen oft bis zu einem halben Liter Milch gestattet wird.

Käse: Alle Käsesorten, vom Hartkäse bis zu Hüttenkäse oder Ricotta, enthalten wenig Laktose (Kohlenhydrate), sind aber durch Pilze fermentiert. Erlaubt sind für Sie . . . .

Sahne und Butter sind (nicht) erlaubt. Im allgemeinen werden sie gestattet, sofern keine schwere Milchunverträglichkeit besteht.

Verwenden Sie grundsätzlich keine Milchersatzprodukte oder Margarine.

Fette und Öle
Trotz des großen Geschreis über »zu fettes Essen« sind viele Fette, vor allem bestimmte Öle, für eine gesunde Ernährung unerläßlich. Wir benötigen Gammalinolensäure (Nachtkerzenöl) und Omega-3-Fettsäuren (Lachsöl, Leinöl). Ernährungsphysiologisch wertvoll ist Olivenöl (einfach ungesättigt). Walnuß-, Soja-, Sesam-, Traubenkern-, Sonnenblumenöl und Distelöl, insbesondere die kaltgepreßten, sind die besten Pflanzenöle. Butter ist Margarine überlegen. Hausgemachte Mayonnaise ist erlaubt, sofern Sie nicht die hefefreie Diätversion befolgen müssen. Das Fett an Fleisch oder Geflügel dürfen Sie mitessen.

Die Kohlenhydrate in Ihrer Diät

Das Grundprinzip dieser Diät besteht darin, Zucker (einfache Kohlenhydrate) wegzulassen und durch komplexe Kohlenhydrate zu ersetzen. Um eine unerwünschte Gewichtsabnahme zu vermeiden, müssen Sie anstelle der Zucker Gemüse und Getreide essen.

Komplexe Kohlenhydrate (Gemüse und Getreide)
Alle Gemüse, gedünstet oder kurz gegart, sind uneingeschränkt erlaubt, bei Getreide Vollkorn und Zerealien. Weißmehl ist ein wertloses Industrieprodukt und, wie auch Hefebrot und Kräcker, nicht erlaubt. Matzen oder Sauerteigbrot sind Beispiele für hefefreies Backwerk. Kuchen aus Reismehl enthalten weder Weizenmehl noch Hefe.

Zu den Gemüsen und Getreidesorten mit hohem Gehalt an komplexen Kohlenhydraten zählen Naturreis, Grütze, Gerste, Mais, Weizenflocken, Hirse, Erbsen, Linsen, Bohnen, Yamswurzel, Pastinaken, Kochbananen und Cashewnüsse. Sie sind (nicht) erlaubt. Die Entscheidung hängt davon ab, ob bei leicht übergewichtigen Personen eine gewisse Einschränkung der Kohlenhydrate angebracht ist.

Früchte
Hier ist zu bedenken, daß die Kohlenhydrate in Obst im allgemeinen aus Zucker, einem Disaccharid aus Glukose und Fruktose, bestehen. Je nachdem, wie wir bei Ihnen die Notwendigkeit der Glukoseeinschränkung beurteilen, dürfen Sie nicht mehr als … Obst essen. Diese Entscheidung ist

schwierig. Wenn der Blutzucker das wesentliche Problem darstellt, ist kein Obst erlaubt. Wenn die Blutzuckerregulation relativ normal ist, erlaube ich bis zu einem halben Stück Obst je Mahlzeit.

Trinken Sie keine Fruchtsäfte. Zitronen- und Limettensaft, Gemüsesaft, Avocados und Oliven sind hingegen erlaubt.

Andere Lebensmittel und Getränke

Gewürze

Grundsätzlich sind Gewürze erlaubt. Es gibt allerdings Ausnahmen. Verwenden Sie Gewürzkräuter (Oregano, Thymian), Zimt und so weiter. Die meisten Gewürzmischungen und Würzsoßen sind dagegen ungeeignet, weil sie Zucker oder Maissirup oder Salz enthalten oder fermentiert sind. Lebensmittelallergien sind nicht selten durch Pfeffer ausgelöst. Bitte verwenden Sie keinen Ketchup und keine süßen Gewürze.

Süßigkeiten und Desserts

Vor allem diese Speisen müssen bei der Diät eingeschränkt werden. Wir raten Ihnen deshalb, so reichlich zu essen, daß Sie keinen Platz mehr für süße Leckereien haben. Wer glaubt, auf Süßes nicht verzichten zu können, sollte künstliche Süßmittel verwenden, die wir aber sämtlich als problematische Lebensmittel werten.

Im allgemeinen empfehlen wir die handelsüblichen kohlenhydratfreien Süßstoffe Aspartam (Nutra-Sweet®), Saccharin und Zyklamat. Sie erleichtern die Umstellung auf zuckerfreie Ernährung. Bei Sorbit, Honig, Fruchtzucker, Milchzucker, Malzzucker und Traubenzucker handelt es sich um einfache Zucker. Sie sind nicht erlaubt.

Getränke

Trinken Sie reichlich, aber zwingen Sie sich nicht, große Mengen Flüssigkeit zu trinken. Verzichten Sie auf Koffein. Am besten geeignet sind Wasser und Kräutertees. Quellwasser und Mineralwasser sind Leitungswasser und Sprudel vorzuziehen, gleichwohl sind alle erlaubt. Wählen Sie Kräutertees ohne Koffein und ohne Zucker.

Wenn Sie nicht kochsalzarm essen müssen, ist klare Fleischbrühe (Consommé) erlaubt.

Entkoffeinierter Kaffee ist (nicht) erlaubt.

Regelmäßiger Genuß von Kaffee oder Espresso ist (nicht) erlaubt. Meist wird Koffein gestrichen. Anstelle von Kaffee wird manchen Patienten Schwarztee gestattet.

... Beutel Schwarztee pro Tag sind (nicht) erlaubt. (Aus einem Teebeutel vier Tassen Tee aufbrühen.)

... Becher koffeinfreie Limonade pro Tag sind erlaubt.

Alkohol

Kein Alkohol!

Zulässige Mengen

Die Faustregel lautet: Essen Sie, wenn Sie hungrig sind, bis Sie ein angenehmes Gefühl der Sättigung verspüren. Dies erreichen Sie oft besser durch häufige kleine Mahlzeiten. Wir empfehlen ein kräftiges proteinreiches Frühstück.

Wenn Sie abnehmen möchten, sollten Sie die Kohlenhydratzufuhr verringern, aber nur soweit, daß Sie sich nicht hungrig fühlen. Falls Sie trotzdem nicht abnehmen, sollte eine Umstellung auf die streng kohlenhydratarme Atkins-Diät erfolgen.

Symptome während der Diät

Die meisten Patienten fühlen sich unter der Diät von Anfang an wohler. Manche beobachten jedoch eine plötzliche Befindensverschlechterung, die fast immer darauf beruht, daß Substanzen entzogen werden, nach denen der Körper süchtig ist, zum Beispiel Koffein, Zucker, Säfte, Milch oder auch spezielle allergene Lebensmittel. Diese Reaktion kann durchaus erwünscht sein, weil Sie sich nach ein paar Tagen, wenn all diese Substanzen aus dem Körper eliminiert sind, deutlich wohler fühlen werden als zuvor.

Bei manchen kann die Einnahme der hohen Vitamin- und Mineralstoffdosen zu Magen- und Darmbeschwerden führen. In diesem Fall sollten Sie vorübergehend nur die Nährstoffdosen einnehmen, an die Sie gewöhnt waren, und nach und nach die verordnete Gesamtdosis aufbauen.

Falls irgendwelche Medikamente abgesetzt wurden, können die Symptome, die sie beseitigen sollten, erneut auftreten. Wenn dies geschicht, holen Sie sich (telefonisch) Rat bei Ihrem Arzt, der Sie betreut.

Die Diät bewirkt häufig eine Änderung der Verdauungsfunktionen, meist im Sinn einer Verstopfung. Dagegen helfen Kleie aus dem Reformhaus (viel dazu trinken!), pflanzliche Abführmittel oder hohe Dosen Vitamin C (5 bis 20 Gramm täglich).

Körperliches Training

Maximales körperliches Training ist unerläßlich. Notwendig sind

a) aerobische Übungen zur Stärkung der Herz- und Kreislauffunktion;
b) Lockerungs- und Dehnungsübungen sowie ein Krafttraining für alle Muskelgruppen;
c) eine Sportart, die Sie gerne in Ihrer Freizeit ausüben. Beginnen Sie sachte mit dem Training, ohne Ihre Kräfte zu überfordern, und steigern Sie Ihre Leistung ganz allmählich.

Anhang C
Rezeptformeln

Manchmal ärgere ich mich, daß Ärzte, die Ratgeberbücher schreiben, den Lesern das Geheimnis ihrer Therapieerfolge vorenthalten. Ich sehe keinen Grund, warum meine Leser die Rezeptformeln, die wir in der Nährstofftherapie verschiedener Krankheiten und Beschwerden benutzen, nicht erfahren sollten. Natürlich kann ich Ihnen nicht auch das Wissen und die Erfahrung vermitteln, welche Rezeptur wann und in welcher Dosierung angezeigt ist.

Die beiden Basistherapeutika bieten nahezu jedem eine optimale Nährstoffversorgung. Als Tagesdosis verschreibe ich in der Regel 3 bis 6 Tabletten. Diese Dosierung gilt auch für die anderen Rezepturen, obwohl ich mitunter mehr als die klinisch gebotene Mindestmenge verordne. Beispielsweise lasse ich Krebskranke manchmal bis zu 12 Kapseln Antioxidantien täglich einnehmen. Ich möchte aber auch hier, wie im Vorwort, darauf hinweisen, daß Sie sich auf keinen Fall eigenmächtig behandeln dürfen! Suchen Sie sich einen Arzt, der etwas von Diätetik und Ernährungswissenschaften versteht und das optimale Therapieprogramm mit Ihnen zusammenstellt.

An dieser Stelle muß auch betont werden, daß keine der folgenden Rezepturen für die jeweilige Indikation als alleinige Behandlung genügt. Jede Rezeptur ist nur ein Baustein im Gefüge unserer Verordnungen. Zum Beispiel erhält ein Patient, der an rheumatoider Arthritis leidet, nicht bloß das Basistherapeutikum und die Antiarthritisrezeptur, sondern darüber hinaus je nach Art und Schwere des Grundleidens und zusätzlicher Beschwerden noch eine Reihe weiterer Nährstoffe. Unsere Therapieerfolge verdanken wir zu einem großen Teil auch dieser individuell maßgeschneiderten Behandlung.

Die Rezepturen werden jedes Jahr oder alle zwei Jahre entsprechend den neuesten Erkenntnissen der Ernährungswissenschaft kritisch gesichtet und aktualisiert.

Mit Rücksicht auf die vielen Patienten, die empfindlich auf Hefen reagieren oder gar an einer Candidosis leiden, sind sämtliche Rezepturen hefefrei.

Basistherapeutikum

1 Tablette enthält:

Vitamin A (Beta-Karotin)	500 IE
Vitamin A (Azetat)	500 IE
Vitamin D_2	30 IE
Thiamin (HCl) (Vitamin B_1)	10 mg
Riboflavin (Vitamin B_2)	8 mg
Askorbinsäure (als Ca-Ascorbat)	160 mg
Niacin	5 mg
Niacinamid	10 mg
Pyridoxin (Vitamin B_6)	10 mg
Pyridoxal-5-Phosphat (aktiviertes B_6)	2 mg
Biotin	40 μg
Folsäure	400 μg
Vitamin B_{12} (Zyanokobalamin)	60 μg
Vitamin E (DL-alpha-Tocopherolacetat)	30 IE
Kupfer (als Sulfat)	300 μg
Magnesium (aus Mg-Oxyd)	5 mg
Kalzium (aus Ca-Ascorbat)	10 mg
Cholin (Bitartrat)	80 mg
Inositol	50 mg
Paraaminobenzoesäure (PABA)	150 mg
Mangan (als Aminosäurechelat)	4 mg
Zink (als Aminosäurechelat)	8 mg
Bioflavonoide (aus Zitrusfrüchten)	66,6 mg
Chrom (als Aminosäurechelat)	30 μg
Selen (als Natriumselenit)	30 μg
L-Zystein	25 mg
Molybdän (als Chelat)	20 μg
Vanadiumpentoxid	20 μg
Octacosanol	25 μg

*Basistherapeutikum (östrogensenkend)**

1 Tablette enthält:

Vitamin A (Beta-Karotin)	500 IE
Vitamin A (Azetat)	500 IE
Vitamin D_2	30 IE
Thiamin (HCl) (Vitamin B_1)	10 mg
Riboflavin (Vitamin B_2)	8 mg
Askorbinsäure (als Ca-Ascorbat)	150 mg
Niacin	5 mg
Niazinamid	10 mg
Pyridoxin (Vitamin B_6)	10 mg
Pyridoxal-5-Phosphat (Vitamin B_6)	2 mg
Biotin	40 μg
Vitamin B_{12} (Zyanokobalamin)	60 μg
Vitamin E (DL-alpha-Tocopherolacetat)	30 IE
Kupfer (als Sulfat)	300 μg
Methionin	166 mg
Magnesium (aus Mg-Oxyd)	105 mg
Kalzium (als Ca-Ascorbat)	10 mg
Cholin (Bitartrat)	166 mg
Inositol	100 mg
Mangan (als Chelat)	4 mg
Zink (als Chelat)	8 mg
Bioflavonoide (aus Zitrusfrüchten)	66,6 mg
Chrom (als Chelat)	30 μg
Selen (als Na-Selenit)	30 μg
L-Zystein	25 mg
Molybdän (als Chelat)	20 μg
Vanadiumpentoxid	20 μg
Octacosanol	25 μg

**) Das östrogensenkende Basistherapeutikum enthält keine Folsäure und keine PABA, da diese die Östrogenbildung stimulieren; diese Rezeptur ist bei Frauen angezeigt, die östrogenarm behandelt werden müssen (vergleiche Tabelle auf Seite 162).*

Rezeptur gegen Schlafstörungen

1 Tablette enthält:

L-Tryptophan	350 mg
Inositol	250 mg
Niacinamid	100 mg
Kalziumpantothenat	100 mg
Kalzium (aus 150 mg Ca-carbonat)	60 mg
Magnesium (aus 125 mg Mg-carbonat)	37,5 mg

Rezeptur gegen akute Infektionen

1 Tablette enthält:

Beta-Karotin	5000 IE
Vitamin A	3333 IE
Querketin	80 mg
Zink (Glukonat)	25 mg
Askorbinsäure	500 mg
Kalziumpantothenat	80 mg
Bioflavonoide (aus Zitrusfrüchten)	80 mg
Selen	30 μg
Magnesium (Ascorbat)	15 mg
Inhaltsstoffe des Knoblauchs	160 mg
Folsäure	400 μg
N,N-Dimethylglyzin · HCl	20 mg
Pyridoxin · HCl	4 mg
Riboflavin	2 mg
Kupfer (Chelat)	1 mg
Niacinamid	15 mg

Rezeptur gegen Bluthochdruck

1 Tablette enthält:

Magnesiumorotat	300 mg
Magnesiumoxid	200 mg

Kaliumorotat	125 mg
L-Taurin	200 mg
Pyridoxin · HCl	75 mg
Inositol	100 mg
Inhaltsstoffe des Knoblauchs (mit Allicin)	200 mg

Rezeptur gegen Herz-Kreislauf-Erkrankungen

1 Tablette enthält:

Pyridoxin · HCl	25 mg
Niacinamid	25 mg
Vitamin E (DL-alpha-Tocopherolacetat)	75 IE
Kupfer (als Sulfat)	1,5 mg
Magnesiumorotat	200 mg
L-Taurin	200 mg
L-Karnitin	100 mg
Knoblauchinhaltsstoffe (ohne Allicin)	200 mg
Bromelain	100 mg
Selen (Na-Selenit)	25 μg
Chrom (Chelat)	25 μg
Ubichinon (Koenzym Q)	5 mg

Rezeptur gegen rheumatoide Arthritis

1 Tablette enthält:

Niacinamid	250 mg
Kalzium (Ca-Ascorbat)	150 mg
Kalziumpantothenat	150 mg
Zink (Sulfat)	15 mg
Mangan (Sulfat)	15 mg
Kupfer (Sulfat)	4 mg
Selen	25 μg
Pyridoxin · HCl	50 mg
Vitamin E (DL-alpha-Tocopherolacetat)	60 IE

Rezeptur gegen Erschöpfung

1 Tablette enthält:

Thiamin · HCl	75 mg
Pyridoxin · HCl	30 mg
Vitamin B_{12} (Zyanokobalamin)	75 μg
Folsäure	400 μg
PABA	300 mg
Cholin (Bitartrat)	150 mg
L-Methionin	150 mg
N,N-Dimethylglyzin	50 mg
L-Phenylalanin	150 mg
Octacosanol	1,25 mg

Rezeptur gegen Depressionen

1 Tablette enthält:

Vitamin B_6	150 mg
Niacinamid	100 mg
Niacin	25 mg
Askorbinsäure	300 mg
Zink (Chelat)	15 mg
Mangan (Chelat)	5 mg
Folsäure	400 μg
Vitamin B_{12}	100 μg
Cholin (Bitartrat)	100 mg
L-Tryptophan	300 mg

Rezeptur gegen Schmerzen

1 Tablette enthält:

DL-Phenylalanin	300 mg
L-Tryptophan	300 mg
DL-Methionin	125 mg
L-Serin	35 mg
Adenosinmonophosphat (AMP)	1 mg

Gamma-Aminobuttersäure	25 mg
Thiamin · HCl	15 mg
Pyridoxin · HCl	10 mg
Askorbinsäure	50 mg
Zink (Sulfat)	5 mg
Mangan (Sulfat)	5 mg
Kupfer (Sulfat)	1 mg

Rezeptur gegen Osteoporose

1 Tablette enthält:

Kalziumkarbonat	150 mg
Kalziumorotat	200 mg
Kalziumascorbat	150 mg
Kalzium insgesamt (resorbierbare Menge)	90 mg
Magnesiumkarbonat	150 mg
Magnesiumorotat	200 mg
Magnesium insgesamt (resorbierbare Menge)	65 mg
Vitamin D_2	75 IE
Vitamin A (Beta-Karotin)	400 IE
Vitamin A (Palmitat)	400 IE
Folsäure	800 μg
Silizium (als Kieselsäureanhydrid)	100 mg
Zinkorotat	15 mg
Chondroitinsulfat	200 mg

Rezeptur gegen Herzrhythmusstörungen

1 Tablette enthält:

Magnesiumorotat	300 mg
Kaliumorotat	150 mg
Knoblauchinhaltsstoffe (ohne Allicin)	200 mg
Inositol	150 mg

Cholin (Bitartrat)	150 mg
L-Taurin	100 mg
Mangan (aus Mn-Sulfat)	20 mg
Octacosanol	1 mg
Crataegus-Extrakt, pulverisiert	100 mg

Antioxidantienrezeptur

1 Kapsel enthält:

natürliches Vitamin-E-Succinat	100 IE
Glutathion	25 mg
N,N-Dimethylglyzin	25 mg
Pantothensäure (D-Ca-Pantothenat)	25 mg
Magnesiumascorbat	100 mg
L-Zystein	200 mg
Zink (Zn-Glukonat)	7,5 mg
Pyridoxal-5-Phosphat	2 mg
Beta-Karotin (Vitamin-A-Äquivalent)	7500 IE
Selen (Na-Selenit)	60 μg
Cholinbitartrat	100 mg
Bioflavonoide (aus Zitrusfrüchten)	200 mg
Mangan (Chelat)	2 mg

Lipidsenkende Rezeptur

1 Tablette enthält:

Askorbinsäure	400 mg
Niacin (Retardform)	250 mg
Pektin	200 mg
Guarmehl	200 mg
Pantethin	45 mg
Niacinamid	25 mg
Pyridoxin · HCl	5 mg
Kupfer (Chelat)	1 mg
Folsäure	400 μg
Glukosetoleranzfaktor (biologisch aktives Chrom)	40 μg

Rezeptur gegen Diabetes mellitus

1 Kapsel enthält:

Askorbinsäure	300 mg
Inositol	150 mg
D-alpha-Tocopherol	60 IE
L-Karnitin	50 mg
Niacinamid	50 mg
Magnesiumchelat	15 mg
Zink (Chelat)	10 mg
Mangan (Chelat)	5 mg
Ubichinon (Koenzym Q)	5 mg
Pyridoxal-5-Phosphat	2 mg
Glukosetoleranzfaktor (biologisch aktives Chrom)	50 µg

Rezeptur gegen Allergien

1 Tablette enthält:

Pantethin	60 mg
Kalziumpantothenat	110 mg
Querketin	140 mg
Vitamin C	500 mg
Katechin	60 mg
Bioflavonoide (aus Zitrusfrüchten)	100 mg
Niacinamid	20 mg

Literaturhinweise

ATKINS, ROBERT C.:
Diät-Revolution. Der kalorienreiche Weg zu gesunder Schönheit!
Fischer tb 1720, Frankfurt 1988.

BUDDECKE, E.:
Grundriß der Biochemie
6., neubearb. Aufl., Verlag Walter de Gruyter, Berlin – New York 1980.

FÜLGRAFF, G., und D. PALM (Hrsg.):
Pharmakotherapie. Klinische Pharmakologie
6., neubearb. Aufl., Gustav Fischer Verlag, Stuttgart 1986.

HORROBIN, D. F. (Hrsg.):
Clinical Uses of Essential Fatty Acids
Eden Press, Montréal – London 1982.

LUTZ, WOLFGANG:
Die Lutz-Diät. Kerngesund und schlank – endlich ohne zu hungern
Ariston Verlag, Genf/München 1986.

NACHTIGALL, LILA, und J. R. HEILMAN:
Östrogen. Was heutige sichere Therapie zu bewirken vermag
Ariston Verlag, Genf/München 1987.

PAULING, LINUS:
How to Live Longer and Feel Better
Avon Books, New York 1987.

SCHLEBUSCH, K. P.; H.-CH. SCHEINER; P. WENDLING:
Die Vernichtung der Biologischen Medizin
Heyne Report 10/54, München 1989.

WIEDEMANN, MICHAEL:
Der Gesundheit auf der Spur – Die Mikro-Nährstoffe der Orthomolekularmedizin
Ariston Verlag, Genf/München 1989.

Alphabetisches Stichwortverzeichnis